全国医药中等职业教育护理类专业"十二五"规划教材

U0746032

社区护理

主　编　姜瑞涛　杨健斌

中国医药科技出版社

内 容 提 要

　　本书是全国医药中等职业教育护理类专业"十二五"规划教材之一，依照教育部教育发展规划纲要等相关文件要求，紧密结合护士执业资格考试特点，根据《社区护理》教学大纲的基本要求和课程特点编写而成。

　　全书共分八个单元，分别介绍了社区护理概论，以社区为导向的护理、社区护理中常用的卫生统计与流行病学方法、以家庭为单位的护理、健康教育与健康促进、社区重点人群保健和护理、社区常见慢性病及传染病患者的管理与护理以及社区康复护理等内容。

　　本书适合医药卫生中等职业教育相同层次不同办学形式教学使用，也可作为医药行业培训和自学用书。

图书在版编目 (CIP) 数据

社区护理 / 姜瑞涛，杨健斌主编 .—北京：中国医药科技出版社，2013.7
全国医药中等职业教育护理类专业"十二五"规划教材
ISBN 978–7–5067–6204–5

Ⅰ. ①社⋯　Ⅱ. ①姜⋯②杨⋯　Ⅲ. ①社区 – 护理学 – 中等专业学校 – 教材
Ⅳ. ① R473.2

中国版本图书馆 CIP 数据核字 (2013) 第 116591 号

美术编辑　陈君杞
版式设计　郭小平

出版　中国医药科技出版社
地址　北京市海淀区文慧园北路甲 22 号
邮编　100082
电话　发行：010–62227427　邮购：010–62236938
网址　www.cmstp.com
规格　787 × 1092mm $\frac{1}{16}$
印张　14 $\frac{1}{4}$
字数　280千字
版次　2013年7月第1版
印次　2013年7月第1次印刷
印刷　北京昌平百善印刷厂
经销　全国各地新华书店
书号　ISBN 978–7–5067–6204–5
定价　32.00 元

全国医药中等职业教育护理类专业"十二五"规划教材
建设委员会

编委会 ▶▶▶ 《社区护理》

主　编　姜瑞涛　杨健斌

副主编　张花荣　廖烨纯　巩周荣

编　者　（按姓氏笔画排序）

巩周荣（天水市卫生学校）

向国平（四川省人民医院护士学校）

刘军鹏（酒泉卫生学校）

许榅坚（福建闽北卫生学校）

杨健斌（成都大学中职部）

张花荣（山东省青岛卫生学校）

陈锦江（海南省卫生学校）

姜瑞涛（山东省青岛第二卫生学校）

柴玉艳（山东省青岛第二卫生学校）

陶凤燕（南通体臣卫生学校）

彭克林（四川卫生康复职业学院）

葛爱芹（山东省莱阳卫生学校）

廖烨纯（毕节市第三人民医院）

编写说明

　　随着《国家中长期教育改革发展纲要(2010～2020年)》的颁布和实施,职业教育更加强调内涵建设，职业教育院校办学进入了以人才培养为中心的结构优化和特色办学的时代。为了落实国家职业教育人才培养的"德育优先、能力为重、全面发展"的教育战略需要，主动加强教育优化和能力建设，实现医药中职教育人才培养的主动性和创造性，由专业教育向"素质教育"和"能力培养"方向转变，培养护理专业领域继承和创新的应用型、复合型、技能型人才已成为必然。为了适应新时期护理专业人才培养的要求，过去使用的大部分中职护理教材已不能适应素质教育、特色教育和创新技能型人才培养的需要，距离以"面向临床、素质为主、应用为先、全面发展"的人才培养目标越来越远，所以动态更新专业、课程和教材，改革创新办学模式已势在必行。

　　而当前中职教育的特点集中表现在：①学生文化基础薄弱，入学年龄偏小，需要教师给予多方面的指导；②学生对于职业方向感的认知比较浅显。鉴于以上特点，全国医药中等职业教育护理类专业"十二五"规划教材建设委员会组织建设本套以实际应用为特色的、切合新一轮教学改革专业调整方案和新版护士执业资格考试大纲要求的"十二五"规划教材。本套教材定位为：①贴近学生，形式活泼，语言清晰，浅显易懂；②贴近教学，使用方便，与授课模式接近；③贴近护考，贴近临床，按照实际需要编写，强调操作技能。

　　本套教材，编写过程中还聘请了负责护士执业资格考试的国家卫生和计划生育委员会人才交流服务中心专家做指导，涵盖了护理类专业教学的所有重点核心课程和若干选修课程，可供护理及其相关专业教学使用。由于编写时间有限，疏漏之处欢迎广大读者特别是各院校师生提出宝贵意见。

全国医药中等职业教育护理类专业

"十二五"规划教材建设委员会

2013年6月

随着医学模式的转变、医药卫生体制改革的深化，我国社区卫生服务事业蓬勃发展，社区护理是社区卫生服务的重要组成部分。社区护理是将公共卫生学与护理学理论相结合，用以促进和维护社区人群健康的一门新兴综合学科，以健康为中心、以社区人群为服务对象、以促进和维护社区人群健康为目标。护理专业学生要通过《社区护理》的学习，树立整体论的健康观、人与环境的平衡观、健康和疾病的连续观、整体护理和服务于人群的观念，掌握社区护理的基本理论、基本方法和基本技能，为毕业后从事社区护理工作奠定坚实的基础。

《社区护理》是中等卫生职业教育护理、助产专业的一门必修专业课程，其前身是《卫生学》，20世纪90年代初更名为《预防医学》，20世纪90年代末改为《社区保健》，进入21世纪又将《社区保健》改为《社区护理》，在课程结构上保留了卫生学与预防医学的基本内容，增加了以社区为导向的护理、以家庭为中心的护理、重点人群的保健以及健康教育、健康促进等内容，这是为了适应整体护理的需要，适应护理服务范围延伸的需要，适应社区卫生服务的需要。

根据卫生部颁布的社区护士培训大纲（2010版）、护士执业资格考试大纲（2011版），对卫生职业教育教学指导委员会编制的中等职业教育护理专业《社区护理》课程教学大纲（2007版）进行了微调：①删减了《健康教育相关理论》、《计划生育技术》内容；②充实、强化了社区护理中常用的卫生统计学与流行病学方法，并独立成单元。

本教材紧扣护理专业人才培养目标和岗位特点，在内容和体系上有如下特点。

1．坚持"三基（基本理论、基本知识、基本技能）"、"五性（思想性、科学性、先进性、启发性、适用性）"、"三特定（特定学制、特定专业、特定对象）"原则。

2．力求体现"以服务为宗旨、以岗位需求为导向"的办学方针。

3．突出"精炼、准确、实用、规范"的特点，学习内容强调"必须、够用"。

4．每节编排案例，提出问题，让学生带着问题学习，以激发学生的学习兴趣。

5．安排适当的知识链接，扩大学生的知识面、拓展学习能力。

全书共八个单元，包括社区护理概论、以社区为导向的护理、社区护理中常用的卫生统计与流行病学方法、以家庭为单位的护理、健康教育与健康促进、社区重点人群保健与护理、社区常见慢性病及传染病患者的管理与护理以及社区康复护理。

本教材适用于初中毕业起点三年制护理、助产专业使用，亦可作为社区护士培训用书。

本教材在编写过程中，参考和吸收了国内外有关教材、文献中的观点、方法，编写工作得到中国医药科技出版社领导、编者所在单位领导的关心、支持与帮助。在此，一并表示崇高的敬意与衷心的感谢！

由于我国社区护理尚处于发展阶段，加之编者水平和实践经验所限，教材难免存在不足或欠妥之处，恳请使用教材的教师、学生和社区护理工作者提出宝贵意见，以便逐步完善。

编者

2013年3月

目 录

contents

是家庭病床的组织，难点是家庭病床的管理。

★本节介绍了家庭护理的概念、特点、内容、操作程序以及家庭护理的安全
保障与协议的建立等内容。重点是家庭护理的内容和安全保障与协议的建
立，难点是家庭护理的操作程序。

第五单元　社区健康教育与健康促进 / 111

★本节介绍了社区健康教育的概念、目的、意义与任务，社区健康教育的对
象，社区健康教育的方法与技巧。重点是社区健康教育的方法与技巧。

★本节介绍了社区健康教育的原则、内容与形式。重点是社区健康教育的主
要形式，难点是社区健康教育的内容。

★本节介绍了社区健康教育的基本步骤，重点是社区健康教育的评估，难点
是社区健康教育计划的制定。

社区护理概论

◎ **学习要点**

1. 掌握社区的概念、构成要素及功能。
2. 掌握社区卫生服务的概念、内容及特点。
3. 掌握社区护理的特点和社区护士的角色。
4. 熟悉社区护理工作范围，社区护士应具备的能力。
5. 了解社区护理的历史和现状。

社区护理是在基础护理学、临床医学、公共卫生学、康复医学等相关学科理论的基础上，逐步形成的一门应用性的交叉学科，是开展社区护理服务的重要理论工具，社区护理实践从生理、心理、社会全方位整体评价、指导、协助个人和人群的健康促进，是一种全科、完整、多方位、贯穿人的生命过程的全程护理服务。社区护理是社区卫生服务工作的重要组成部分。

第一节　社区与社区卫生服务

社区卫生服务保障社区居民安康与和谐

案例

在对某农村社区调查中发现，该社区人群普遍受教育水平偏低，健康知识贫乏，经济状况较差，老龄化明显，60岁以上的老年人口数占该社区总人数的11%。

思考：

1. 试分析该社区主要面临的问题？
2. 社区工作者应采取哪些社区护理措施？

一、社区的概念、构成要素及功能

（一）社区的概念

世界卫生组织认为："社区是由共同地域、价值或利益体系所决定的群体。其成员之间互相认识，相互沟通及影响，在一定的社会结构及范围内产生及表现其社会规范、社会利益、价值观念及社会体系，并完成其功能"。我国著名社会学家费孝通先生于20世纪30年代将社区一词引入我国，他根据我国的特点将社区定义为："社区是若干社会群体（家族、氏族）或社会组织（机关、团体）聚集在某一地域里所形成的一个生活上相互关联的大集体"。我国城市的社区一般是按街道办事处和居委会管辖范围设置，农村一般按乡镇和行政村为基本单位划分。

（二）社区的构成要素

尽管社区的定义不尽相同，但构成社区的基本要素概括起来主要包括5个方面：

1. 一定数量的人群　社区的存在必须以人群为基础，是构成社区的第一要素。WHO认为，一个有代表性的社区，其人口数大约在10万~30万之间。

2. 相对固定的地域　社区范围大小不定，可按行政区域划分或按地理范围来划分。这种区域性并不完全局限于地理空间，它同时也包含一种人文空间，即社会空间与地理空间的有机组合。社区地域面积的大小约为$5{\sim}50km^2$。

3. 社区设施　社区生活的需要是多方面的，因而要求有各种相应的设施，包括学校、医疗机构、商业服务网点、金融机构、娱乐场所、交通、通讯等。

4. 共同的文化习俗、生活方式和认同意识　同一社区的成员具有基本相同或相似的经济水平，共同的需要以及由此产生的认同意识。

5. 相应的管理机构　我国社区基层管理机构为居委会和派出所，社区有其特有的组织结构、行为规范和道德规范。

考点提示

构成社区的五个要素

（三）社区的功能

1. 社会化功能　社区的居民在其共同社会化的过程中，根据自己所生活的地域及文化背景，形成了社区所特有的风俗习惯、文化特征、价值观念及意识形态等社会特征。

考点提示

社区的功能

2. 生产、分配及消费的功能　社区从事一定的生产活动，生产的物资供居民消费。同时，社区也需要对某些物资及资源进行调配，以满足其居民的需要。

3. 社会参与及归属的功能　社区建立一定的活动场所，社区居民通过参加这些活动增加相互的凝聚力，也可增加居民的社区归属感。

4. 社会控制功能　为保证社区居民的利益，完成社区的各种功能，社区会制定一系列的条例、规范及制度，以保证社区居民遵守社区的道德规范，控制及制止不道德行为以及违法行为，保证社区居民的利益。

5. 相互支持及福利功能　社区可根据其具体情况及社区居民的要求设立一定的福

利机构，以满足居民医疗、娱乐及相互支持与照顾的功能。

二、社区卫生服务的概念、内容及特点

（一）社区卫生服务的概念

社区卫生服务是社区建设中的重要部分，是在政府领导、社区参与、上级卫生机构指导下，以基层卫生机构为主体，全科医师为骨干，合理使用社区卫生资源和适宜技术，以人的健康为中心，家庭为单位，社区为范围，需求为导向，以妇女、儿童、老年人、慢性患者、残疾人等为重点，以解决社区主要卫生问题、满足基本卫生服务需求为目的，融预防、医疗、保健、康复、健康教育及计划生育技术指导的"六位一体"的，有效、经济、方便、综合、连续的基层卫生服务。

（二）社区卫生服务的内容

概括起来，当前我国社区卫生服务的主要内容有：社区卫生诊断；健康教育；社区防治；精神卫生；妇女保健；儿童保健；老年保健；社区医疗；社区康复；计划生育技术服务；社区卫生信息；基层卫生服务及就医指导；社区卫生管理等。

（三）社区卫生服务的特点

社区卫生服务除具有可及性服务、综合性服务、连续性服务、公益性服务、主动性服务和全面性服务的特点，与医院服务比较，还有以下特征：

1. 以人群为中心，考虑集体和人群的健康　社区卫生服务的对象包括个人、家庭、群体、社区，服务重点倾向于集体。

2. 以促进健康和预防疾病为主要任务　社区卫生服务的主要内容是促进健康、预防疾病，为此需要对社区卫生状况进行调查，分析社区存在的主要健康问题及其影响因素。社区卫生服务中心的人员由全科医师、社区护士及其他工作人员组成，以辖区内每万人口至少配备2名全科医师，全科医师与护士和预防保健人员之比不低于1：2。

3. 社区卫生服务需要良好的组织管理　社区有许多独立的卫生机构，各自分担不同的任务，需要共同协调工作才能更好地为社区健康服务。同时要组织社区的力量，共同参与，促进社区的健康。

三、社区卫生服务与社区护理

社区护理是确保社区卫生服务质量的关键，是实现我国发展社区卫生服务目标的重要保证。社区卫生服务的多项工作需要由社区护理人员实施，社区护理质量的好坏将会对社区卫生服务的质量产生重大的影响。我国发展社区卫生服务的主要目的是有效地利用社区卫生资源，提高社区居民的健康水平，社区护理人员正是这一目标的实施者。

知识链接

社区卫生服务一般要求：3万～10万居民规划设置社区卫生服务中心；2000～5000人口设立一个相应规模的社区卫生服务站；距离社区卫生服务站最远的居民不超过2公里；步行20min可到达社区卫生服务站。

第二节 社区护理与社区护理程序

社区护理以促进和维护社区人群健康为目标

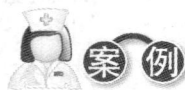

案例

某卫生职业学校学生的艾滋病知识测试成绩不理想。调查表明，这些学生没有接受过预防艾滋病知识的教育，而且其家长也不想让学校教给这些相关知识。98%的学生不相信自己会传染上该病。其社区护理问题可以表述为：艾滋病知识缺乏：学校提供艾滋病教育欠缺；家长对艾滋病重视不够；学生没有洞察到艾滋病的危险。

思考：

针对此社区护理问题如何制定社区护理措施？

一、社区护理的概念

社区护理这一名词是1970年提出的，社区护理是由地段保健、家庭护理逐步发展、完善而形成的。根据美国护理协会的定义：社区护理是将公共卫生学及护理学理论相结合，用以促进和维护社区人群健康的一门综合学科。社区护理以健康为中心、以社区人群为重点对象、以促进和维护社区人群健康为其目标。

二、社区护理的特点

（一）以促进和维护健康为中心

社区护理的主要目标是促进和维护人群的健康，所以保健服务和预防性服务是社区护理的重点。

（二）以社区人群为服务对象

社区护理的对象是社区全体人群，既包括健康人群、亚健康人群，也包括患病人群，并且是各年龄段的人群。

（三）社区护士具有高度的自主性和独立性

在社区护理过程中，社区护士往往独自深入家庭进行各种护理活动，通过独立的判断、决策，提供各种护理服务。因此，社区护士必须具备较强的独立工作能力和高度的自主性，同时也具有高度的慎独精神和职业自律性。

（四）社区护士必须和其他相关人员密切合作

社区护理的内容及对象决定社区护士在工作中不仅仅要与卫生保健人员密切合作，还要与社区居民、社区管理人员及其他相关人员密切合作。

三、社区护理的工作范围

（一）社区保健服务

为社区各类人群提供不同年龄阶段的预防保健服务，以妇幼、儿童、老年人作为重点人群。

（二）社区慢性身心疾病患者的管理

为社区的慢性病患者、传染病患者和精神障碍患者提供他们所需要的护理及管理服务。

（三）社区健康教育

社区健康教育是指以促进和维护居民健康为目标，向社区各类人群提供有计划、有组织、有评价的健康教育活动，从而提高居民对健康的认识，养成健康的生活方式及行为，最终提高其健康水平。

（四）社区急、重症患者的转诊服务

帮助那些在社区无法进行适当的护理或管理的急、重症患者安全地转入适当的医疗机构，确保他们得到及时、必要的救治。

（五）社区康复服务

为社区残障者提供康复护理服务，以帮助他们改善健康状况，恢复功能。

（六）社区临终服务

为社区的临终患者及其家属提供他们所需要的综合护理服务，帮助患者安详地走完人生的最后一步，同时尽量减少对家庭其他成员的影响。

四、社区护理程序

社区护理以现代护理观为指导思想，以护理程序为科学的工作方法，向社区中的个人、家庭及群体提供全方位的整体保健和医疗护理服务。社区护理程序一般分为五个步骤：社区护理评估、社区护理问题、制定社区护理计划、实施社区护理计划及社区护理评价。

（一）社区护理评估

1. 社区护理评估内容　社区护理评估的内容主要包括社区评估、家庭评估及个体评估。社区护理评估又称为社区健康评估。

（1）社区评估　无论社区护理的对象是个体、家庭还是群体，社区的自然环境和社会环境将直接或间接影响社区护理对象的健康状况。因此，社区评估是社区护理评估的最基本内容。社区护士在进行社区评估时，应重点收集有关社区环境、人口状况及健康资源三方面的资料。

（2）家庭评估　家庭是构成社区的基本单位，家庭的结构、环境及功能均将影响社区和个体的健康状况。因此，家庭评估是社区护理评估的重要内容之一。

（3）个体评估　个体评估一般根据个体年龄和健康状况而有所差异，主要包括生理、精神、心理健康状况评估及有关特殊健康问题的重点评估（具体内容与临床患者评估相似）。

2. 社区护理评估方法

（1）社区评估 在对社区进行评估时，社区护士一般采用：①实地考察：通过视、听、嗅、触等感官了解社区的真实情况；②文献研究：通过查阅、分析、研究有关社区的统计报表及文献资料获得所需要的各种信息；③访谈：通过访问、座谈或讨论会等形式向社区各层次的人员了解社区的情况；④调查：通过问卷调查、信访调查等方法收集资料，并进行社区健康需要的评估。

（2）家庭及个体评估 在对家庭或个体进行评估时，社区护士多采用交谈、观察、查阅资料和护理体检等方法收集有关家庭或个体健康状况的资料。

3. 社区护理评估资料的整理 对通过各种方法收集到的资料，必须经过认真的分类，进行必要的统计处理，经过概括和确认，从而暴露出社区个体、家庭或人群对护理服务的需求，为确定社区护理问题提供依据。

（二）社区护理问题

1. 列出社区护理问题 根据社区护理评估的结果，将社区现存的或潜在的健康问题一一列出，并根据问题的严重程度、护士解决问题的能力、可利用的资源及解决问题的效果等因素决定其先后次序，确定需要解决的主要护理问题。

2. 确定护理问题 以现有资料为依据、确定适当并且符合客观情况的护理问题。

（三）制定社区护理计划

1. 制定护理目标 在制定社区护理目标时，可将护理目标分为总体目标和具体目标，见图1-1。

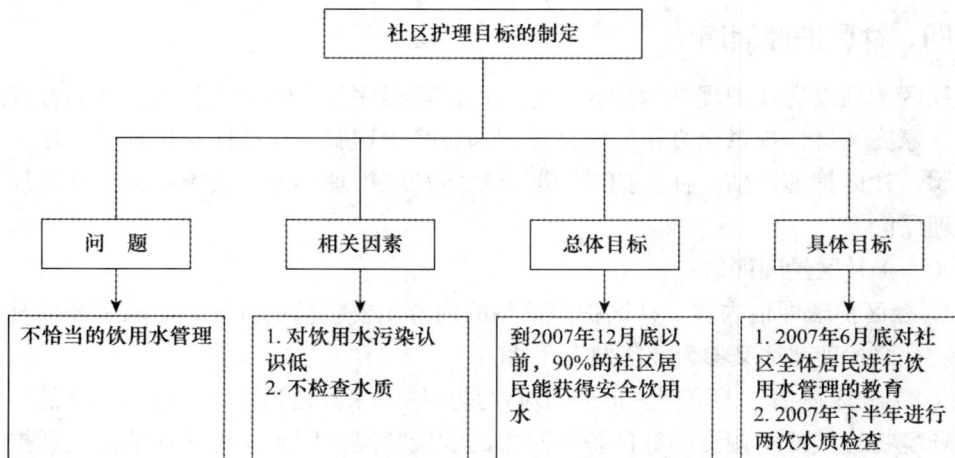

图1-1 社区护理目标制定

（1）总体目标 总体目标是指在实施护理计划后应达到的理想效果。

（2）具体目标 具体目标是指实现总体目标时所要达到的具体结果。与总体目标相比较，具体目标应更加具体、明确且可测量。在具体目标中，一般包括5个W和1个H。

who：参与者，包括护理对象及护理人员。

what：完成目标的证据。

when：完成目标的时间或期限。

where and to what extent：完成目标的条件。

way：完成目标的途径。

how much：完成目标的标准成就。

2. 制定护理措施 护理目标确定后，社区护士应与护理对象及相关人员一起协商，共同制定切实可行的护理措施。

（四）实施社区护理计划

在实施护理计划过程中，社区护士应特别注意以下五点：

1. 社区动员 由于社区护理是面向社区整个人群的一种综合性、连续性的服务，社区护士必须依靠各级领导的支持，以保证社区护理计划的顺利实施。

2. 明确资源 在实施过程中，社区护士必须明确社区内外有助于解决问题的人力、物力及财力资源，并加以充分利用，以保证社区护理计划的顺利实施。

3. 团结合作 社区护士应注意协调好各方面的关系，团结合作，共同做好社区护理工作。

4. 及时评价 在实施过程中，社区护士应不断对实施情况进行评价，及时修改并完善社区护理计划，确保社区护理效果。

5. 准确记录 社区护士应准确记录计划执行的情况、护理对象的反应。记录方式可以问题为中心，亦可以护理对象为中心。

（五）社区护理效果评价

社区护理效果评价有过程评价和效果评价。

1. 过程评价 过程评价贯穿整个护理过程，从护理活动开始便不断收集反馈信息，评价各步骤的情况，并且能及时进行修改、完善，以确保护理质量。

2. 效果评价 效果评价是针对实施护理措施后的近期和远期结果进行评价。近期效果评价的目的是如果相应的目标完全实现，表明护理措施有效；如果目标尚未完全实现，则应找出原因，对不适当的诊断、目标、计划和措施加以修改。

社区护理工作程序的五个环节，彼此密切联系，并且不断循环，从而构成一个动态、完整的过程。

第三节　社区护士

社区护士在社区卫生服务承担多种职业角色

案例

李阿姨，55岁，8个月前外出探亲时突发脑溢血，速回京急诊入院治疗后回到家中，留有右侧肢体偏瘫，生活完全不能自理。情绪低落，有轻生念头。

思考：

1. 社区护士应如何帮助李阿姨？

2. 社区护士在工作过程中承担什么样的角色？

一、社区护士的角色

根据社区护理对象的特性，社区护士在社区卫生服务中的不同场合、不同情况、不同时间内承担多种角色。

（一）初级卫生保健者

初级卫生保健是卫生人员为社区居民提供的最基本、必需的卫生保健。社区护士是实施初级卫生保健工作的最好人选。

（二）照顾者

这是社区护士最基本的角色。社区护士为本社区内需要照顾的慢性病患者或康复期患者提供护理，在提供护理时，应将整体的观念体现于整个护理服务之中。

（三）健康教育者和咨询者

健康教育是社区护理的一部分，更是社区护士的主要工作之一。通过有效而及时的健康教育提供相关健康知识，唤醒和提高社区居民的健康意识，促使人们积极主动寻求和参与医疗保健，建立健康观念和良好的行为生活方式，提高健康水平。

（四）组织者与管理者

在社区卫生服务机构中，社区护士可起到组织管理者的角色。负责人员、物资和各种活动的安排，组织本社区有同类需求或问题的机构、人员的学习。

（五）协调者与合作者

社区由许多家庭、卫生机构、社会机构及行政机构组成。社区健康计划需要多个专业部门共同配合与执行，社区护士必须有较好的人际交流和协调工作的能力与技巧。

（六）观察者与研究者

作为一名社区护士要主动观察社区中一切与健康有关的问题，同时还要主持或配合一些专题调查与研究，以便深入地了解社区各种与健康有关的问题、行为及影响因素等，进一步提高社区的健康水平。

（七）社区健康代言人

社区护士需了解最新国际及国内有关的卫生政策及法律，及时发现威胁社区居民健康的环境及其他问题，采取积极措施予以解决，或者上报和求助于有关部门协同解决。社区护士是特殊服务对象和弱势人群的代言人，应为这些人群争取所需的健康服务，促成制定相关的卫生政策并立法，支持、创造和维护社区健康。

二、社区护士的职责

社区护士的职责与角色是分不开的。根据其角色，社区护士有以下职责：了解国内外卫生组织和卫生政策；进行生命统计；协助改进社区环境卫生工作；实施健康教育；从事妇幼卫生工作；协助维护公共安全与加强传染病管理；从事家庭访视及护理；心理卫生指导；执行医嘱；巡回服务；保存正确记录等。

三、社区护士应具备的能力

社区护理工作范围和社区护士的角色对社区护士的工作能力提出了更高要求，对于社区护士应重点培养以下几方面能力：

（一）人际交往和沟通能力

社区护理工作既需要其合作者的支持和协助，又需要护理对象的理解和配合。社区护士需要与具有不同的年龄、家庭、文化及社会背景的社区居民、社区管理者以及其他卫生工作人员密切合作。因而必须具备在不同的场合，面对不同的服务对象进行有效沟通的能力，以便更好地开展工作。

（二）组织管理能力

社区护士需要调动社区的一切积极因素完成护理工作，有些护理工作常需要多人共同完成，这就需要社区护士有一定的协调管理能力与计划管理能力，能够策划健康项目并执行推广。

（三）实际操作能力

社区护士除了能为患者提供优质的护理服务，有能力全面评估个人、家庭及社区的健康需求外，还要有一定的诊治能力，能够对社区常见病做出正确的处理，对不能处理的急危重患者能采取紧急措施并提供转诊服务。

（四）综合分析能力

由于社区护士的服务对象是社区整个人群，服务内容不仅是患者的护理工作，还有卫生保健工作，这就要求社区护士必须具备综合分析能力。

（五）健康教育能力

社区护士要教给社区居民必要的预防保健知识，改变其对健康的态度，帮助人们实践健康的行为和生活方式，同时还能够教会非正式的护理人员掌握必要的护理技术。

（六）领导决策能力

社区护士有时需要去执行健康任务，组织社区群众参与社区卫生保健活动，因此，社区护士要具有领导决策的能力。

（七）独立判断、解决问题的能力

社区护士在很多情况下需要独立进行各种护理操作，运用社区护理程序，开展社区健康教育，进行咨询或指导。因此，独立解决问题或应变能力对于社区护理人员非常重要。

（八）预见能力

预防性卫生服务是社区护士的主要工作之一。社区护士有责任在问题发生之前，找出其潜在因素，从而提前采取措施，避免或减少问题的发生。

（九）调研、科研能力

社区护士不仅担负着向社区居民提供社区护理服务的职责，同时也肩负着发展社区护理、完善社区护理学科的重任。

（十）自我防护能力

社区护士的自我防护能力主要包括两个方面，即法律的自我防护及人身的自我防护。社区护士常在非医疗机构场所提供有风险的医疗护理服务，因此应加强法律意识，不仅要完整记录患者病情，还要在提供一些医疗护理服务前与患者或家属签订有关协议书，以作为法律依据。

四、我国社区护士的准入条件

根据我国《护士管理法》和《社区护理管理的指导意见》，对从事社区护理的护士有特定要求：

（1）具有国家护士执业资格并经过注册。

（2）通过地（市）以上卫生行政部门规定的社区护士岗位培训。

（3）独立从事家庭访视护理工作的社区护士，应具有在医疗机构从事临床护理工作5年以上的工作经验。

第四节　社区护理的发展

> 社区护理起源于西方国家

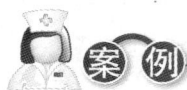

案 例

1893年，丽黎·伍德女士在纽约的亨利街成立了服务中心，服务对象由贫困患者扩大至地段居民，服务内容由单纯的医疗服务扩展至预防保健服务，从事工作的护理人员大多是护士，少数是志愿者。

思考：

此时期属于社区护理发展的哪个阶段？

一、社区护理的历史

社区护理起源于西方国家，追溯社区护理发展的历史，可将其发展过程划分为四个阶段，即：家庭护理阶段、地段护理阶段、公共卫生护理阶段和社区卫生护理阶段，四个阶段的区别如下（表1-1）。

表1-1 社区护理发展四个阶段

发展阶段	时间	护理对象	护理类型	服务项目
家庭护理	19世纪以前	贫困患者	以个体为导向	治疗为主
地段访视护理	1859~1900年	贫困患者	以个体为导向	治疗为主
公共卫生护理	1900~1970年	有需求的人群	以家庭为导向	家庭治疗、预防
社区护理	1970~今	社区人群	以人群为导向	健康促进及疾病防

二、国外社区护理的现状

在以人的健康为中心的现代护理阶段，社区护理在20世纪80至90年代得到了迅速发展。

美国已制定有关家庭护理法规，英、美等国规定，凡欲从事社区护理工作者，必须以注册护士身份参加临床工作后，再经专门训练方可申请工作执照，以确保社区护士素质和社区护理质量。

日本的社区保健实行全民医疗保险制度，并据此确定保健护士的培养与资格认定。老人保健与母子保健是日本社区保健工作的中心。

在德国，约有一半护士从事社区护理工作。社区护士要求有5年以上的医院工作经验，服务内容为慢性病的预防，自我保健康复和护理工作。

新加坡70%的住院患者是急诊入院，大量慢性病患者集中在社区内治疗和康复，社区康复和家庭护理多由护士承担。

三、我国社区护理的现状与发展趋势

改革开放以来，我国社区护理工作得到很大的发展。1996年5月，中华护理学会在北京举办首届"全国社区护理学术会议"。在会上，林菊英倡导要发展社区护理，要求护士把在家庭和社区中照顾妇婴、老人和慢性患者的工作开展起来。1997年，全国相继在护理本科教学中设置了社区护理课程。在上海深圳、天津等地成立了老人护理院、社区卫生服务中心和服务站。同年，在国务院发布的《卫生改革与发展的决定》和卫生部提出的《关于进一步加强护理管理的通知》中，都强调了开展社区卫生服务和社区护理的重要性。

从目前的发展趋势来看，我国社区护理还处于初级阶段，许多医院开设了家庭病房，其重点仍然是患者。2000年卫生部科教司发出《社区护士岗位培训大纲（试行）》的通知，2002年卫生部提出《社区护理管理指导意见》。2006年2月国务院发布《发展城市社区卫生服务的指导意见》，进一步具体规定了发展社区卫生服务的指导思想、基本原则和工作目标，推进社区卫生服务体系建设的具体指导方法。

随着我国医疗保健事业的不断发展及人民生活水平的不断提高，人们要求享受高质量、多层次的卫生保健护理。因此，社区卫生保健必然会受到社区居民的欢迎。此外，通过加强社区护理的专业教育，鼓励从业人员接受护理研究的课程训练，社区护理必将成为保障全民健康所不可缺少的一个专业。

（葛爱芹）

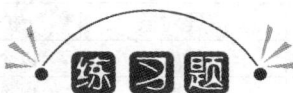

练习题

一、A₁型题

1. 下列不属于社区要素的是（　　）
   A. 人群　　　　　　　B. 地域　　　　　　　　C. 领导者
   D. 生活设施及共同的文化习俗和生活方式　　　　　　　　E. 相应的管理机构

2. 以人群为导向的护理属于（　　）
   A. 地段护理　　　B. 家庭护理　　　　C. 社区护理　　　　D. 公共卫生护理
   E. 临床护理

3. 下列不属于我国社区护士从业条件的是（　　）
   A. 具有国家护士执业资格。
   B. 经过注册
   C. 独立从事家庭访视护理工作的社区护士，应具有在医疗机构从事临床护理工作5年以上的工作经验。
   D. 通过地（市）以上卫生行政部门规定的社区护士岗位培训
   E. 先接受临床医疗教育，再接受护理教育。

二、名词解释

1. 社区
2. 社区护理

三、填空题

1. "六位一体"的社区卫生服务内容指的是＿＿＿＿、＿＿＿＿＿、＿＿＿＿＿、＿＿＿＿＿、＿＿＿＿＿、＿＿＿＿＿。

2. 社区护理的发展分为四个阶段＿＿＿＿＿、＿＿＿＿＿、＿＿＿＿＿、＿＿＿＿＿。

要点导航

◎ **学习要点**

1. 掌握健康新概念及疾病的"三级预防"策略。

2. 掌握行为生活方式与健康的关系。

3. 掌握环境污染的特点以及环境污染物的种类、来源。

4. 掌握自然环境污染对健康的危害。

5. 熟悉职业因素与健康的关系。

6. 熟悉人与环境的关系。

7. 熟悉空气、水、食物的卫生与健康。

8. 了解社区护士在环境卫生中的作用与任务。

◎ **技能要点**

1. 树立积极的健康观、健康与疾病的连续观，能灵活运用三级预防策略，预防疾病、维护和促进社区人群健康。

2. 学会社区环境卫生评估方法。

3. 学会社区的实地考察。

第一节　以人群健康为中心的护理

健康是人生最宝贵的财富

案例

近几年，不断有学者、明星、企业家等英年早逝。2005年8月5日，浙江大学数学系教授、博士生导师何勇，因"弥散性肝癌晚期"与世长辞，年仅36岁。2005年8月30日，深受全国广大观众喜爱的著名演员傅彪，因肝癌病逝，终年42岁。2009年6月5日，央视著名播音员罗京，因淋巴癌病逝，终年48岁。2005年9月18日，网易首席执行官孙德棣，因胆囊癌病逝，终年38岁。

思考：
1. 想一想什么是"健康"？"不生病"就是"健康"吗？
2. 影响健康的因素有哪些呢？

国民健康是社会进步、经济发展和民族兴旺的重要保障，我国《宪法》规定：维护全体公民的健康，提高各族人民的健康水平，是社会主义建设的重要任务之一。WHO提出的"健康为人人，人人为健康"，既重视健康对人的价值，又强调人对健康的作用。为了有效地预防疾病，维护和促进健康，须树立积极的健康观、健康与疾病的连续观，了解影响健康的因素，灵活运用疾病的三级预防策略。

一、积极的健康观

（一）健康观的演变

人类对健康的认识，随着时代的变迁、医学模式的变化、医学的发展而逐步深化。不同的发展阶段，人们对健康有着不同的理解。总体上，可分为消极的健康观和积极的健康观。

1. 消极的健康观　长期以来，受生物医学模式和世俗文化的影响，认为："躯体无病就是健康"，健康与疾病是相互排斥的，这是源于医学实践的关于健康的最朴素的认识。后来有人把"具备结实的体格和完善的功能，并充分发挥其作用"称为健康。这一认识客观地反映了健康在生物学方面的本质特征，但忽略了心理、社会因素对健康的影响。这种单一维度的健康观是一种消极的健康观，在医学初级阶段时是可行的，但在现代社会中，这一概念显得狭隘、不充分。

2. 积极的健康观　随着"生物-心理-社会医学模式"取代"生物医学模式"，人们对健康的理解越来越全面。1948年，WHO提出了健康新概念，即"健康不仅仅是没有疾病或不虚弱，而是身体上、心理上和社会上的完美状态"。这一概念从三个维度衡量健康的水平，是生物-心理-社会医学模式在健康概念中的具体体现。1978年，WHO在国际初级卫生保健大会发表的《阿拉木图宣言》中重申："健康不仅是疾病与体弱的匿迹，而是身心健康、社会幸福的完好状态"。健康的概念超出疾病的范围，把健康与生物、心理、社会的关系紧密地联系在一起。1990年，WHO又一次深化了健康的概念，认为健康包括"躯体健康、心理健康、社会适应良好、道德健康"四个方面。把道德修养纳入健康的范畴，健康的内涵进一步扩大，兼顾了人的自然属性和社会属性，摆脱了对健康的片面认识，这便是积极的健康观。

考点提示

健康新概念

直通护考

对健康的认识，正确的是（　　）
A. 健康不是绝对的
B. 有病就是不健康
C. 健康与疾病之间无明显界线
D. 健康有主.客观两个方面
参考答案：A、C、D

（二）积极的健康观的特点

1. 改变了消极健康观的指向，消极健康观指向疾病和病痛，而积极的健康观指向健康本身。

2. 以生物–心理–社会医学模式为指导，全面概括了生物因素、心理因素、社会因素对人类健康、疾病和寿命的影响。

3. 不仅考虑到个体健康，也考虑到群体健康，特别重视心理、道德等社会因素对健康的影响。

4. 健康不再是一个单纯的生物学问题，已完全超越生物医学，进入社会领域，成为一个社会问题。健康已趋向于社会定义而非单纯的医学定义。

（三）健康的含义

在积极的健康观指导下，健康的含义是：

1. 躯体健康 要求躯体结构、功能正常，具有完成通常活动的能力，包括：①自我照料，如吃饭、穿衣、洗澡等。②躯体活动，如行走、弯腰等。③迁移活动，如室内外活动、旅行等。④体力活动，如爬山、登楼、搬重物等。

2. 心理健康 要求个体能正确认识自己并及时调整以适应环境的变化，包括：①情感状态，如对生活感到幸福、愉快、满意等。②认知功能，如时间、地点定位。③精神过程，如注意、记忆、抽象等。

3. 社会适应良好 指人们进行社会参与时的完好状态。社会要求个人必须具备完成所承担的责任、义务和从事各种社会活动的能力。

4. 道德健康 指人们能自觉地以社会规范约束自己，并支配自己的思想和行动，有辨别真伪、善恶、美丑、荣辱的是非观念和能力。

（四）健康的标准

1999年，WHO提出了新的健康衡量标准，即"五快"和"三良好"。

1. "五快"（衡量躯体健康）

（1）吃得快 说明有良好的食欲，不挑剔食物，消化功能好。

（2）走得快 说明身体各组织器官功能协调好，功能正常。

（3）数得快 说明头脑敏捷，精神正常。

（4）睡得快 说明睡眠质量好。

（5）便得快 说明机体胃肠功能和排泄系统功能正常。

2. "三良好"（衡量心理健康）

（1）良好的个性 性情温和，情绪稳定，感情丰富，意志坚强。

（2）良好的处世能力 客观地认识周围环境，并能轻松地适应。

（3）良好的人际关系 助人为乐，与人为善，真诚对人，热情而不虚伪客套。

二、健康与疾病的连续观

（一）健康与疾病的相对关系

医学模式的变化使健康的涵盖面越来越广，而且随着社会的发展，人们对健康的认识和理解也不完全相同。目前，健康就是要保持身体、心理、社会适应和道德等四个方面的完好状态。"完好"与"不完好"没有一个统一界限标准。躯体健康与否，可通过观察、测量和功能检查来确定。心理健康与否的界限比较抽象，还可以用各种心理量表确定。但社会适应良好和道德健康与否，则与社会的发展时期、不同社会制度下的价值观、道德观、民族、传统习俗、年龄、自身的社会地位、社会角色变化等有关，这些功能的衡量缺乏量化指标。而且个体差异较大，随时随地都有可能发生变化，其程度也无法估测，具有可变性大、难以确定、影响因素众多、难以量化、无法确定标准的特点。即使对健康状态可以量化，但人们对健康的追求是无限的，因此健康与疾病的关系是相对的，绝对的健康是不存在的。不同的人处于不同的健康状态，同一个人不同阶段的健康状态也有差异。

（二）健康与疾病的连续观

人类环境中，影响健康的因素随时随地存在着。健康与疾病是相对的，可以把健康与疾病看作一个连续的分度尺，健康在一端，疾病在另一端。每个人的健康状态位于分度尺上的某一个位置，且随着时间的变化而变化。健康的人，从最完善的身体逐步受到损害，到出现轻度乃至重度疾病，其间没有明确的界限，是一个连续发展的动态过程，是一个量变到质变的过程（图2-1）。健康和疾病的界限往往不是一个点，而是一个范围。有时，人们的主观感觉和功能虽然还处于最佳状态，而客观上身体已经存在着某种疾病的征象，即在同一个人身上健康与疾病可以共存。

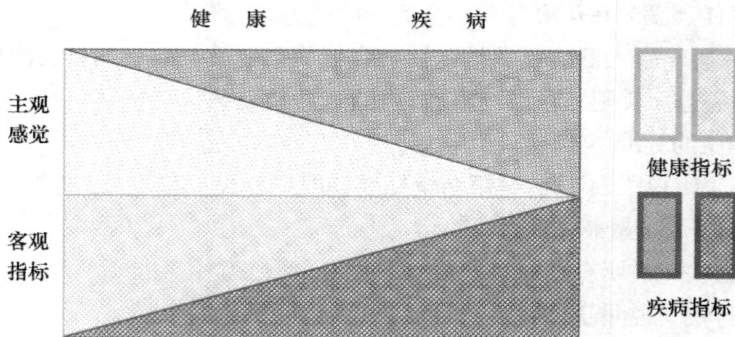

图2-1　健康与疾病的连续观示意图

（三）亚健康

亚健康是指机体虽无明确的疾病，却呈现生活能力下降，适应能力呈不同程度减退，是介于健康与疾病之间的一种临界状态，亦称为"慢性疲劳综合征"、"第三状态"、"灰色状态"等。它是由机体各系统的生理功能和代谢过程低下所导致。其特征是主观感觉体虚、困乏易疲劳，失眠、休息质量不高、注意力不易集中，甚至不能正常工作和生活……，但全面系统检查、化验或者影像检查，往往还找不到确定的病因。

WHO一项全球性调查结果表明，全世界真正健康的人仅占5%，经医生确诊的患者只占20%，75%的人处于亚健康状态。

亚健康状态如果长期存在，轻者会影响人体神经、免疫等系统正常工作，重者将引起较严重的疾病，如心脑血管疾病、肿瘤、胃肠疾病、心理疾病等。亚健康状态是可逆的，如果控制和消除对健康不利的因素，亚健康状态可恢复到健康状态，否则，将恶化成疾病状态。

知识链接

◎ **亚健康的干预措施** ◎

1. 提高对亚健康的认识，调整心态，培养乐观向上，豁达平和的人生态度。

2. 提倡健康的生活方式，克服不良生活习惯。

3. 增强免疫力。

4. 对症治疗。

直通护考

男性，39岁，无不良嗜好。近期健康体检各项指标均在正常范围，但经常感到疲惫、体力下降。以上资料显示其健康状态属于（　　　）

A. 健康　　　　B. 亚健康　　　　C. 高危　　　　D. 患病

标准答案：B

三、影响健康的因素

人类健康受多种因素的影响，主要有环境因素、行为和生活方式因素、生物学因素、医疗卫生服务因素四大类。

考点提示

影响健康的因素

1. 环境因素　包括自然环境因素和社会环境因素。

自然环境因素是指与人类生存有关的各种自然条件的组合，包括物理、化学、生物等因素。自然环境因素对人群健康的影响有正反两方面，如物理因素中充足的阳光、适宜的气候，化学因素中洁净的空气、水、土壤，生物因素中作为食物的动物、植物等都是人类生存的必要条件，可促进人类健康。但当环境污染使上述因素发生变化或使之存在有害物质时，就可能对人体健康造成危害。

社会环境因素包括一系列以生产力发展水平为基础的经济状况、人口状况、科学技术等，以生产关系为基础的社会制度、文化教育、家庭婚姻等。这些因素直接或间接地影响着人类的健康水平。

2. 行为和生活方式因素　行为生活方式指人们在社会化过程中，逐渐形成的一系列行为习惯、生活习惯。良好的行为生活方式对健康有利，如积极的休息与睡眠、平衡膳食、适度锻炼等。相反，不良的行为生活方式对健康有害，如吸烟、酗酒、不良饮食习惯、缺乏锻炼等。

3. 生物学因素　人类在长期生物进化过程中，具有遗传、变异等生物学特性。有些疾病是直接由遗传因素引起的，如先天愚型、血友病、色盲等。

4. 医疗卫生服务因素 科学、合理的医疗卫生服务，有利于维护人类的健康。相反，卫生资源缺乏、分配不合理、医疗水平低、误诊、漏诊、不良医患关系等，会严重影响人类的健康。

四、疾病的预防策略

健康与疾病的连续性为疾病的预防提供了理论基础：当机体处于健康状态时，有"上医医未病"、"未病先防"的机会，即病因预防；当机体处于"亚健康"状态时，有"中医医欲病"的机遇，即临床前期预防；当机体处于"疾病"状态，有"下医医已病"之说，即临床预防。疾病的预防措施贯穿于疾病自然史的全过程。不同阶段，采取不同的措施，由于三种预防措施是连续的、梯次性预防措施，因而称之为三级预防。

（一）疾病的自然史

疾病的自然史是未经治疗干预，疾病的自然演变过程，包括四个阶段：

1. 发病前期 疾病尚未发生，但疾病的危险因子已存在于体内或环境中，形成疾病发生的可能性。认识疾病的危险因子，对于疾病的预防，特别是慢性病的预防十分重要。

2. 临床前期 致病因子已使机体发生病理变化，但尚未出现临床症状，尚未达到临床诊断标准。

3. 临床期 患者机体的结构或功能损害明显，已出现疾病的典型临床症状和体征，是治疗疾病的重要时期。

4. 转归期 有些疾病完成其周期后，自然复原，转为康复。也有些疾病造成患者不同程度的残障，表现为暂时或长期的机体结构和功能受损，但患者仍有康复的可能。如果疾病恶化，可能出现死亡的结局，但死亡并非疾病发展的必然结果。

（二）三级预防策略

1. 第一级预防 又称病因预防，指在发病前期，采取的消除或控制健康危险因素、减少有害因素接触的预防措施，它是最积极、最主动、最经济、最有效的预防措施。包括针对健康个体的措施和针对整个公众的社会措施。

（1）针对健康个体的措施 ①开展健康教育，增强自我保健意识，注意合理营养、体育锻炼，提高抗病能力。培养良好的行为和生活方式。②进行预防接种，提高人群对传染病的免疫水平。③做好婚前检查、禁止近亲结婚，减少和避免遗传病的发生。④加强重点人群的保护，如妇女、儿童、老年人、职业人群等，较常人更容易受到危险因素的影响。⑤某些疾病的高危个体服用药物来预防疾病的发生。⑥慎用医学检查和药物，以防医源性疾病的发生。

考点提示

三级预防策略

（2）针对公众的社会和环境措施 ①制定和执行各种与健康有关的法律、法规，以及有益于健康的公共政策。②利用各种媒体开展公共健康教育。③防止致病因素危害公共健康，提高公共健康意识和自控能力，如提供清洁安全的饮用水，针对大气、水源、土壤的环境保护措施，食品安全，公共体育场所的修建，公共场所禁止吸烟等。

2. 第二级预防 又称临床前期预防、"三早"预防，是在疾病初期，采取的早期发现、早期诊断、早期治疗的"三早"预防措施。

（1）早期发现 通过首诊接触、普查、筛检、定期健康检查、群众自我检查、高危人群的重点项目检查和职业健康监护等方法，尽可能及早发现患者，如做阴道涂片来筛检宫颈癌等。

（2）早期诊断 在早期发现的基础上，通过提高医务人员的诊断水平，采用先进、灵敏、高效的诊断技术和方法，尽早明确诊断。尤其是传染病，早期诊断有助于患者及时得到隔离、治疗，防止和减少周围人群受感染。

（3）早期治疗 一经诊断，及时治疗，预后较好。包括早期用药、合理用药及心理治疗等。

3. 第三级预防 又称临床预防，是针对已明确诊断的患者，采取及时、有效的治疗措施。具体措施如下：

（1）防止病情加重或恶化 采取各种替代性疗法，如克汀病给予甲状腺素治疗、血友病给予抗血友病球蛋白等，以缓解病情，防止恶化。

（2）防止伤残 采取各种治疗手段促进功能恢复，使患者不致因病而丧失劳动能力，力求"病而不残"，如对关节活动受限的患者，可通过针灸、理疗恢复关节的活动功能。

（3）促进康复 对已丧失劳动能力的患者，因人而异地进行康复治疗；对因病而使器官或肢体功能缺陷的患者，可采用调整性康复，如职业训练、家庭康复指导等，使之能适应力所能及的工作，力求"残而不废"；对慢性病患者做好心理康复，鼓励其参加体育锻炼，增强其战胜疾病的信心和能力。

（4）对症治疗 尽量减少患者痛苦，降低病死率，延长寿命。

三级预防在疾病的预防过程中是一个有机整体，不同类型疾病的三级预防措施应有所区别、有所侧重。以哪一级预防为主，主要取决于病因是否明确、病变是否可逆。对病因明确，特别是病变不可逆的疾病，如矽肺，以第一级预防为主；对病因尚不够明确的疾病，重点做好第二级预防，如癌症；对已患病的中晚期患者，要重点做好第三级预防，促使患者早日康复。

第二节 以社区人群为对象的护理

社区护理强调群体健康

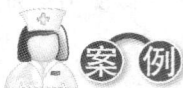

案例

李某，性格好强，在家说一不二。 5年前应聘到某公司营销部工作，平时应酬很多，为谈成生意，每次喝酒很多。2年前，一次应酬后，李某因醉酒太深住进了医院，B超诊断为：酒精性脂肪肝，医生告诫必须戒酒！否则，后果不堪设想。为此，李某在家休息1个月，休息期间未饮酒。上班后，面对工作，又端起了酒杯，把医生的告诫当成耳旁风，妻子好言相劝，反遭白眼。1年后，李某因醉酒再次住院，医生诊断为：酒精性肝硬化并发腹水。身体状况急剧下降，因长时间不能上班，公司将他辞退。面对家人，面对今后的人生，李某不知所措。

思考：

1. 不良的行为生活方式能致病吗？日常生活中，有哪些不良的行为生活方式？
2. 怎样才能避免李某悲剧的发生？
3. 怎样对李某进行健康教育？

以社区人群为对象的护理是社区护士以人群健康为中心，对社区人群开展预防疾病、促进和维护健康的活动，使人人都能得到健康照顾，并鼓励他们相互照顾，提高社区人群的健康水平。

一、人群的人口学特征与健康

人口是生活在特定社会和地域内人的全称，它是一切社会经济生活的基础，是构成社会生产力要素和体现生产关系的生命实体。人群的人口学特征与人群的健康关系密切。

（一）人口数量与健康

人口数量指全球或一个国家或地区，在具体时间、具体条件下的人口发展规律和水平，包括时期人口和时点人口。

时期人口指某时间（通常为年）的平均人口，常用的计算公式为：年平均人口数=（上年底人口数+本年底人口数）/2。

时点人口指某一特定时间横断面的人口，通常用6月30日24时的时点人口数作为年平均人口数。

1. 人口过剩对健康的影响 人口过剩指人口数量增长过快，而社会物质的生产增长速度相对较慢的一种社会失调现象。人口过剩会引起一系列问题：①人类赖以生存与发展的环境恶化形势加剧，自然资源的枯竭速度加快。②人均国民生产总值和人均收入水平下降，导致消费水平明显下降，引起衣、食、住、行、教育、就业、医疗等一系列社会经济问题。③人群健康投资水平降低，出现医疗市场垄断，卫生服务水平下降。④人口数量的增多、密度的增大，尤其是卫生条件较差的地区，更容易造成传染病的流行和传播，如SARS和禽流感的流行，艾滋病在个别地区的暴发等。⑤人口增长过快导致城市人口的膨胀和失控，引起一系列社会问题，如就业困难，失业过多，社会不安定等。⑥影响教育和卫生事业的发展，导致人口素质下降的恶性循环。

2. 人口负增长对健康的影响　如果人口增长速度小于零，即负增长，则该国家和地区人口减少，迅速老龄化。人口老龄化会使某些消费品，如服装、化妆品、文体娱乐的开支减少，扩大对医疗保健和服务需求，对养老与医疗保健体系形成挑战。当抚养负担日趋加重时，人口老龄化会影响代际关系，甚至影响社会的整合与民族的兴衰。

（二）人口的年龄构成对健康影响

人口的年龄构成类型不同，面临的人口问题也不同。

1. 年轻型国家面临的健康问题　一个国家和地区不满15周岁的人口占总人口的百分比，称为少年儿童人口系数。该系数在40%以上时，人口类型为年轻型人口或年轻型国家。年轻型国家面临的人口问题主要是儿童、少年、青年的抚养、教育以及针对该年龄段的营养、青春期心理等问题。

2. 老年型国家面临的健康问题　一个国家65周岁及以上人口超过总人口的7%，或60周岁以上人口超过总人口的10%，称为老年型国家。我国是老年型国家，当前和今后很长一段时间，要面对老年人患病率高、对保健服务需求量大等问题。

（三）人口的社会构成对健康的影响

人口的社会构成指按一定的社会标志分组，反映某一时点上人口的构成状态，包括民族结构、宗教结构、文化结构和家庭结构等。

1. 民族和宗教结构对健康的影响　我国是一个多民族国家，不同的民族风俗习惯不同，他们在生活方式、行为准则、子女教育、卫生习惯等方面都存在差异。不同的民族存在着不同的健康问题，要有针对性地进行健康教育和健康促进。宗教是一个民族的信仰源泉和道德标准制订的依据。不同的民族可以有同一宗教，合法的宗教大部分对健康有利，当然也存在着对健康不利的因素。开展健康教育，要在充分尊重宗教信仰自由政策的前提下进行。

2. 文化结构对健康的影响　人口的文化教育水平是一个国家经济发展程度的反应，同时又是一个国家和民族的人口素质的重要方面。人口的文化教育水平一方面受制于经济发展水平，另一方面，又影响到社会经济发展。人们生活在社会和文化大环境中，文化因素也和其他社会因素一样对健康起着十分重要的影响。教育是反映一个国家和民族文化水平高低的主要指标。对于健康和教育，许多专家认为，文化程度高的人群，接受卫生知识多，日常生活中较为注意自我保健，讲究合理饮食，培养良好的卫生习惯，健康水平也较高。文化程度低的人群，获得健康信息的机会少，可能更容易罹患一些传染病。

3. 家庭对健康的影响 家庭是培养良好的生活习惯、卫生习惯的重要场所，是维护人群健康的基本单位。

家庭通过优生优育、计划生育，控制人口数量，降低家庭成员的发病率，提高家庭成员的健康水平，特别是妇女、儿童的健康水平。

家庭成员的健康与家庭的经济水平关系密切，经济状况良好或消费功能正常的家庭，可保证家庭成员的生活质量、心情愉快、减少疾病；经济状况较差的家庭，会造成家庭成员患营养缺乏性疾病和某些心理问题。

温馨、舒适的家庭，每个成员都能够保持良好的心情和生理状态，促进家庭成员的健康。单亲和感情失衡的家庭，家庭成员的身心健康易受到损害。

（四）人群的经济结构与健康

经济条件与人群的健康相互影响。一方面，经济的发展是提高人群健康水平的根本保证。另一方面，人群健康水平也是社会经济发展的必要条件之一，提高人群健康水平，对推动社会经济的发展起着至关重要的作用。

1. 经济水平低下对健康的影响 经济水平低下的人群往往营养摄入不足，体能和智能发育不良。同时，受教育的机会减少或丧失，造成人口总体素质下降。

2. 经济发展对健康的作用

（1）经济发展对健康的促进作用 ①加快社会基础设施建设，建立和完善社会医疗保障体系，加大卫生和教育事业的投资，为人们提供更多的医疗卫生资源和受教育机会。许多资料表明：国民生产总值较高的国家和地区，平均期望寿命延长，总死亡率和婴儿死亡率降低。②改善和保护人类的生存环境。

（2）经济发展对健康的负面影响 ①加快了工业化进程，人类赖以生存的环境受到污染或破坏，增加患病的风险。②使人们的生活水平和劳动条件明显改善，造成运动减少、营养过剩、肥胖，高血压、冠心病发病率增加。③使人们的生活和工作节奏加快，精神压力增大，人际关系更为复杂，心理健康问题增多。④人群中的不良卫生行为也不断增多，如吸烟、酗酒、吸毒、赌博等。

二、人群的心理因素与健康

心理因素亦称为社会心理因素，是社会环境中普遍存在的、能导致人的心理应激，从而影响健康的各种社会因素。

（一）生活事件与健康

生活事件是那些造成人们生活上发生变化，并要求对其适应和应付的社会生活情境和事件。既包括生活中的具体事件，如升学与辍学、恋爱与失恋、就业与失业、结婚与离婚、升迁与降职、生育与死亡、获奖与受罚等，又包括人所处的自然环境和社会环境的变化。

研究表明：生活事件是造成心理应激，进而损害健康的主要应激源。日常生活中，经历的负面生活事件（如亲人亡故、经济负担沉重等）过多、过快、持续过久，会引起严重的心理应激。当超过人的心理承受能力，就会引起身心疾病，损害健康。

美国心理学家霍姆斯编制了"生活事件心理应激评定量表"，指出如果一个人在一年内生活变化单位（LCU）超过200单位，则发生身心疾病的可能性增高，如果超过300单位，第二年发病的概率高达70%。1985年，我国张明园等人参照霍姆斯的评定量表及调查方法，编制出中国正常人生活事件评定量表（表2-1），表中列出了中国人在日常生活中最可能遭遇的65种生活事件及其LCU值。

表2-1　中国正常人生活事件评定量表

序号	生活事件	LCU	序号	生活事件	LCU
1	配偶死亡	110	34	免去职务	37
2	子女死亡	102	35	家属行政处分	36
3	父母死亡	96	36	名誉损失	36
4	离婚	65	37	中额贷款	36
5	父母离婚	62	38	财产损失	36
6	父母分居	65	39	退学	35
7	子女出生	58	40	法律纠纷	34
8	下岗	57	41	好友亡故	34
9	刑事处分	57	42	收入显著增减	34
10	亲属死亡	53	43	遗失贵重物品	33
11	家属受伤或疾病	52	44	夫妻严重争执	32
12	政治性打击	51	45	留级	32
13	结婚	50	46	领养子女	31
14	子女行为不端	50	47	搬家	31
15	家属刑事处分	50	48	工作量显著增加	30
16	失恋	48	49	好友决裂	30
17	婚外性行为	48	50	少量贷款	27
18	大量贷款	48	51	工作变动	26
19	突出成绩荣誉	47	52	退休	26
20	恢复政治名誉	45	53	流产	25
21	重病外伤	43	54	家庭成员纠纷	25
22	严重差错事故	42	55	学习困难	25
23	开始恋爱	41	56	入学或就业	24
24	复婚	40	57	和上级发生冲突	24
25	子女学习苦难	40	58	参军复员	23
26	子女就业	40	59	业余培训	20
27	行政纪律处分	40	60	受惊	20
28	怀孕	39	61	家庭成员外迁	19
29	升学就业受挫	39	62	同事不和睦	18
30	晋升	39	63	邻里纠纷	18
31	入党入团	39	64	睡眠重大改变	17
32	子女结婚	38	65	暂去外地	16
33	性生活障碍	37			

随着社会的发展，影响健康的各种生活事件不断发生变化，以上社会心理应激事件评定量表，仅供参考。

（二）个性心理特征与健康

个性心理特征包括人的气质、能力与性格等。气质就是通常人们所说的"性情"、"脾气"，是人典型的、稳定的心理特性。性格是人对客观现实的稳定的态度以及与之相适应的习惯的行为方式。医学研究发现：冠心患者易恼火（aggravation）和发怒（anger）。由于这两个英文单词的第一个字母皆为A，因而称这种性格为A型性格。A型性格的特征为：个性倔强、争强好胜、易冲动、抱负过重、追求执着、人际关系紧张，具有时间紧迫感与匆忙感。这些人长期处于应激状态，交感神经兴奋，容易促发高血脂、高血压、冠心病等。有些人容易患癌症（cancer），由于癌症英文单词的第一个字母为C，因而称这种性格为C型性格。C型性格的特征为：好克制或压抑自己的情绪、对自己的需求无自信、过度忍耐、常有退缩行为、不善与人交往，易出现无助无望的自悲心态而无力承受生活重压。这些人长期处于压抑状态，不敢正视矛盾，抑郁寡欢，容易诱发癌变。

（三）情绪与健康

情绪是个人的主观体验和感受，与心情、气质、性格和性情有关。积极的情绪，如高兴、愉快、欢乐等能提高大脑皮层的张力，兴奋副交感神经，通过神经生理机制，保持机体内外环境的平衡与协调，有助于充分发挥机体的潜在能力，使人精力充沛，有益于健康。反之，消极的不良情绪，如恐怖、焦虑、愤怒等会使肾上腺素皮质类固醇等内分泌激素增加，造成心率加快、血管收缩、血压升高、呼吸加深、胃肠蠕动减慢等。如果不良情绪持续时间过长或长期受压抑而得不到疏泄，会使人的心理状态失去平衡，体内生理、生化过程难以恢复正常，久之必然引起疾病。

直通护考

人际关系紧张属于（　　　）
A. 急性应激
B. 家庭生活性压力事件
C. 慢性应激
D. 应激性生活事件
E. 间歇性应激
标准答案：D

三、行为生活方式与健康

行为是人类为了维持个体的生存、种族的延续，在适应不断变化的复杂环境时所做出的反应，包括促进健康的行为和危害健康的行为。生活方式是人们生活中习惯化的行为状态，是人们生活活动的总和，包括饮食、睡眠习惯、烟酒嗜好、文化活动、体育活动、风俗习惯以及人们对生活的目的和态度等。人的行为和生活方式受家庭、文化、社会和风俗的影响。良好的行为和生活方式可以促进和维护健康，如WHO倡导的科学的行为生活方式：合理膳食、适量运动、戒烟限酒、心理平衡和充足睡眠。反之，不良的行为和生活方式危害健康，如吸烟、酗酒、药物滥用、吸毒、不良饮食习惯、缺乏锻炼等。科学研究证实，改变人们的行为和生活方式，可以减少60%以上疾病的发生。

（一）吸烟

吸烟被WHO称为继战争、饥荒、瘟疫、污染之后，对人类的"第五种生存威胁"、是"慢性自杀行为"。吸烟是导致心脑血管疾病、慢性呼吸系统疾病、恶性肿瘤等多种疾病和死亡的重要危险因子。研究证明：吸烟会导致受孕机会下降，对胎儿的智力发育也有明显的影响。吸烟者的死亡率高于不吸烟者，并存在明显的剂量反应关系。吸烟量越大、开始吸烟年龄越小、吸烟史越长、烟草和尼古丁含量越高，对人体的危害就越大。

2012年，卫生部发布的《中国吸烟危害健康报告》显示：我国每年因吸烟相关疾病所致死亡人数超过100万，如对吸烟流行状况不加以控制，至2050年每年死亡人数将突破300万。吸烟者与不吸烟者相比，平均寿命约减少10年。60、50、40或30岁时戒烟可分别赢得约3、6、9或10年的预期寿命。烟草烟雾中含有69种已知致癌物，这些致癌物会引发机体内关键基因突变，正常生长控制机制失调，最终导致细胞癌变和恶性肿瘤的发生。3/4以上的人群不能全面了解吸烟对健康的危害，2/3以上的人群不了解二手烟暴露的危害，大部分公众对"低焦油不等于低危害"的观点缺乏正确的认识，且受教育程度高者有此错误认识的比例也很高。

WHO明确指出，"控制吸烟，比任何预防性药物更能改善人的健康、延长人的寿命"。《中国烟草控制规划（2012～2015年）》提出：将研究制定全国性公共场所禁烟法律规定，并在三年内全面推行公共场所禁烟。通过法律、经济、行政、教育、卫生等多种手段，减少烟草需求和供应、预防青少年吸烟和促使吸烟者戒烟。

知识链接

☞ 世界无烟日 ☜

1987年11月，联合国世界卫生组织建议将每年的4月7日定为"世界无烟日"，并于1988年开始执行。从1989年起"世界无烟日"改为每年的5月31日。开展无烟日活动旨在提醒世人吸烟有害健康，呼吁全世界吸烟者主动放弃吸烟，号召所有烟草生产者、销售者和整个国际社会一起行动，投身到反吸烟运动中去，为人类创造一个无烟草的环境。

（二）酗酒

适量饮酒有益于健康，但酗酒对健康的危害极大。酒的主要成分是酒精。饮酒后，酒精在肝脏中分解代谢，约90%的被氧化成乙醛，其毒性是乙醇的数十倍，如果酒精不能被肝脏及时氧化，则会蓄积造成酒精中毒性肝炎、肝硬化。据统计，全世界范围内，酗酒每年导致180万人死亡，由酒精中毒引起的疾病已跃居第三位，仅次于心血管疾病和癌症。

酗酒对健康的危害有急性和慢性两类。急性危害，如急性酒精中毒可引起猝死；慢性危害会引起消化系统疾病、心脑血管疾病和酒瘾综合征，甚至还会造成智力障碍等精神疾患。酗酒不仅损害人体健康，而且因酗酒出现交通意外、斗殴，甚至犯罪等社会问题也明显增多。在英国，酗酒闹事已成为影响公共安全的社会问题。2013年2月14日，英国政府宣布：将采取严厉的政策，迫使酒吧、酒品制造商，把消费者的健康放在首位，以减少酗酒闹事事件的发生。

为维护和促进全民健康，应加强健康教育，认识酗酒的危害，增强自控能力。健全法制，限制饮酒、防治酗酒的发生，如严禁酒后驾车、禁止向青少年销售含酒精饮料等。

（三）药物滥用与吸毒

药物滥用指长期使用过量有依赖性潜力的药物，从而导致药物成瘾性以及出现精神错乱和其他异常行为。如果滥用违禁药品，则称为吸毒。

吸毒已成为全球性的严重的社会问题，吸毒者每年消耗的毒资数额巨大，吸毒者为获得毒资而不择手段，进行以贩并吸、贪污、诈骗、盗窃、抢劫、凶杀等犯罪活动，给家庭与社会造成巨大危害。吸毒不仅直接损害吸毒者的身心健康，而且静脉吸毒者共用注射器，是乙型病毒性肝炎和艾滋病的重要传播途径。吸毒人群的死亡率比一般人群高15倍，吸毒者的平均寿命较一般人群短10~15年。孕妇滥用药物或吸毒，可影响其怀孕、分娩和子代的健康。子代或是通过母婴垂直传播成为艾滋病患者，或是出生时就染上毒瘾。

长期吸毒者不能自我控制情感、意志和行为，要对他们采取严密的干预措施。对吸毒者由公安机关进行强制性集中戒毒，进行药物和心理治疗，帮助吸毒者解除躯体、精神方面对药物的依赖。同时，要进一步加大禁毒工作的宣传力度，让人们更多地了解毒品对国家、社会、家庭及个人的危害，增强树立"珍爱生命、远离毒品"的意识。使国民远离毒品，摆脱和消灭滥用药物和吸毒这一陈规陋习。

📢 **知识链接**

◎ 国际禁毒日 ◎

1987年6月，在奥地利首都维也纳举行了联合国部长级禁毒国际会议，有138个国家的3000多名代表参加了这次国际禁毒会议。这次会议通过了禁毒活动的《综合性多学科纲要》。26日会议结束时，与会代表一致通过决议，从1988年开始将每年的6月26日定为"国际禁毒日"，以引起世界各国对毒品问题的重视，同时号召全球人民共同来解决毒品问题。

（四）不良饮食习惯

饮食习惯受经济、文化、民俗、地区等多种因素的影响，我国居民常见的不良饮食习惯有：进食无规律、暴饮暴食、偏食、挑食，食物过热、过硬、过酸，长期摄入高热能、高脂肪、高糖、高盐的食物，喜食腌制、烧烤、油炸食物等。

不良饮食习惯可导致多种疾病的发生，给"病从口入"，赋予了新的含义。长期不吃早餐，就餐不规律，容易引发胃炎、胃溃疡等胃肠疾病；暴饮暴食可引起急性胃扩张，增加发生急性胰腺炎或急性胆囊炎的危险。研究发现：暴饮暴食后，心脏病急性发作的危险明显增加；不合理的膳食结构，如经常摄入动物性脂肪、高热能、低纤维性食物，可使心脑血管疾病、肥胖症、糖尿病的发病率明显增高；河南、河北、山西交界（太行山）地区，食管癌发病率高，与居民食用新鲜蔬菜较少，食用腌菜较多有关；因烧烤食物中含有强致癌物———苯并芘，油炸食品中含有致癌物———丙烯酰胺，经常食用烧烤、油炸性食物，会增加患癌症的风险；高盐饮食导致高血压的发病率增高，我国人均食盐摄入量约为13.9克/天，而WHO规定不超过5克/天。

（五）缺乏体育锻炼

研究证实，经常参加适度的体育锻炼，可增强机体的携氧能力，促进机体的新陈代谢，有利于增强心血管、呼吸、消化等系统的功能，增强机体的抗病能力，延缓衰老，使人保持良好的精神状态。

科技发展降低了人们的劳动强度，缩短了人们的体力劳动时间。很多人以车代步，户外运动量减少，使机体新陈代谢迟缓，长期可诱发肥胖、高血压、冠心病等。

四、职业因素与健康

（一）职业性有害因素的概念和分类

在不同的劳动条件下，存在和产生的危害劳动者健康，影响劳动能力的各种因素，称为职业性有害因素。按职业性有害因素的来源，可分为三类：

考点提示

职业性有害因素的分类

1. 生产工艺过程中的有害因素

（1）化学性有害因素　①生产性毒物，如铅、氯气、苯等。②生产性粉尘，如矽尘、煤尘、有机粉尘等。

（2）物理性有害因素　①异常气象条件，如高温、高湿、低压等。②电磁辐射，如X射线、γ射线等。③噪声、振动等。

（3）生物性有害因素，如附着于皮毛上的炭疽杆菌、医务工作者可能接触到的传染性病原微生物等。

2. 劳动过程中的有害因素

（1）劳动组织和制度不合理、劳动作息制度不合理等。

（2）精神（心理）紧张。

（3）劳动强度过大或生产定额不当，如安排的作业与劳动者生理状况不相适应等。

（4）个别器官或系统过度紧张，如视力紧张等。

（5）长时间处于某种不良体位或使用不合理的工具等。

3. 生产环境中的有害因素

（1）自然环境中的有害因素，如炎热季节的太阳辐射。

（2）厂房建筑或布置不合理，如有毒工段与无毒工段安排在一个车间。

（3）由不合理生产过程所致环境污染。

在实际生产场所中，往往同时存在多种有害因素并对劳动者的健康产生联合作用。

（二）职业性损害

职业性有害因素作用于人体的强度和时间超过人体的代偿功能，引起机体功能性或器质性的改变，称为职业性损害。包括职业病、职业性多发病和工伤。

1. 职业病

（1）职业病的概念和范围 广义的职业病指当职业性有害因素作用于人体的强度与时间超过一定限度时，人体不能代偿其所造成的功能性或器质性病理改变，从而出现相应的临床征象，影响劳动能力，这类疾病通称为职业病。狭义的职业病是政府以相关法律规定的职业病，即法定职业病。凡属法定职业病的患者，在治疗、休息期间及在确定为伤残或治疗无效而死亡时，均应按《劳动保险条例》有关规定给予劳保待遇。2002年3月，卫生部、劳动与社会保障部颁布了《职业病目录》。我国法定职业病分为10大类115种。

（2）职业病的特点 职业病不同于一般疾病，其特点主要有①病因明确：职业病都有明确的病因，有效地消除和控制病因，可消除或减少发病。②存在剂量—反应关系 职业病的病因大多是可检测的，浓度高、劳动时间长、缺乏防护措施则发病率高。③群体发病现象 一般在同一接触人群中，可同时或先后有多人发生同种职业病，很少只出现个别病例。④疗效不满意 有些职业病至今尚无特殊的治疗方法和特效的治疗药物，发现越晚，预后越差；如能早期发现、早期诊断、早期处理，预后较好。⑤除职业性传染病外，治疗个体无助于群体预防。

（3）职业病的诊断 职业病的诊断必须坚持集体诊断的原则，诊断小组一般由具有职业病诊断资格的3人以上的单数组成。其诊断依据主要有①职业接触史。包括接触职业性有害因素的种类、浓度或强度、接触时间，是诊断职业病的前提。②生产现场调查资料。主要调查生产环境中职业性有害因素的种类、浓度、劳动者的接触方式、接触时间、防护设施运转状态，个人防护用品佩戴情况，收集历年来的环境测定资料和劳动者的健康检查资料。③临床表现与辅助检查资料。临床表现包括患者的症状与体征，依据临床表现、患者的职业接触史、现场调查情况，有针对性的进行实验室检查并做出相应的分析，如职业性有害因素的危害作用与患者的临床表现是否相符，有害因素的浓度（强度）与疾病发病规律是否相符。

（4）职业病的处理措施 ①对职业病患者进行治疗。②按照有关规定，落实职业病患者应享受的各种待遇。③对不适宜继续从事原工作的职业病患者，应当调离原工作岗位，并妥善安置。

2. 职业性多发病

（1）职业性多发病的概念 工作中接触职业性有害因素，使职业人群某些常见病的发病率增高、或潜在的疾病发作、或现患疾病病情加重，统称为职业性多发病。

（2）职业性多发病的特点 ①职业性有害因素不是疾病唯一的直接原因，而是疾病的诱发原因之一。②控制和改善劳动条件后，可使这些疾病的发病率降低或症状减轻。

（3）常见的职业性多发病 ①心血管系统疾病，如接触二硫化碳、一氧化碳等化学物质，导致冠心病发病率、病死率增高。②慢性非特异性呼吸系统疾病，如接触有毒气体和粉尘所导致的慢性支气管炎、肺气肿等。③消化道疾患，如高温作业可导致消化不良及溃疡病的发生率增高。④骨骼及软组织损伤，如建筑工、搬运工的腰肌劳损、腰背疼痛等。⑤生殖功能紊乱，如接触铅、汞及二硫化碳可导致早产及流产发生率增高。

3. 工伤 工伤是由工作引起并在工作过程中发生的事故伤害和职业病伤害。其原因主要有 生产设备落后；缺乏防护意识和防护设备；违反操作规程和规章制度；劳动制度不合理等。

（三）职业性损害的防护

职业性损害可以预防，应遵循三级预防原则，进行综合性防治，其中第一级预防是根本措施。

1. 第一级预防 采取有效措施，控制和消除各种职业性有害因素，使职业人群不接触或少接触有害因素。主要措施有：

（1）加强立法 不断修订和完善劳动卫生法规及卫生标准，使劳动卫生的监督和管理有法可依。

（2）加强劳动卫生监督和生产环境监测 使职业有害因素的浓度不超过国家卫生标准。卫生监督机构对新建企业把好验收、审查关；对现有企业执行劳动卫生法规和卫生标准情况定期和经常进行检查和监测。

（3）采取技术措施，改善劳动条件 加强技术革新和工艺改革，如采取机械化、自动化、密闭化的生产方式，以无毒低毒物质代替有毒高毒物质、加强工作场所的通风排毒除尘等措施，从而消除或控制生产环境中的有害因素。

（4）搞好就业前体检 及时发现职业禁忌证，降低职业损害的发生率。如贫血患者不能从事铅作业；肺结核患者不能从事粉尘作业等。

（5）加强健康教育 让工人了解有害因素进入人体的途径、方式以及对人体的损害，提高工人的自我保护意识，加强个体防护，自觉遵守安全操作规程，减少职业性有害因素对健康的损害。

（6）合理使用个人防护用品 个人防护用品能有效地防止职业有害因素进入人体，减少对劳动者健康的损害，应教育和督促劳动者正确合理地使用。

（7）合理供应保健食品 为增强职业人群机体的抵抗力，保护受职业危害作用的靶组织、靶器官，应根据接触有害因素作用的性质和特点，供应合理的保健食品，有针对性地补充某些营养成分。如高温作业者，由于大量出汗，盐分、水溶性维生素、氨基酸分解产物大量排出，应及时补充无机盐、蛋白质、维生素C、维生素B_1及维生素B_2，优质蛋白质应占总蛋白质的一半左右。

2. 第二级预防 当第一预防措施未达到预期目标，开始损及劳动者健康时，应做到早发现、早诊断、早治疗。定期体检，可及时发现机体的早期损害，以便及时处理。

3. 第三级预防 当第一、二级预防未达到预期目标时，应及时做出正确诊断和处理。包括脱离接触、实施有效治疗，预防并发症、促进患者尽快康复等。职业病经诊断和治疗后，应进行劳动能力鉴定，根据情况考虑是否调离原工作岗位。

（姜瑞涛 柴玉艳）

第三节 社区自然环境与健康

> 社区自然环境是人类和生物赖以生存的空间

案 例

❧ "狂猫跳海" ❧

从1953年到1956年，日本熊本县水俣湾附近的小渔村出现一些奇怪的现象，温顺的猫变得步态不稳、抽筋麻痹，最后疯狂跳海而亡，人群中也出现一大批口齿不清、步态不稳、面部痴呆的患者，他们时尔酣睡、时而兴奋、身体弯曲成弓、高叫而死。各种流言和猜测不胫而走，恐怖笼罩着这一地区，这就是闻名世界的日本公害事件——"水俣病事件"。

思考：

1. 为什么日本熊本县水俣湾附近的小渔村会发生"狂猫跳海"？

2. 什么是"水俣病事件"？

社区环境是社区居民赖以生存及社区活动得以产生的自然条件、社会条件、人文条件和经济条件的总和。社区环境可分为自然环境和社会环境（包括社区的经济环境、文化环境和人文环境）。自然环境是人类和生物赖以生存的空间，是环绕人们周围的各种自然因素的总和，它包括大气、水、土壤、植物、动物和各种矿物资源等。社会环境是指人类生存及活动范围内的精神条件和社会物质的总和。自然环境是社会环境的基础，社会环境是自然环境的发展。

一、自然环境因素与健康

（一）构成自然环境的因素

大气、水、植物、动物、土壤等组构成自然环境，其基本的构成要素为：

1. 化学因素 自然环境中的化学因素包括地球表面固有的、人类活动以及自然灾害产生的。这些化学因素对人类健康具有有利或者有害的双重影响。

2. 生物因素 生物因素作为自然环境的组成部分，与人类关系密切，是人类赖以生存的物质条件。但是，某些生物因素可成为人类的致病因素或疾病的传播媒介。

3. 物理因素 自然环境中的光、声、热、电磁辐射等物理现象是永恒存在的，一般对人体无害。只有在自然环境中的强度过高或过低时，才会给人类健康带来影响。

人类与自然环境始终是相互联系、相互影响、相互制约、相互依赖，环境造就和哺育了人类，人类的活动也在很大程度上改变并影响着环境。

（二）环境污染

由于人为的或自然的因素使环境的组成或状态发生变化，扰乱和破坏了生态系统的平衡以及人类正常的生活与生产环境，对人和其他生物造成直接的、间接的或潜在的有害影响，称为环境污染。严重的环境污染称为环境破坏或公害。

考点提示

1. 环境污染物的种类与来源；
2. 环境污染的特点；
3. 自然环境污染对健康的危害

1. 环境污染物 进入环境，引起环境污染或环境破坏的有害物质称为环境污染物。

（1）环境污染物的来源 ①生产污染源 工业生产过程排出的"三废"即废气、废水、废渣，若未达到规定的排放标准而排放到环境中，超过环境的自净能力，就会对环境产生了污染；农业生产过程中农药和化肥的滥用会造成环境污染。我国农业生产带来的环境污染日趋严重。②生活污染源 日常生活排放的粪尿、生活垃圾和生活污水等如果处理不当或没有处理，均会造成环境污染。③交通运输污染源 交通运输工具排放的尾气和产生的噪声是城市环境污染的重要来源。

此外，建筑灰尘、电磁通讯设备所产生的微波等对人类健康产生的影响也日益受到重视。

直通护考

环境污染最主要的来源（ ）
A. 生产性污染
B. 生活垃圾
C. 交通运输工具产生的噪声
D. 生活污水
E. 交通运输工具产生的废气
参考答案：A

（2）环境污染物的种类 目前发现的环境污染物几十万种，按其性质分为：

①化学性污染物：化学性污染物主要有无机污染物和有机污染物两大类。其中化学性污染物的数量最多，也是最主要的。

②生物性污染物：如细菌、病毒、真菌、寄生虫等。

③物理性污染物：如噪声、振动、辐射、热污染等。

2. 自然环境污染对人类健康的损害 由于环境污染的多样性、广泛性、复杂性和长期性，它对健康损害归纳起来有两个方面，即直接危害和间接危害。

（1）直接危害 直接危害包括特异性危害（急性危害、慢性危害和远期危害）和非特异性危害两大类。①急性危害：指环境污染物在短时间内大量进入环境，对机体所产生的危害。世界上发达国家，在工业化进程中，由于未重视环境保护，曾多次发生由环境污染所致的急性中毒事件。如伦敦烟雾事件、洛杉矶光化学烟雾事件、2003年春季世界范围内的非典（又称严重急性呼吸道综合征）流行等。②慢性危害：指环境污染物长时间、低浓度反复作用于机体所产生的危害。如水俣病 痛痛病等。③远期危害：又称"三致作用"。即指致癌、致突变、致畸作用。人类致癌因素中70%~80%

与环境因素有关，而环境致癌因素中，约80%~90%为化学物质所引起。④非特异性危害：表现为人体抵抗力的下降、劳动能力的降低和一般多发病发病率的增高等。

（2）间接危害 ①温室效应 是指煤炭、石油、天然气等这些燃料燃烧后释放出大量的CO_2气体进入大气造成的。大气中CO_2的增加会使全球气温变暖、海平面上升等。②臭氧层破坏 臭氧层是指大气层的平流层中臭氧浓度相对较高的部分，其主

直通护考

"三致作用"（　　）

A. 致畸、致癌、致病

B. 致癌、致病、致突变

C. 致病、致突变、致畸

D. 致突变、致畸、致癌

E. 以上都不对

参考答案：D

要作用是吸收短波紫外线。臭氧层的破坏会引发和加剧皮肤癌、眼部疾病和传染性疾病。③酸雨的形成 酸雨指PH值小于5.6的雨雪或其他形式的降水。酸雨主要是人为的向大气中排放大量酸性物质造成的，酸雨可导致土壤酸化、影响植物生长、建筑物损坏等。④影响太阳辐射 环境污染物使大气变得浑浊，从而使其到达地面的太阳辐射被严重削弱，影响紫外线的生物学作用。因此，在大气污染严重的地区，儿童佝偻病发病率较高。

知识链接

我国三大酸雨区

我国酸雨主要是硫酸型，我国三大酸雨区分别为：

1. 华中酸雨区：目前我国中心强度最高、污染范围最大的酸雨污染区。

2. 西南酸雨区：次于华中酸雨区。

3. 华南沿海酸雨区：低于华中、西南酸雨区。

二、空气卫生与健康

案例

1952年12月4日至9日，伦敦上空受高压系统控制，引发连续数日的大雾天气，大量工厂生产和居民燃煤取暖排出的废气难以扩散，积聚在城市上空。伦敦城被黑暗的迷雾所笼罩，不仅大批航班取消，马路上几乎没有车，人们小心翼翼地沿着人行道摸索前进。当时，伦敦正在举办一场牛展览会，参展的牛首先对烟雾产生了反应，350头牛有52头严重中毒，14头奄奄一息，1头当场死亡。许多人感到呼吸困难、眼睛刺痛，发生咳嗽、哮喘等呼吸道症状的患者明显增多，进而死亡率陡增，在大雾持续的几天时间里，据英国官方的统计，丧生者达5000多

人，在大雾过去之后的两个月内有8000多人相继死亡。此次事件被称为"伦敦烟雾事件"，成为20世纪十大环境公害事件之一。

思考：

1. 为什么伦敦会出现大雾？

2. "伦敦烟雾事件"为什么称为环境公害事件？

（一）大气卫生

1. 大气的物理性状与健康　大气物理性状包括太阳辐射、气象因素和空气离子化等。

（1）太阳辐射　由紫外线、可见光和红外线组成。①紫外线：根据其波长，紫外线分为三段。A段紫外线（320~400nm）有色素沉着作用；B段紫外线（275~320nm）有红斑作用和抗佝偻病作用；C段紫外线（200~275nm）有极强的细胞杀伤作用。适量照射紫外线有益健康。②可见光：根据其波长，可见光呈现不同颜色（红、橙、黄、绿、青、蓝、紫）。可见光可提高代谢功能和视觉功能、平衡兴奋和镇静，还能提高工作效率与情绪。光线不足会引起视觉不适或眼疲劳。③红外线：红外线可使机体照射部位血流加快、血管扩张，有消炎和镇痛的作用。

（2）气象因素　主要气象因素有气温、气湿、气压、气流等。气象因素与人类的健康息息相关，气象因素的突变，会直接或间接地影响人类的生活和健康。

（3）空气离子化　空气离子化是指大气中空气分子形成带电荷的阴（负）、阳（正）离子的过程。空气离子中的阴离子有镇静、催眠、镇痛、降血压、增进食欲和提高工作效率等作用，阳离子的作用则相反。海滨、树林、瀑布、自然风景区中的阴离子浓度比较高，有利于健康。

> **考点提示**
>
> 1. 紫外线的生物作用
> 2. 红外线的生物作用

> **直通护考**
>
> 具有抗佝偻病作用的紫外线的波长
> （　　）
>
> A. 1500 ～ 30000nm
>
> B. 760 ～ 1500nm
>
> C. 320 ～ 400nm
>
> D. 275 ～ 320nm
>
> E. 200 ～ 275nm
>
> 标准答案：D

📢 **知识链接**

❧ **雾霾天气防疾病** ❧

1. 减少户外锻炼。

2. 减少外出。抵抗力弱的儿童、老人以及患有呼吸系统疾病的人群应尽量减少出门，或减少户外活动，外出时戴口罩，外出归来后，应立即清洗面部及裸露肌肤。

3. 关闭门窗。

4. 注意饮食。饮食宜清淡，少食刺激性食物，多吃牛奶、豆腐等食品，必要时要补充维生素D。

5. 行车走路要小心。

2. 空气中常见的污染物

（1）可吸入颗粒物　大气中直径小于10μm可通过呼吸道进入人体的颗粒物称为可吸入颗粒物，又称飘尘。颗粒物的直径不同，进入呼吸道的部位不同，对人体健康的危害不同。

（2）二氧化硫　二氧化硫是无色气体，具有强烈刺激性气味，是大气的主要污染物之一。含硫燃料燃烧和火山爆发都会产生二氧化硫。二氧化硫易被湿润的黏膜表面吸收生成硫酸和亚硫酸，对呼吸道和眼黏膜有强烈的刺激作用，可引起眼结膜炎、支气管炎、肺气肿等，大量吸入二氧化硫可引起声带痉挛、喉水肿、肺水肿而致窒息。若二氧化硫被氧化，则可形成酸雨。

（3）氮氧化物　氮氧化物指的是由氮、氧两种元素组成的化合物，污染空气的氮氧化物主要是NO和NO_2，工业废气中氮氧化合物是造成空气污染的主要来源。NO为无色、无刺激性的气体，可与血红蛋白结合引起高铁血红蛋白血症；NO_2为红褐色、有刺激性的气体，对眼、鼻有强烈的刺激性，对肺组织有较强的腐蚀性。

（二）室内空气卫生

人的一生约有80%的时间是在室内度过的，室内空气的质量直接影响到人们生活和工作。

直通护考

对人体影响较大的常见空气污染物主要是（　　）

A. 尘埃、CO_2、甲醛

B. O_3、SO_2、灰尘

C. SO_2、氮氧化物、可吸入性颗粒物

D. NO、NO_2、尘埃

E. NO_2、CO_2、SO_2

参考答案：C

1. 室内空气污染的来源　①人在室内的各种活动（包括新陈代谢、做饭、吸烟、化妆、清洁等）；②家具及室内装饰材料的污染：是目前造成室内空气污染的主要方面；③建筑物自身的污染；④室外污染物的污染。

室内空气污染存在着长期性、累积性、多样性的特征，所以室内空气污染一般比大气污染严重。

2. 室内空气中常见的污染物

（1）甲醛　来源于各种胶粘剂。甲醛具有刺激性和强烈的致癌作用，接触甲醛会出现喷嚏、流泪、呼吸困难等症状，甚至会引起癌症。

（2）苯系物　主要存在于油漆、涂料等化工产品中。严重的急性中毒者可导致死亡，慢性中毒时，以抑制造血机能为主。苯化合物已被WHO确定为强致癌物质。

（3）氡　氡是一种无色、无味的放射性惰性气体。室内装修材料中析出的氡是室内氡的最主要来源。氡对人体的辐射伤害达到人体所受到的全部环境辐射伤害的55%以上。氡被WHO公布为19种主要环境致癌物之一。

（4）生物性污染物　包括细菌、真菌和尘螨等。室内通风不良、湿度过高、通风系统或空调的管道或隔尘网上大量细菌的滋生是室内生物性污染物的主要来源。生物性污染物可引起眼睛不适、咳嗽、精神不振、触发哮喘或过敏反应等。

（5）烹调油烟　是食物和食用油高温加热后产生的油烟，存在于餐饮业和居民家庭厨房内。有关部门从烹调油烟中测出220多种化学物质，其中挥发性亚硝胺和杂环胺化合物等是已知的致癌物。烹调油烟对机体的损害是多方面的，是我国妇女肺癌除吸烟之外的主要致病因素之一。

直通护考

室内空气污染物中的甲醛，对健康的影响表现为（　　）

A、引起肺癌

B、引起皮肤癌

C、对眼、呼吸道的刺激作用

D、导致动脉硬化

E、诱发心绞痛

参考答案：C

知识链接

🔊 远离甲醛污染，四种小窍门助你健康居家 🔊

1. 红茶300g泡入两脸盆热水中，放在居室内，并开窗透气，48h内室内甲醛含量将下降90以上，刺激性气味基本消除。

2. 在家中摆放绿色植物，可以达到调节空气，消除异味的功效。在家中养上一盆绿植，绿萝、吊兰、虎尾兰等都是不错的选择，还可以带来清新怡人的感觉。

3. 煤灰400g，用脸盆分装后放入需除甲醛的室内，一周内可使甲醛含量下降到安全范围内。

4. 颗粒状活性碳800g，将活性碳分成8份，放入盘碟中，每屋放两至三碟，72h可基本除尽室内异味。

三、水的卫生与健康

案例

英国青年鲁滨逊从小喜欢航海，曾三次离家到南美各地旅行。一日他怀着云游四海的高远志向，告别家人，越过大西洋和太平洋，在惊心动魄的航海中经历无数险情，后来整条船在太平洋上不幸罹难，船上的人都葬身海底，惟有他一人得以奇迹般地活下来，并只身来到一座荒无人烟岛上。 他从绝望的缝隙中得到了生命的启示，性格坚强的鲁滨逊在岛上独立生活了28年。他在孤岛上劳作生息，开拓荒地，圈养牲畜，生产水稻和小麦，年复一年与孤独为伴，克服了种种常人难以克服的困难。

思考：

1．岛上的水能直接饮用吗？

2．鲁滨逊能否从中提取洁净的饮用水？

（一）水与健康的关系

1. 水是人体的重要组成　水占成人体重的60%～70%，占儿童体重的80%以上，各组织器官的含水量相差很大，以血液中最多。正常成年人一天水的生理需要量为2~3L水。

2. 参与机体许多重要的生理功能　人体的新陈代谢、营养物质的输送、体液的循环、废物的排除、体温的调节等都需要水，一旦失水量达到体重的15%以上，就会危及生命。

3. 机体的润滑剂　皮肤的滋润、关节的活动离不开水。

4. 保持人群的卫生水平。

5. 间接影响健康　水通过影响植被的生长、农作物的生长和微小气候来间接影响健康。水与健康的关系非常密切，据WHO调查，全球 80% 的疾病是由于饮用水被污染造成的。

知识链接

有益健康的饮水方法

1．不要口渴才喝水

2．喝开水，不喝生水

3．饭前1小时喝适量水

4．不喝过热的水

5．切勿暴饮

6．大量出汗后宜喝淡盐水7.不同疾病患者应针对病情科学饮水

（二）水体污染与健康

水体是江河湖海、地下水、冰川等的总称，水体污染是指一定量的污水、废水、各种废弃物等污染物质进入水体，导致其化学、物理性质和生物群落组成发生变化、从而降低水体使用价值的现象。

1. 化学污染　污染水体的化学污染物包括有机化合物和无机化合物。有机污染物主要是消耗水中的氧，从而使水质变黑发臭，无机毒物会使人发生急、慢性中毒。

2. 物理污染　水体的物理污染主要指放射性污染和热污染。热污染可引起鱼类种群的改变和死亡，同时还会使氰化物、重金属离子等污染物的毒性增强；水体的放射性污染可通过直接辐照和食物链对人体产生危害，导致脱发，皮肤红斑、白血病等。

3. 生物污染　污染水体的生物性污染物主要是指病菌、病毒、寄生虫等。其危害主要为传播各种疾病。

我国有3亿多人的饮水不安全，90%的地下水受到污染，500多条河流中，400多条受到污染。

（三）饮用水的卫生要求与健康

1. 饮用水的基本卫生要求

（1）感官性状良好　符合基本卫生要求的饮用水应无臭、无味、无色、透明。

（2）不得含有致病微生物，以防止介水传染病的传播和流行。

> **考点提示**
> 生活饮用水的基本卫生要求

（3）水中所含化学物质不得危害人体健康，不得给机体带来任何危害。

（4）水量充足，使用方便，要符合远期发展的水需要量。

📢 **知识链接**

🌀 我国城市居民生活用水量标准 🌀

地域分区	日用水量（L／人·d）	适用范围
一	80~135	黑龙江、吉林、辽宁、内蒙古
二	85~140	北京、天津、河北、山东、河南、山西、陕西、宁夏、甘肃
三	120~180	上海、江苏、浙江、福建、江西、湖北、湖南、安徽
四	150~220	广西、广东、海南
五	100~140	重庆、四川、贵州、云南
六	75~125	新疆、西藏、青海

2. 生活饮用水水质标准　生活饮用水水质的优劣与人类健康密切相关。随着科学的进步和人民生活水平的提高，人们对生活饮用水的水质要求在不断提高，1985年颁布的《生活饮用水卫生标准》（GB5749-85）已不能完全保障人民群众健康的需要。为此，卫生部和国家标准化管理委员会对原有标准进行了修订，联合颁布新的强制性国家《生活饮用水卫生标准》（GB5749-2006）（下称"新标准"），并于2007年7月1日起正式实施。

新标准加强了对水质中有机物、微生物和水质消毒等方面的要求（水质指标由原标准的35项增至106项），统一了城镇和农村饮用水的卫生标准，实现了饮用水标准与国际接轨。新《标准》既适用于集中式供水的生活饮用水，也适用于分散式供水的生活饮用水。新标准分为水质常规指标及限值、饮用水中消毒剂常规指标及要求、水质非常规指标及限值三大类。其中水质常规指标分为微生物指标、感官性状和一般化学指标、放射性指标和毒理指标四大类。

考点提示

1. 饮用水的净化与消毒
2. 影响氯化消毒效果的因素

3. 饮用水的净化与消毒　　饮用水的净化是为了除去水中的悬浮颗粒物质，常用的方法有沉淀与过滤；饮用水的消毒是为了杀灭水中的病原微生物，以防止介水传染病发生和流行，常用的方法有物理消毒法和化学消毒法。

（1）水的净化　①沉淀：分为自然沉淀和混凝沉淀。自然沉淀是指水中质量较重的悬浮物质和胶体物质在重力作用下自然沉降的过程。自然沉淀可使水体初步澄清，但需要的时间长，效果不彻底；混凝沉淀 指通过向水中加入混凝剂，使水中颗粒小、质量轻的悬浮物质和胶体微粒凝聚和沉降的过程。混凝沉淀作用较快，效果较好。常用的混凝剂有明矾、硫酸铝、三氯化铁等。②过滤：指水通过滤料，除去水中的浮游物和微生物，从而改善水的质量的过程。过滤能够满足大量用水的需要，而且净水效果较彻底。常用的滤料有活性炭、粗砂、棕皮等。常用的过滤装置有砂滤缸和砂滤池。

水经过净化处理后，水体澄清、脱色，完全达到饮用水感官性状的标准。虽然可同时除去80%~90%的悬浮物和细菌，但要保证流行病学的安全，还须对水进行消毒处理。

（2）水的消毒　分为物理消毒法和化学消毒法。

①物理消毒法：有煮沸消毒、紫外线消毒、超声波消毒等。煮沸消毒法是一种简便有效的消毒法。将水煮沸几分钟（3~5min），几乎可以杀灭水中所有的细菌、

病毒。但煮沸消毒法无持续杀菌作用，煮沸后的水在存放过程中有被再次污染的可能。因此，盛放开水的容器要注意保持清洁；紫外线消毒法 利用紫外线杀灭水中的病原微生物的方法。紫外线消毒具有灭菌速度快、不改变水的物理和化学性质的特点，但由于价格较贵、消毒后无持续杀菌作用，所以在应用方面受到一定的限制。

直通护考

在下列影响饮水氯化消毒效果的因素中，错误的是（　　）

A. 加氯量　　　B. 接触时间

C. 水的硬度　　D. 水温

E. 水的pH

参考答案：C

②化学消毒法：利用化学消毒剂杀灭水中的病原微生物，以防止介水传染病发生和流行的方法。目前用于饮水的化学消毒法有氯化消毒、二氯化消毒、碘消毒和臭氧消毒，我国应用最广泛的是氯化消毒法。

含氯消毒剂如液态氯、漂白粉精、漂白粉等在水中均可水解生成次氯酸。次氯酸分子体积小，电荷中性，能透过细菌的细胞膜使细菌的糖代谢发生障碍而死亡。值得我们注意的：无论何种氯化消毒剂，若有效氯的含量低于15%，则不能保证消毒的效果。

为保证氯化消毒的效果，首先加入的消毒剂要适量，加氯消毒30min后，水中剩余的游离性余氯不应小于0.3mg/L（管网末梢水中游离性余氯不应小于0.05mg/L）；其次是水的pH，次氯酸在水中浓度受pH影响，随着水的pH的增高，次氯酸的浓度会降低，而次氯酸的杀菌效力比次氯酸根离子高（约80倍），所以在进行氯化消毒时要控制水的pH，以免影响消毒效果；另外要注意水的温度以及消毒剂与水接触的时间，水温高，杀菌的作用快、效果好，因此水温低时要延长消毒时间，一般情况下，消毒剂与水接触的时间至少应30min；水的混浊度也会影响氯化消毒的效果，水中的有机物、无机物多，要消耗一定量的有效氯，附着在悬浮物上面的细菌不易受到消毒剂的作用，会影响消毒效果，所以，对水进行消毒处理前应先进行净化处理。

（四）饮用水的种类及选择

饮用水是指可以不经处理、直接供给人体饮用的水。有白开水、纯净水、矿泉水、蒸馏水、富氧水、离子水，还有各种口味的饮料等。

1. 纯净水 纯净水无细菌、无病毒、干净卫生，但纯净水中微量元素含量极少，不宜长期饮用。

2. 白开水 白开水是来自市政自来水，是我国居民最常用、也是最习惯用的饮用水。

3. 矿泉水 矿泉水是经地层过滤的地下水，因其溶有较多种类的矿物质，可提供人体需要的一些宏量元素和微量元素，但必须符合国家标准的矿泉水，才能饮用。

（五）饮用水水源的卫生防护

1. 水源的种类及选择

（1）地下水 水质良好，水量和水质较稳定，不易受污染，易于防护，但水的硬度较高，水量不如地面水充足。

（2）地面水 水量丰富，但水量随季节变化较大，易受污染，难于防护。水源选择时，应兼顾卫生、技术、经济和方便等多方面进行综合评价。

2. 水源的卫生防护

（1）地下水 若为集中式给水水源，应根据水文地质条件、取水构筑物的形式和附近地区的卫生状况来确定卫生防护带；若为分散式给水水源，则水井周围30m范围内，不得有渗水的厕所、粪坑、垃圾堆和废渣堆等污染源。

（2）地面水 若为集中式给水水源，取水点周围半径100m的水域内，严禁从事可能污染水源的任何活动，并设明显的防护范围标志；若为分散式给水水源，则与以地下水为集中式给水水源的卫生防护带一致。

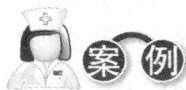

案例

某年9月16日，安微某大学近30名学生捂住自己的腹部，走进安徽省中医学院附属医院及附近一些医院，这些学生大多是居住在霍山路大学生公寓的大学生，9月16日上午，陆续出现腹泻、呕吐、头晕的症状，病情因人而异。这些学生均是9月15日都在霍山路上一家名为"345快餐"的快餐店就餐。"345快餐"快餐店位于霍山路大学生公寓对面，过往学生众多，生意兴隆。

思考：

1.这些年学生为什么都是捂住自己的腹部进医院？

2.这些学生为什么都出现腹泻、呕吐、头晕的症状？

四、食物与健康

（一）营养与健康

1. 基本概念

考点提示

1.产热营养素的种类与产热系数

2.合理营养的基本要求

（1）营养 指机体摄取和利用食物的综合过程。

（2）营养素 指能维持人体健康、提供生长发育和劳动所需要的各种物质。人体所需要的营养素有碳水化合物、蛋白质、脂肪、维生素、无机盐、水和膳食纤维等七大类。其中碳水化合物、蛋白质、脂肪我们称之为三大产热营养素。

（3）合理营养　全面而均衡的营养，指膳食中营养素种类齐全、数量充足、供给比例合理，与机体的需要保持平衡。

知识链接

∽ 产热营养素的产热系数 ∾

1g蛋白质=16.7kJ（4kcal）

1g脂肪=37.7kJ（9kcal）

1g碳水化合物=16.7kJ（4kcal）

2. 合理营养的基本要求

（1）通过膳食摄入的能量和各种营养素能满足人体的需要。

（2）各种营养素的供给比例适当。

（3）食物符合食品卫生标准。

知识链接

∽ 绿色食品 ∾

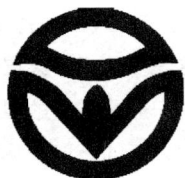

在无污染的生态环境中种植及全过程标准化生产或加工的农产品，严格控制其有毒有害物质含量，使之符合国家健康安全食品标准，并经专门机构认定，许可使用绿色食品标志的食品。

（4）科学加工与烹调食物，减少营养素损失，提高食物的消化吸收率和利用率；

（5）建立合理的膳食制度，养成良好的饮食习惯。根据我国人民通常的工作、学习制度和习惯，一日三餐，两餐间隔5~6h比较合理。三餐热能的合理分配为：早餐25%～30%，午餐40%，晚餐30～35%。

（6）良好的进餐环境。

知识链接

❧ 怎样煮鸡蛋才营养 ❧

煮鸡蛋时间过长和过短都不好，最好的做法是：将鸡蛋洗净后，放在盛水的锅内浸泡一分钟，用小火烧开。开后改用文火煮8分钟即可。

3．中国居民膳食指南与平衡膳食宝塔

（1）中国居民膳食指南　①食物应多样，谷类为主，粗细要搭配；②多吃蔬果和薯类；③每天吃奶类、大豆或其制品；④鱼、禽、蛋和瘦肉应适量；⑤油脂应适量，食盐要限量；⑥饥饱适当，体重理想；⑦三餐合理，零食适当；⑧饮水足量，饮料选择合理；⑨饮酒应限量；⑩食物要新鲜卫生。

知识链接

❧ 几种水果的清洗与食用 ❧

1．葡萄：先将整串的葡萄用水冲洗，冲洗后浸泡10min，再清洗五次左右。吃的时候尽量用手剥皮，避免用嘴去接触葡萄皮。（葡萄表皮上白白的一层是一种保护果皮的蜡质，称之为果粉，白色的物质越多，表示其成熟度高，鲜度也好。果粉一般是完整的覆盖在果皮上，如果呈蓝绿色或不完整的扩散状的覆盖，可能就是喷洒农药后残存的药斑，尽量不要购买。）

2．苹果：用自来水冲洗，削皮后食用，削好的苹果为防止变黄可用盐水浸泡。

3．柑橘类：先用菜瓜布搓洗一下，然后剥皮后再吃。

4．草莓：先将草莓放在滤篮内，用水冲洗，冲洗后约浸泡5min，清洗5次左右后食用。

5．瓜类：清洗去皮即可食用。

（2）平衡膳食宝塔　中国居民平衡膳食宝塔是根据中国居民膳食指南结合中国居民的膳食结构特点设计的，它把平衡膳食的原则转化成各类食物的重量，并以直观的宝塔形式表现出来，便于群众理解和在日常生活中实行。平衡膳食宝塔提出了一个营养上比较理想的膳食模式（图2-2）。

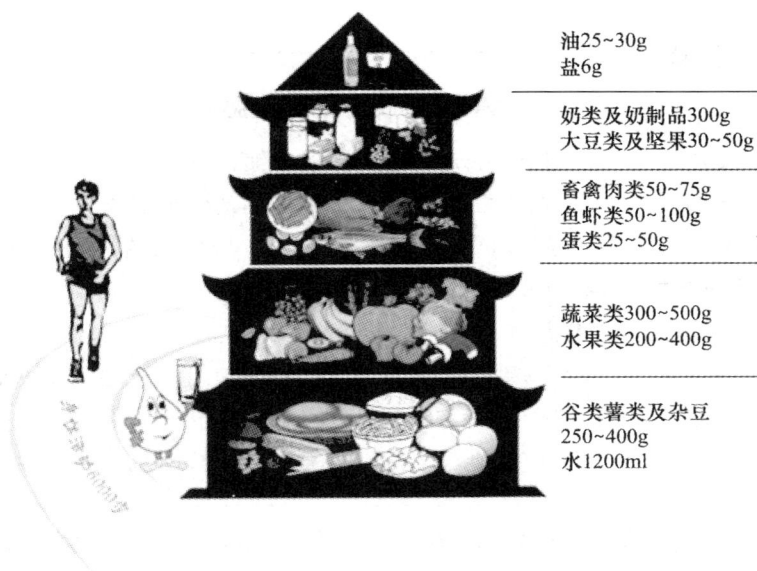

图2-2　中国居民平衡膳食宝塔

油25~30g
盐6g

奶类及奶制品300g
大豆类及坚果30~50g

畜禽肉类50~75g
鱼虾类50~100g
蛋类25~50g

蔬菜类300~500g
水果类200~400g

谷类薯类及杂豆
250~400g
水1200ml

（二）食品卫生与健康

1. 食品污染

食品污染指食品在生产、加工、包装、运输、贮藏等过程中受到外来有害物质的污染。按污染物的性质，食品污染分为生物性污染和化学性污染两类。食品污染会引起食品的感官性状的变化，造成食物中毒，引起机体的急性、慢性危害，甚至引起致畸、致癌和致突变作用。

（1）食品的腐败变质　指食品受到各种内外因素的影响，造成其原有化学性质或物理性质和感官性状发生变化，降低或失去其营养价值和商品价值的过程。食品腐败变质与微生物的污染、食品本身的状况以及食品所处的环境等因素密切相关，其中微生物的污染起主导作用。

食品的低温冷藏、冷冻保藏、高温杀菌保藏、脱水干燥保藏、盐渍（糖渍）保藏和辐射保藏等，能有效防止食品的腐败变质。

考点提示

1. 引起食品腐败变质的原因
2. 预防止食品腐败变质的措施

直通护考

引起食品腐败变质的主要原因
（　　）

A. 食品的营养成分构成

B. 食品的水分含量

C. 环境的温度

D. 环境的湿度

E. 微生物作用

标准答案：E

知识链接

∽ 各种食物保存的最佳温度 ∽

1. 肉类在2℃～5℃的条件下冷藏，可保存一个星期。

2. 鲜鱼最佳冷藏温度-3℃左右，如在-18℃左右，可使鲜鱼保存半年之久。

3. 鲜牛奶冷藏的最佳温度为1℃～6℃，这样的温度可抑制细菌的繁殖，防止变质。

4. 粮食的最佳储存温度为8℃～15℃，可防止其生虫。

5. 蔬菜的最佳储存温度为7℃～10℃，能延长其鲜嫩度。

6. 茶叶的最佳储存温度为-20℃，能长期保持其品质优良，保护维生素不被破坏。

7. 啤酒宜在0℃～15℃保存，瓶装熟啤酒则应在10℃～15℃左右保存。

8. 酒类宜在5℃～20℃保存，此温度不易产生浮浊、沉淀，不易变质。

（2）霉菌及其毒素对食品的污染　霉菌在自然界分布广泛，霉菌毒素是某些霉菌在生长繁殖过程中产生的有毒的二次代谢产物，霉菌及其毒素对食品的污染多见于南方多雨地区，主要污染花生、玉米，其次是大米等食品。目前已知的霉菌毒素约有200余种，不同的霉菌其产毒能力不同，毒素的毒性也不同，其中以黄曲霉毒素B$_1$的毒性和致癌性最强。霉菌和霉菌毒素污染食品后，主要引起食品变质和中毒，据调查，食物中黄曲霉毒素较高的地区，肝癌发病率比其他地区高。

霉菌生长繁殖需要一定的温度、湿度、氧气以及粮食作物的含水量，如能控制其中之一，则可达到防霉的目的。最有实际意义的是控制粮食作物中的水分。在粮食的收获、贮藏及运输过程中，防雨淋或水浸；保持农作物收获后颗粒的完好；使用防霉药剂等对防止食物的霉变都有一定意义。

对于轻度污染的粮食及其他食品，我们可以用如拣出霉粒、提高加工精度、水洗、加热、高压、吸附、紫外线照射等，中草药（山苍子）及芳香油（山苍子胶丸）熏蒸等方法去除或破坏其中的毒素。

（3）N-亚硝基化合物对食品的污染　N-亚硝基化合物在自然界中广泛存在，N-亚硝基化合物是一类毒性和致癌性较强的物质，是由仲胺和酰胺（蛋白质的分解物）以及硝酸盐和亚硝酸盐（俗称硝）这两类前体物质，在人体内或体外适合的条件下化合而成的。蔬菜是硝酸盐的主要来源，亚硝酸盐主要存在于泡菜、腌菜以及添加硝的火腿、香肠中，仲胺、酰胺则主要来自动物性食品鱼、肉、虾等的蛋白质分解物。这些前体进入人体的胃中就可以合成N-硝基化合物，长期食用被N-亚硝基化合物污染的食品，可导致肝癌、食道癌、胃癌等。

防止微生物对食品的污染、防止食物的霉变、提高维生素C摄入量、施用钼肥、制订食品中硝酸盐、亚硝酸盐使用量及残留量标准等，可以防止N-亚硝基化合物对食品的污染。我国学者最近还发现大蒜和大蒜素可抑制胃内硝酸盐还原菌，所以常吃蒜能使胃内亚硝酸盐含量明显降低。

（4）多环芳烃类化合物对食品的污染　多环芳烃化合物是一类具有较强致癌作

用的食品化学污染物，目前已鉴定出数百种，其中苯并芘系多环芳烃的典型代表。食品中的多环芳烃类物质主要来源于食品成分在高温烹调加工时发生热解或热聚反应所形成，其次食品在用煤、炭或植物燃料熏制或烘烤时直接受到污染。流行病学研究表明，食品中苯并芘含量与胃癌等肿瘤的发生有一定关系。

用明火熏烤的食品—熏肉、熏鱼、熏肠、烤羊肉串等，我们应尽可能少吃；另外，烧焦或煎糊的鱼或肉会形成苯并芘，所以我们不能吃。

知识链接

❧ 最危害健康的食品添加剂 ❧

1. 钠：外卖汤、比萨饼、番茄汁和熟肉等食物中含有大量钠，过量食用会导致脑中风和心脑血管疾病。

2. 高果糖玉米糖浆：麦片、汽水、调味品中均有，过量食用会导致肥胖症、糖尿病。

3. 反式脂肪：薯条、汉堡包、外卖爆米花中含有，它会导致胆固醇增高和冠心病。

4. 食用色素：常见于饮料、水果制品中，会导致儿童多动症。动物实验表明，食用色素与癌症有关。

5. 味精：酱油、肉排、烧烤调料中均有。过量食用会致头疼、恶心、胸痛。

6. 亚硝酸钠：午餐肉、腌肉和鱼肉中，会致多种癌症。

7. 氢化植物油：代替黄油和脂肪用于人造黄油、沙拉酱、焙烤食物的加工。它会致肥胖症、高胆固醇、心脏病。

8. 安赛蜜：用于糖块、薄荷糖、口香糖的加工。动物实验表明，它会致癌。

（三）食物中毒

1. 概述

（1）食物中毒概念 凡健康人经口摄入正常数量、可食状态的"有毒食物"后所引起的以急性感染或中毒为主要临床特征的疾病，统称为食物中毒。被细菌污染、被有毒有害化学物质污染、本身含有天然有毒成份或在某一特定环境下产生有毒物质的食物都是"有毒食物"。

考点提示

1. 食物中毒的特点与分类
2. 食物中毒的预防措施

（2）食物中毒的特点 ①潜伏期短，一般由几分钟到几小时。②中毒者有相似临床症状，多以急性胃肠道症状为主。③中毒患者在近期内食用过同样的食物。④中毒者间无传染性，发病曲线呈骤升骤降的趋势。

（3）食物中毒分类 通常按病原学将食物中毒分为①细菌性食物中毒（感染型食物中毒和毒素型食物中毒）。②有毒动植物食物中毒（有毒动物中毒和有毒植物中毒）。③化学性食物中毒。④真菌毒素食物。

我国食物中毒统计资料表明，细菌性食物中毒占食物中毒总数的60%左右。

直通护考

我国最常见的食物中毒是（　　　）

A. 细菌性食物中毒　　　B. 真菌及其毒素食物中毒　　　C. 动物性食物中毒

D. 有毒植物中毒　　　E. 化学性食物中毒

参考答案：A

2. 细菌性食物中毒

（1）特征　细菌性食物中毒除具有食物中毒的四大特点外，还有下面三个特征：①细菌性食物中毒发病率较高，病死率较低，愈后良好；②引起细菌性食物中毒的食品主要是动物性食品，居首的是家畜及制品；③细菌性食物中毒的发生常有明显的季节性，多发生于气候炎热的季节。

（2）分类　①感染型中毒：人们摄取了有大量活菌的食品后引起的中毒。如沙门氏菌、变形杆菌、副溶血性弧菌、致病性大肠杆菌等都可引起此型中毒的发生。②毒素型中毒：人们摄取了被细菌污染繁殖时产生的毒素污染的食品后引起的中毒。如葡萄球菌肠毒素中毒、肉毒中毒等。③混合型中毒。

（3）主要临床症状　因中毒的类型不同而异。一般由活菌引起的感染型中毒多有发热和腹泻，由细菌毒素引起的毒素型中毒，常无发热。

（4）细菌性食物中毒的预防　根据细菌性食物中毒发生的条件，应抓好下面三个方面：①防止细菌污染食品：加强食品企业的卫生监督；做好禽畜屠宰前后的卫生检疫；防止生、熟食品的交叉污染；做好食品从业人员的定期健康检查和卫生知识培训。②低温保存食物，以控制细菌的繁殖和产毒素。③食用前食物应烧熟煮透，以杀灭病原菌和破坏毒素。为彻底杀灭肉中病原体，肉块不可太大，使内部温度达到80℃，持续12min；蛋类应煮沸8~10min；海产品应煮沸30 min。

知识链接

🍄 **毒蕈的特征** 🍄

1. 色泽鲜艳度高

2. 伞形等菇（菌）表面呈鱼鳞状

3. 菇柄上有环状突起物

4. 菇柄底部有不规则突起物

5. 野生菇（菌）采下或受损，其受损部流出乳汁。

3. 非细菌性食物中毒　凡不是由于细菌等微生物所引起的食物中毒，均属于非细菌性食物中毒。非细菌性食物中毒包括有毒动植物食物中毒、化学性食物中毒和真菌毒素中毒。

我们可通过加强宣传教育，避免误食；严格食品卫生管理来预防非细菌性食物中毒的发生。

4. 食物中毒的调查与处理

（1）现场调查　①中毒原因调查：在了解中毒发生的地点、时间、中毒人数和中毒经过的基础上，重点查清引起中毒的食物和原因。②采样送检：采样送检时，严格遵守无菌操作的原则；采样的范围及样品量，按照《食品卫生法》有关规定执行。

（2）现场处理　①积极救治中毒患者：食品卫生监督人员与临床医生密切配合，妥善安置和积极救治中毒患者；②立即向当地卫生监督及有关部门报告；③封存可疑食物：已封存的食物未经专业人员或卫生部门许可，不得解除封存；④善后处理：针对原因，对剩余食物、厨房食具、患者的呕吐物和排泄物、被污染的其他物品和地面、患病的炊事人员进行处理；⑤卫生部门除追究引起中毒的当事人的法律责任之外，应重视食品卫生宣传与指导工作，提出具体改进意见和措施。

知识链接

常见几种食物中毒的预防措施

1. 豆浆中毒

中毒原因：生大豆含有有毒的胰蛋白酶抑制物，能抑制体内蛋白酶的正常活性，并对胃肠道有刺激作用。

中毒表现：进食后数分钟到1小时，出现恶心、呕吐、腹胀、腹痛。

预防措施：豆浆必须煮开再喝。

2. 豆角中毒

中毒原因：豆角中所含的皂素和血球凝集素引起的中毒。

中毒表现：进食后数十分钟至五小时。恶心、呕吐、腹泻、腹痛，以呕吐为主，并伴有头痛、头晕、出冷汗，胃部有烧灼感。

预防措施：豆角要烧熟煮透才能吃。

3. 发芽土豆中毒

中毒原因：发芽土豆中含有的一种生物碱（龙葵素）引起的中毒。

中毒表现：进食后十分钟至数小时。胃部灼痛，舌、咽麻，恶心，呕吐，腹泻，腹痛，中毒严重者体温升高，儿童常引起昏迷、抽搐。

预防措施　土豆应贮存在低温、通风、无直射阳光的地方，防止发芽变绿。发芽过多或皮肉大部分变黑、变绿时不得食用。发芽少的土豆，应彻底挖去芽和芽眼周围的肉，侵入水中泡半小时左右再食用。

五、社区护士在环境卫生中的作用与任务

社区护士在社区环境卫生工作中主要有三大作用和任务。一是收集社区环境的基本资料；二是开展环境流行病学调查；三是围绕社区环境对社区居民进行健康教育。

1. 收集社区环境基本资料　社区环境资料包括该社区的地理位置、面积大小、区域范围、气候条件、绿化面积、动植物分布和社会环境因素等。

2. 进行社区环境流行病学调查　应用流行病学调查的基本方法，结合环境与人群健康关系的特点，从宏观上研究社区环境因素与社区人群健康的关系。

3. 开展环境卫生的健康教育　结合社区存在的环境卫生问题，对社区居民开展环境卫生健康教育，增强社区居民环境保护意识，以改善社区环境，提高社区人群的健康水平。

第四节　社区健康评估

了解社区居民的健康状况

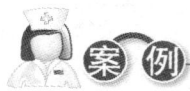

案 例

　　福建省田垱社区有居民2020户、5233人，社区由5座中平花园新村和十八条背街小街巷居住群组成，建筑风格独特、既保留传统古建筑特色、又体现现代风情，该社区气候气温相差不大，四季分明，满园绿草地，树木常青，勾画出景色宜人的美丽家园，社区内交通通畅便利，设施完善，经济发展良好，社区卫生服务站、学校、幼儿园、宽带网和电话等各种电信服务、112家商店等为该社区居民提供全方位服务。

　　思考：

　　1. 该案例为我们提供了该社区的哪些信息？

　　2. 据该案例提供的信息能完成该社区的健康评估吗？

通过社区健康评估能全面了解社区居民的健康状况、充分利用社区现有的卫生资源、找出影响本社区人群的主要健康问题及其影响因素，为政府制定保护居民健康的措施提供参考依据。

一、社区健康评估的主要内容

（一）社区环境

1. 地域　地域可以分为具体的区域如市、区、镇、乡等，也可分为抽象的区域如工作区、生活区等。在进行社区评估时，首先应明确社区的大小。

2. 地理位置　社区的地理位置不同，给社区人群健康带来的影响不同，位于商业区的社区首先要考虑噪音给居民健康带来的影响，位于工业区的社区则要考虑工业污染给居民健康带来的影响。

3. 气候条件　社区有无应对气候变化的应急措施。过冷或过热、忽冷忽热都会影响社区居民的健康；潮湿多雨的地方容易滋生蚊蝇，水源易被污染，从而导致传染病和寄生虫病的发生和流行。社区环境包括物理环境、生物环境及社会文化环境，这些环境使每一个社区都有其独特性，并可对社区居民的健康产生一定的影响，如社区是否靠近河川；气温是否过冷或过热、湿度如何；社区周围是否有污染源；文化生活是否丰富多彩。

4. 人为环境 厂房的建造、动植物生态环境的改变、生活垃圾与医疗垃圾的处理等都会给社区居民的健康带来影响。

（二）社区人群

1. 人口基本状况 社区人口的基本状况除指社区人口的数量外，还包括人的性别、年龄、婚姻、职业、文化教育程度、宗教信仰及种族等。

2. 人群健康状况 社区居民的平均寿命、存在的主要健康问题、罹患疾病的原因、主要的死亡原因、发生的主要的暴力事件等，这些都可反映出社区居民整体健康水平和身体素质。

（三）社会系统

1. 保健系统 社区中的卫生服务机构可以满足社区居民基本的保健护理需要。卫生服务机构的种类、数量、设备、分布、提供保健服务的能力和地理位置直接影响居民的健康水平。

2. 福利系统 社区福利系统包括社区安全与保卫措施、商品的供应、交通运输、住房及福利机构等。社区福利系统健全与否与社区的稳定性有密切的关系。

3. 教育系统 教育系统包括幼儿园、正规学校、文化中心、图书馆及接受特殊教育可利用的资源等。

4. 社区经济状况 社区居民人均收入、家庭年平均收入、社区人群就业情况、社区贫困人口比例等，都会影响社区居民的健康水平。

（四）其他

公共娱乐场所（影剧院、公园、体育馆、广场等）、公用事业单位（水、电、气、暖、通讯、邮政等）等，都是社区健康评估的重要内容。

> **考点提示**
>
> 1. 社区健康评估的主要内容。
> 2. 社区健康评估中收集资料的方法。

二、社区健康评估的方法

社区健康评估是指一套解决社区健康问题的方法，通过社区健康评估科研全面了解社区居民的健康状况，及时发现社区居民中疾病的发病与分布情况，通过社区健康评估还能使社区现有的健康资源得到充分利用，为社区居民的健康服务，同时通过社区健康评估还能为政府制定保护居民健康的措施提供学依据。

（一）收集资料

1. 查阅文献 通过各种调查的记录、媒体、网络、卫生机构的卫生统计报告等获取各种相关信息，判断社区整体状况。

2. 实地考察 通过感官对社区进行实地调查获取资料的方法。

3. 访谈 通过与社区居民交谈，了解社区存在的健康问题、社区居民的自我保健意识、社区居民的健康价值观念及健康需求与期望的方法。

4. 调查 通过问卷调查、信访调查收集资料的方法。

（二）资料的整理与分析

通过各种方法收集到的资料是零散的，很难看出其内在的规律，因此，调查资料必须经过整理与分析，才能完成社区健康评估。

1. 资料的整理 社区护士对收集的资料应进行检查、分组和分类，经整理的资料可用图表或文字加以描述。

2. 资料分析 对已整理出来的资料和数据进行统计分析，去伪存真，以了解社区存在的主要健康问题、影响健康的主要因素以及社区居民主要的健康需求等。

3. 评估报告的撰写 通过对收集的资料的整理与分析，计算出相应的描述指标，如发病率、患病率、病死率及死亡率等，同时将资料分析或计算结果与国家标准或国际标准进行比较，从而对社区健康状况进行全面的、科学的评估，最后撰写出调查评估报告。

知识链接

☙ **调查问卷的设计原则** ☙

1. 主题明确：根据主题，从实际出发拟题，问题的目的要明确，重点应突出，不应有模棱两可的问题。

2. 逻辑性强：问题的排列应有一定的逻辑顺序，符合应答者的思维程序。一般是先简后繁、先易后难、先具体后抽象。

3. 通俗易懂：问卷应使应答者一目了然，并愿意如实回答。问卷中语气要亲切，符合应答者的理解能力，避免使用专业术语。

4. 提问要有技巧：对敏感性问题采取一定的技巧调查，使问卷具有可答性，避免暗示性和主观性。

5. 控制问卷的长度：回答问卷的时间控制在20~30min。便于资料的校验、整理和统计。

（杨健斌）

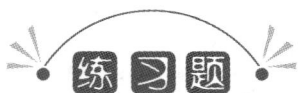

练习题

一、填空题

1. 根据积极的健康观可以得出健康的涵义包括_____健康、_____健康、_____适应良好和_____健康。

2. 影响健康的四大因素是_____因素、_____因素、_____因素和_____因素。

3. 病因作用于机体并使机体发病直至病程结束，一般可分为四个阶段即_____、_____、_____和_____。

4. 三级预防即第一级预防又称为_____预防，第二级预防又称为_____预防，第三级预防又称为_____预防。

5. 亚健康状态是指身体介于_____状态与_____状态之间的一种临界状态。

6. 少年儿童人口占该国家总人口的_____%以上时，该国人口类型为年轻型国家，一个国家65岁以上人口超过总人口的_____%，或60周岁以上人口超过总人口的_____%以上时，该国人口类型为老年型国家。

7. 影响健康的不良行为生活方式有_____、_____、_____、_____和_____。

8. 职业性有害因素的来源可分为三类即在_____过程中产生的职业性有害因素、在_____过程中所产生的有害因素、_____环境中存在的有害因素。

9. 我国法定职业病分为_____大类_____种。

10. 职业性损害包括_____、_____和_____。

11. 构成自然环境的基本要素_____、_____、_____。

12. 环境污染物来源于_____、_____、_____三方面。

13. 环境污染物可分为_____、_____、_____三类。

14. 室内空气污染主要来源于_____、_____、_____、_____四方面。

15. 生活饮用水水质常规标准分为_____、_____、_____、_____四类。

16. 按病原学，食物中毒分为_____、_____、_____、_____四类。

17. 进行社区健康评估时，收集资料的方法有_____、_____、_____、_____四种。

18. 社区健康评估的主要内容包括_____、_____、_____。

二、A₁型题

1. 三级预防中的第三级预防是指（　　　　）

　　A. 临床预防　　　　B. 病因预防　　　　C. 病后预防　　　　D. 临床前预防

2. 积极的健康观不包含（　　　　）

　　A. 躯体健康　　　　B. 心理健康　　　　C. 经济状况良好　　　　D. 道德健康

3. 第二级预防是指（   ）

    A. 临床预防   B. 病因预防   C. 病后预防   D. 临床前期预防

4. 老年型国家的健康问题是（   ）

    A. 不影响健康   B. 人群健康水平提高

    C. 人群健康水平下降   D. 人群健康水平无变化

5. 人口的文化教育水平越高，其健康水平就（   ）

    A. 与健康无关   B. 越高   C. 越低   D. 不发生变化

6. 生活事件对健康的影响是（   ）

    A. 与健康无关   B. 事件越多影响越大

    C. 事件越多影响越少   D. 不发生影响

7. 易患身心疾病的个性心理是（   ）

    A. 与个性心理无关   B. 外向型个性心理

    C. 内向型个性心理   D. 中间型个性心理

8. 影响健康的不良行为生活方式不包括（   ）

    A. 吸烟   B. 酗酒   C. 性格暴躁   D. 缺乏运动

9. 下列预防措施中能够早期全面发现疾病的方法是（   ）

    A. 普查   B. 筛检   C. 定期健康检查   D. 高危人群重点监护

10. 细菌性食物中毒的第一级预防措施（   ）

    A. 抑制细菌繁殖   B. 控制细菌毒素产生

    C. 防止食品的细菌污染   D. 杀灭病原   E. 破坏毒素

11. 自然环境的组成不包括（   ）

    A. 微生物   B. 天然化学物   C. 人工化学物   D. 动物   E. 人口

12. 目前环境污染物最主要的来源是（   ）

    A. 生活垃圾   B. 生产性污染   C. 生活污水

    D. 交通运输工具排放的废气   E. 微波

13. 生产性污染物主要为（   ）

    A. 物理性污染物   B. 化学性污染物   C. 生物性污染物   D. 以上都是

    E. 以上都不是

14. 生活性污染物主要为（   ）

    A. 物理性污染   B. 化学性污染   C. 生物性污染   D. 以上都是

    E. 以上都不是

15. 环境污染的特点不包括（   ）

    A. 长期性   B. 广泛性   C. 复杂性   D. 多样性

    E. 特异性

16. 烟雾事件的产生，主要原因是由于大气中（   ）

    A. CO 的增加   B. CO_2 增加   C. SO_2 的增加   D. NO 的增加

    E. NO_2 的增加

17. 引起水俣病的环境污染物主要是（   ）

    A. 汞   B. 甲基汞   C. 镉   D. 铅 E. 锰

18. 温室效应的产生主要是由于大气中（   ）

    A. CO的增加   B. CO_2增加   C. SO_2的增加   D. NO的增加

    E. NO_2的增加

19. 酸雨的pH不得超过（   ）

    A. 6.5   B. 5.6   C. 3.4   D. 4.3

    E. 7.0

20. 抗佝偻病的紫外线是（   ）

    A. A段紫外线   B. B段紫外线   C. C段紫外线   D. 以上都是

    E. 以上都不是

21. C段紫外线的波长为（   ）

    A. 100～200nm   B. 200～275nm   C. 275～320nm   D. 320～400nm

    E. 以上都不对

22. 无刺激性的空气化学污染物是（   ）

    A. 二氧化硫   B. 一氧化氮   C. 二氧化氮   D. 臭氧

    E. 甲醛

23. 食物中毒的特点不包括（   ）

    A. 潜伏期短   B. 相似临床表现   C. 共同饮食史   D. 潜伏期长

    E. 无传染性

24. 供能比例最高的营养素是（   ）

    A. 蛋白质   B. 脂肪   C. 碳水化合物   D. 维生素

    E. 无机盐

25. 防止食品被黄曲霉毒素污染的最根本的措施是（   ）

    A. 防霉   B. 去毒   C. 执行卫生标准   D. 以上都是

    E. 以上都不是

26. 正常成年人午餐提供的热能应占全天所需热能的（   ）

    A. 25%   B. 30%   C. 35%   D. 40%

    E. 45%

27. 目前我国广泛采用的饮水消毒法是（   ）

    A. 煮沸消毒   B. 超声波消毒   C. 臭氧消毒   D. 氯化消毒

    E. 碘消毒

28. 我国居民最常用，最习惯的饮用水（   ）

    A. 富氧水   B. 纯净水   C. 白开水   D. 矿泉水

    E. 蒸馏水

29. 食品防霉措施中最关键的是（   ）

    A. 低温保藏   B. 通风   C. 控制食品中水分

D. 以上都对　　　E. 以上都不对

三、名词解释

1. 健康新概念
2. 亚健康
3. 环境污染
4. 环境污染物
5. 食物中毒

四、简答题

1. 简述疾病的三级预防策略。
2. 环境污染对健康的损害。
3. 细菌性食物中毒的预防。

要点导航

◎ **学习要点**

　　1. 掌握正确制作统计表、统计图的方法。

　　2. 熟悉统计工作的基本步骤。

　　3. 熟悉疾病发生的要素、分布及描述性流行病学方法。

　　4. 了解概率、总体与样本、抽样误差等概念及变量类型的识别。

　　5. 了解应用统计方法正确描述并推断数值变量资料与分类变量资料。

　　6. 了解流行病学的概念和分析性流行病学方法。

◎ **技能要点**

　　1. 学会社区人群健康常用统计指标的计算与分析。

第一节　社区护理中常用的卫生统计学方法

研究随机现象规律的一门科学

案例

　　张女士，26岁，护士。因左手中指针刺伤2h，于2013年1月7日就诊某院传染科。2h前，在科室进行日常输液工作过程中，不慎被针刺伤左手中指。轻微疼痛外无其它不适表现，查体见左手中指细小针眼伤，无渗血，余无特殊。既往体健。医生建议"观察"。为此，张女士担心是否会感染疾病？

　　思考：

　　1. 张女士是否会感染疾病？（如艾滋病）

　　2. 对张女士如何指导？经验教训是什么？

　　在生产实践、科学实验和日常生活中，存在着两类现象：一类是在一定条件下必然出现（或不出现）的现象，称为确定性现象（或必然现象）。如日出东方，水往高处流。这类现象在一定条件下必然发生或不发生，而且事前就能确定。然而更加广泛存在的是另一类现象，在一定条件下，有多种可能的结果发生，事前人们往往不能预言将会出现哪种结果，即呈现出不确定性，此类现象称为随机现象。如2003年接触"非典"患者的医务人员是否发病？大叶性肺炎患者使用青霉素治疗是否有效？3个月大的婴儿睡眠时，面部向上好还是向下好？这些现象的发生与否好像有一定偶然性，但是，大量实践告诉我们，当对随机现象进行大量重复试验（或观察），通过分析就会发现，各种结果出现的可能性是有规律的，称为随机现象的统计规律性。而以概率论与数理统计为基础的卫生统计学就是研究随机现象统计规律的一门学科。

一、卫生统计学概述

（一）定义与发展史

1. 定义　统计学是运用概率论和数理统计的原理和方法，研究数据的搜集、整理与分析的科学，是认识社会和自然现象数量特征的重要工具。卫生统计学在医学和卫生学领域的研究中，侧重于医学和社会学的社会方面，如居民健康状况统计、预测和卫生服务统计。它可以帮助人们分析已有信息，达到去伪存真、去粗存精、透过现象看本质的目的，从而正确认识世界。

2. 发展史　统计学是伴随着人类生产活动产生的，作为文明古国，我国很早就有统计活动文字记载。西周时期（约公元前1100年至公元前771年）已经发现统计分组和平均数的应用。据《礼记·王制》记载："视年之丰耗，以三十年之通制国用，量入以为出。"，这里的"三十年之通"意指三十年收成的平均数。

统计学在欧美的诞生和发展，是建立在科学方法和实验研究基础之上的。17世纪中叶，Pascal和Fermat基于对赌博经验的兴趣，创始了概率论；后来，德国的Gauss将正态分布理论应用于统计，并用于行星轨迹的预测；生物学家Darwin（1809~1882）应用生物统计与数理统计提出了进化论；另一位生物学家Mondel在1866年所发表的豌豆杂交的研究也属于同一范畴。

目前，随着统计学、生物数学以及电子计算机及其计算软件的发展，卫生统计学也得到飞速的发展，被广泛应用于人口、疾病、营养与生长发育、卫生服务等多个方面的调查、实验研究和临床试验工作中。例如，有关统计预测理论与模型的研究有关生存时间与生存质量的研究，有关生长发育生命周期和疾病发生发展过程的研究，有关计算机辅助诊断与治疗模型的研究，都极大地丰富了卫生统计学的内容。

（二）统计工作的基本步骤

统计学是统计工作实践的经验总结，又对统计工作全过程起指导作用，这个过程可以分为以下四个基本步骤：

1. 统计全过程的设计　统计设计是根据研究目的，从统计学的角度，对统计全过程提出周密的计划和要求。它是卫生统计工作的第一步，是整个研究工作全过程实施的依据，是关键的环节，是提高观察或实验质量的主要保证。设计一般分为观察性和实验性研究设计。统计设计的要求：科学、周密、简明。

2. 搜集资料　搜集资料是采取措施取得准确可靠的原始数据的过程。原始资料按其来源可分为①统计报表：如法定传染病报表、职业病报表、医院工作报表等；②经常性工作记录：如健康检查记录、门诊病历、住院病历等；③专题调查或实验研究；④统计年鉴或统计数据专辑。可在各种相关出版物中查阅。

搜集资料的要求：完整、准确、及时。

3. 整理资料　整理资料是将原始资料净化、系统化和条理化，以便为下一步计算和分析打好基础。所谓净化，是指原始资料的清理、检查、核对和纠正错误等；所谓条理化、系统化是指根据研究目的，将原始数据合理分组并归纳汇总等。

4. 分析资料　分析资料，就是运用各种统计分析方法，结合专业知识，对整理好的资料进行统计分析，阐明事物的内在联系和规律。统计分析包括统计描述和统计推断。

（三）几个基本概念

1. 概率　概率是描述随机事件发生的可能性大小的一个度量，常用 $P(A)$ 表示，简写为 P，大小在0与1之间，即 $0 \leq P \leq 1$，常用小数或百分数表示。大量重复做同一个试验，对事件A发生的次数k（称频数）进行统计，并计算出k与试验的总次数n的比值，称它为事件A发生的频率，记作 $fn(A)$。即

> **考点提示**
>
> 1. 依据概率对事件进行分类。
> 2. 小概率事件原理。

$$fn(A) = \frac{k}{n} \tag{3-1}$$

例如，向空中投掷一枚硬币，落地后，正面可能向上，也可能向下。

表3-1　投掷硬币的试验结果

实验者	投掷总次数（n）	"正面向上"的次数（k）	$fn(A)$
De Morgan	2048	1061	0.5181
Buffon	4040	2048	0.5069
Pearson	12000	6019	0.5016
Pearson	4000	12012	0.5005
Winnie	30000	14994	0.4998

可以看出，当投掷次数n足够大时，$fn(A)$ 逐渐稳定于0.5，此时 $fn(A)=P(A)=0.5$，或简记为：$P=0.5$。即当n足够大时，可以用 $fn(A)$ 估计P。但是大量重复求频率方法有些繁琐，在某些情况下，如全部可能事件的个数是有限的并且发生的可能性是相等的，我们可以简化计算为：

$$P(A) = \frac{m}{n} \tag{3-2}$$

注：m为可能发生或不发生事件的个数，n为所有事件的个数。

如投掷硬币试验，"正面向上或向下"可能事件个数均为1个，所有事件的个数均为2，据公式"正面向上或向下"的概率均为$\frac{1}{2}$。

P越接近1，表示某事件发生的可能性越大；P越接近0，表示某事件发生的可能性越小。$P=1$，表示事件必然发生，$P=0$，表示事件不可能发生，它们是确定性的，不是随机事件，但可以把它们看成随机事件的特例。

统计上的很多结论带有概率性，如医学科研论著中常见到$P\leqslant 0.05$，或$P\leqslant 0.01$，表示事件发生的可能性小于等于0.05或0.01。习惯上，将$P\leqslant 0.05$或$P\leqslant 0.01$的事件称为小概率事件，其统计学意义是：小概率事件在一次随机试验中，可以认为其不会发生。

2. 总体与样本 总体是根据研究目的确定的同质的研究对象的全体。更确切地说，是性质相同的所有观察单位某种观察值的集合。例如，要了解某地区12岁男孩的身高水平，那么该地区全部12岁男孩的身高就是一个总体。样本是总体中随机抽取的一部分观察单位。样本中观察单位的个数即样本含量。如，从某地的正常成人中，随机抽取200人分别测定其血压值组成样本，样本含量为200。总体与样本的概念是随着研究的目的而发生改变的。

3. 误差 误差是实测值与真值之差或样本指标与总体指标之差。根据误差的性质可分为系统误差和随机误差。

（1）系统误差 在搜集资料过程中，由于仪器不准、标准试剂未经校正、观察方法以及判断标准不统一等确定原因，使观察结果呈倾向性偏大或偏小，这种误差称为系统误差。

（2）随机误差 包括随机测量误差和抽样误差。①随机测量误差：指在搜集资料过程中，由于各种偶然因素的影响，造成同一对象的多次测定结果之间，有的稍高，有的稍低。②抽样误差：抽样过程中由于总体中的各观察单位存在个体变异，从总体中随机抽取的样本的指标与总体指标之差，称为抽样误差。生物个体变异是客观存在的，因而抽样误差是不可避免的，但可通过样本含量加以控制。一般来说，样本越大，抽样误差越小，用样本推断总体的精确度越高，反之亦然。

4. 资料类型 统计资料一般分为数值变量资料和分类变量资料两大类。不同类型的资料应选择不同的统计指标和统计分析方法。

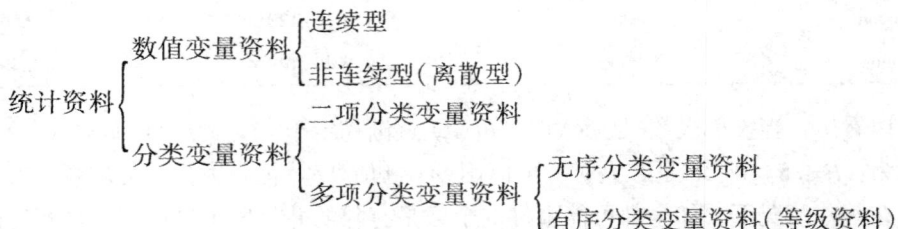

$$
\text{统计资料}
\begin{cases}
\text{数值变量资料}
\begin{cases}
\text{连续型} \\
\text{非连续型（离散型）}
\end{cases} \\
\text{分类变量资料}
\begin{cases}
\text{二项分类变量资料} \\
\text{多项分类变量资料}
\begin{cases}
\text{无序分类变量资料} \\
\text{有序分类变量资料（等级资料）}
\end{cases}
\end{cases}
\end{cases}
$$

（1）数值变量资料 对每个观察单位用定量方法测定某项指标数值的大小，它的取值是定量的，表现为数值大小，有度量衡单位，这样的资料称为数值变量资料亦称为计量资料。例如，调查某地某年7岁男孩的身体发育状况，以人为观察单位，每个人的身高（cm）、体重（kg）、血压（mmHg）、脉搏（次/分）等，都属于数值变量资料。根据其观测值取值是否连续，又可分为连续型与离散型两类，前者可在实数范围内任意取值如身高、体重，后者只取整数值如脉搏。

（2）分类变量资料　先将观察单位按某种属性或类别分组，然后清点各组观察单位数，它的取值是定性的，表现为互不相容的属性或类别，无度量衡单位，这样的资料称为分类变量资料，亦称为计数资料，包括二项分类变量资料和多项分类变量资料。①二项分类变量资料：变量仅分为两个类别，如体检结果只分为正常、异常；性别只分为男、女，两类间互相对立。②多项分类变量资料：变量分为两个以上类别，包括：i.无序分类变量资料，指各类别变量值之间无程度上的差别和等级顺序关系；例如，观察某人群的血型，以人为观察单位，分为A型、B型、AB型和O型。ii.有序分类变量资料，亦称为等级资料，指各类别变量值之间存在程度上的差别或等级顺序关系，给人以"半定量"的概念。例如，观察某人群的卡介苗接种后的反应，以人为观察单位，结果可分为−、±、+、++四级。

（3）不同类型资料的转化　资料的类型也不是绝对的，可根据研究目的、分析的需要，将资料的类型进行转化。多数为数值变量资料转化为分类变量资料。例如，某人群生化指标具体数值转化为正常、异常者各有多少人。

二、统计描述

（一）概述

统计描述是指选用恰当的统计指标、统计表、统计图等方法，对资料的数量特征和分布规律进行测定和描述。资料类型不同，统计描述方法不同。

（二）数值变量资料的统计描述

1. 频数分布　频数是某范围内观察值的个数。频数分布是观察值在其取值范围内，在各组段的分布情况。

（1）频数分布表

例3.1　某年某市100名30~49岁健康男子血清总胆固醇值（mmol/L）如下，试编制其频数分布表。

3.4，3.2，3.3，3.3，4.4，3.4，5.3，3.4，3.4，3.5，3.6，3.6，3.7，3.8，3.8，3.9，3.9，2.7，4.4，4.4，4.4，4.4，4.4，4.1，4.1，4.1，4.2，4.2，4.3，4.3，3.1，4.3，4.3，4.3，4.4，4.4，4.4，4.5，4.5，4.5，4.5，4.5，4.5，4.6，4.6，4.9，4.6，4.9，4.9，4.6，4.7，4.1，4.7，4.7，4.7，4.8，4.8，4.8，5.4，4.8，4.8，4.8，4.8，4.9，4.9，4.9，5.0，5.0，5.4，5.4，5.1，5.2，5.2，6.6，5.2，5.2，7.3，5.2，5.3，5.3，5.4，5.4，5.5，5.6，5.6，5.6，5.7，5.7，5.9，5.9，5.9，6.4，6.4，6.2，6.3，6.3，6.4，6.5，6.7，5.4。

①计算全距：全距又称极差，用R表示，是观察值中最大值和最小值之差。本例的最大值为7.3，最小值为2.7，全距=7.3−2.7=4.6（mmol/L）。

②确定组段数和组距：一般设9~15个组段。但观察值个数在50个以下，组段数取5 ~ 8段为宜。常用全距的1/10取整作为组距（i），一般取方便阅读和计算的数字。

本例全距的1/10为0.46，取0.5为组距。

③划分组段：各组段的起点和终点分别称为下限（L）和上限（U），变量X值的归组统一规定L≤X<U，各组段从本组段的下限开始，不包括本组段的上限，用各组段下限及"~"表示。第一组段应包括最小观察值，最后一个组段应包括最大观察值，同时写出下限和上限

④列表归组：确定组段界限后，列成表3-2的形式，用划记法将各个观察值归入各组段，清点各组段的观察单位数，即频数，表3-2即为频数表。

表3-2　某年某市100例30~49岁健康男子血清总胆固醇值频数表

组段（1）	划记（2）	频数（f）（3）
2.5~	一	1
3.0~	正下	8
3.5~	止下	8
4.0~	正 正 正正	19
4.5~	正 正 正 正 正下	28
5.0~	正 正 正丁	17
5.5~	正下	9
6.0~	正一	6
6.5~	下	3
7.0~7.5	一	1
合 计		100

随着计算机的广泛应用，频数表的编制一般由计算机完成。计算机编制频数表准确、快速，并且可根据需要随时变换组距和组段，编制出理想的频数表。但用计算机编制频数表，需保证原始数据输入正确和合理分组。

（2）频数分布图　根据数值变量资料的频数表，以观察值为横轴，以频数为纵轴，在各组段上作高度等于频数的矩形，矩形面积与该组段频数成正比。

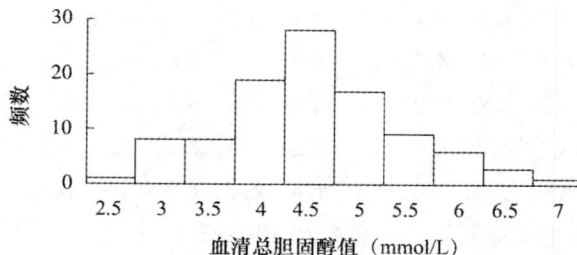

图3-1　某年某市100例30~49岁健康男子血清总胆固醇值的频数分布

（3）频数分布表和频数分布图的用途

①描述频数分布的类型：分为正态分布见图3-2（a）和偏态分布见图3-2（b）和（c）两种。

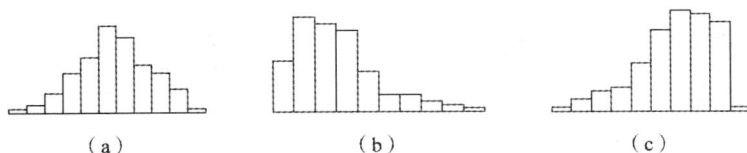

图3-2　频数分布类型示意图

②描述频数分布的特征：分为集中趋势和离散趋势。

③频数表便于发现某些特大或特小的可疑值。

④频数表便于进一步计算统计指标和分析处理。

2. 集中趋势指标　集中趋势指标又称平均数，是描述数值变量资料的常用指标，用来表示一组同质变量值的集中趋势或平均水平。这类指标简明概括地反映计量资料的整体水平，便于分析比较。常用的集中趋势指标是算术平均数、几何平均数和中位数，最常用的是算术平均数。

（1）算术平均数　简称算术均数或均数，将各变量值相加后除以变量值个数所得的商即为算术均数，总体均数用希腊字母μ表示，样本均数用$\bar{x}$表示。它适用于对称分布的资料，尤其是正态分布资料如正常人某些生理、生化指标值（如身高、红细胞数、血糖浓度等）的频数分布。均数计算方法有直接计算法和加权法。

①直接法：当变量值个数不多时（一般n＜100，即小样本），计算公式为：

$$\bar{x} = \frac{x_1 + x_2 + ... + x_n}{n} = \frac{\sum x}{n} \tag{3-3}$$

式中，$\bar{X}$为均数符号，读作（eksba）；X_1，X_2，X_3，—X_n为各观察值；$\sum$为求和符号，读作（sigma）；n为样本含量，即观察值的个数。

②加权法：频数表资料或相同的观察值较多的资料，可采用加权法计算均数，计算方法略。

（2）几何均数　几何均数，用G表示，适用于：①对数正态分布资料，即数据经过对数变换后呈正态分布的资料。②等比关系资料，即各观察值之间呈倍数变化的资料。例如，抗体滴度、平均效价等。计算方法略。

（3）中位数　将一组观察值从小到大排列，位居中间的那个观察值就是中位数，用符号M表示。比中位数大的和比中位数小的观察值的个数相等。在正态分布资料中，$M = \bar{X}$；在对数正态分布资料中，$M = G$。

用中位数表示平均水平，不受资料类型的限制，应用范围广，适用于：①偏态分布资料。②一端或两端无界资料，即开口资料。③频数分布类型不明的资料。

直接法：当观察值的个数不多时，用直接法计算。将观察值按大小顺序排列，再按下式计算：

n为奇数时，$M = X_{\left[\frac{n+1}{2}\right]}$ 　　　　　　　　　　　　（3-4）

n为偶数时，$M=\left[X_{\left[\frac{n+1}{2}\right]}+X_{\left[\frac{n+1}{2}+1\right]}\right]\Big/2$ （3-5）

式中，下标$\left(\dfrac{n+1}{2}\right)$、$\left(\dfrac{n}{2}\right)$和$\left(\dfrac{n+1}{2}+1\right)$为观察值的位次，$X_{\left[\frac{n+1}{2}\right]}$、$X_{\left[\frac{n}{2}\right]}$和$X_{\left[\frac{n}{2}+1\right]}$为相应位次上的观察值。

例3.2　7名某传染病患者的潜伏期为5，8，6，10，9，7，20（天），试求其中位数。

先按大小顺序将7个数字排列，5，6，7，8，9，10，20。本例$n=7$，为奇数，

应按公式3-5计算中位数。$M=X_{\left[\frac{7+1}{2}\right]}=X_4=8$，即7名患者潜伏期的中位数为8（天）。

3. 离散趋势（离散程度）指标　对一组观察值进行分析时，不仅要了解观察值的平均水平，往往还要同时了解这些观察值之间的变异程度或偏离集中位置的程度。

离散趋势指标又称变异程度指标，它反映各观察值之间参差不齐的程度。常用的离散趋势指标有：极差、方差、标准差和变异系数等。此处主要介绍标准差和变异系数。

（1）标准差

①标准差的概念及计算：数值变量资料最常用反映离散程度的指标。总体标准差用σ表示；实际工作中，总体均数μ往往是未知的，只能用样本均数$\overline{X}$来估计，常用样本标准差S表示，其计算公式为公式3-6。

$$S=\sqrt{\frac{\sum(X-\overline{X})^2}{n-1}}$$ （3-6）

式中，$n-1$称为自由度（或v），其含义是随机变量能"自由"取值的个数。

例3.3　某化验员对同一样品重复6次测定其砷含量，结果如下：8.3，8.2，8.6，8.4，8.9，8.1（mg/L），试求其标准差。

本例，$\overline{X}=(8.3+8.2+\cdots+8.1)/6=8.417n=6$，代入公式3-6，得

$$S=\sqrt{\frac{(8.3-8.417)^2+(8.2-8.417)^2+\cdots+(8.1-8.417)^2}{6-1}}=0.900（mg/L）$$

②标准差的应用

Ⅰ. 衡量观察值的变异程度或离散趋势：若比较的几组资料的观察单位相同，均数相等或相近，则标准差越大，说明观察值的变异程度越大，即各观察值比较离散，均数的代表性越差；反之，标准差越小，说明观察值的变异程度越小，即各观察值较集中在均数周围，均数的代表性越好。

Ⅱ. 结合均数计算变异系数。

Ⅲ. 结合均数描述正态分布的特征、确定医学参考值范围。

Ⅳ. 结合样本含量计算标准误。

（2）变异系数 亦称离散系数，用CV表示，是标准差s与均数$\overline{X}$之比，用百分数表示，没有单位，便于资料间的比较。计算公式为：

$$CV = \frac{s}{\overline{X}} \times 100\% \qquad (3-7)$$

变异系数常用于：比较度量衡单位不同的资料的变异程度，比较均数相差悬殊的资料的变异程度.

例3.4 某地100名20岁男子的身高均数为166.06cm，标准差为4.95cm，体重均数为53.72kg，标准差为4.96kg，试比较二者的变异程度。

由于身高和体重的单位不同，不能直接用标准差比较变异程度，需用变异系数进行比较。

身高 $CV = \dfrac{4.95}{166.06} \times 100/\% = 2.98\%$ 体重 $CV = \dfrac{4.96}{53.72} \times 100/\% = 9.23\%$

由此可见，体重的变异程度大于身高的变异程度。

例3.5 某地121名30~49岁健康男子的血清胆固醇的均数为4.74 mmol/L，标准差为0.91 mmol/L，甘油三酯的均数为0.83mmol/L，标准差为0.25mmol/L，试比较二者的变异程度。

由于血清胆固醇和血清甘油三酯的均数相差较大，欲比较二者的变异程度，需用变异系数进行比较。

胆固醇 $CV = \dfrac{0.91}{4.74} \times 100/\% = 19.16\%$ 甘油三酯 $CV = \dfrac{0.25}{0.83} \times 100/\% = 30.12\%$

由此可见，血清甘油三酯的变异程度大于血清胆固醇的变异程度。

4. 频数分布与统计描述的Excel应用

（1）Excel数据分析程序的安装（注意office办公软件为2003版本）

①激活Excel：计算机开机后，双击桌面Excel快捷图标可以激活Excel；右击桌面空白处，在弹出菜单里选择新建Microsoft Excel工作表可以激活Excel，见图3-3。

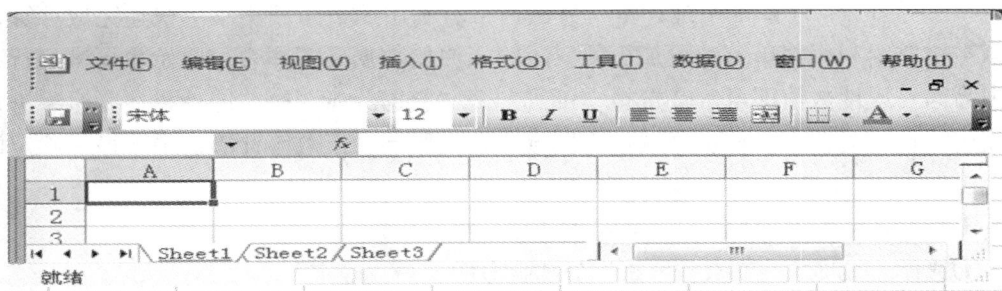

图3-3 Excel窗口

②Excel数据分析程序的安装：选取菜单"工具"→"加载宏"→选取"分析工具库"→再单击"确定"按钮可以完成安装，见图3-4。

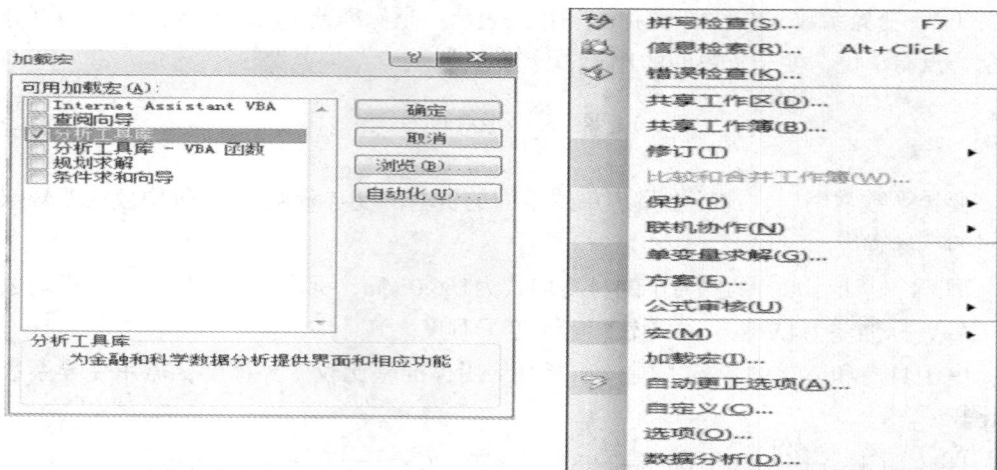

图3-4 加载宏对话框及工具菜单窗口

③Excel数据分析功能：当单击菜单"工具"→"数据分析"时，进入数据分析工具选项对话框，选择需要的统计方法，见图3-5。

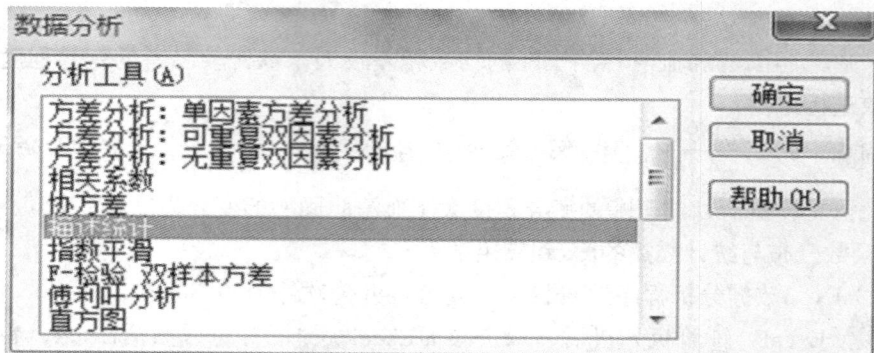

图3-5 数据分析工具选项对话框

（2）用Excel计算常用统计量 方法通常有利用函数与利用菜单快速完成计算，本章主要介绍利用菜单方法更加简便。①输入原始数据到工作表，原始数据满足行或列中为同一属性数值即可。②选择"工具"→"数据分析"→"统计描述"时，进入描述统计选项对话框，依次完成输入区域、输出区域、汇总统计等选项，最后确定即可。

（3）用Excel生成频数分布表和直方图

①选择"工具"→"数据分析"→"直方图"→"确定"。

②直方图选项对话框中勾选累计百分率与图表输出，再完成输入区域、接受区域、输出区域选项填写。

③调整图像：双击图中直条，在弹出数据系列格式对话框中选择选项，调整分类间距为0即可。见图3-6，图3-7，图3-8。

	A	B	C	D	E	F	G	H	I	J	K
1	接收	频率	累积 %								
2	2.35	1	0.99%								
3	2.686	1	1.98%								
4	3.022	5	6.93%								
5	3.358	10	16.83%								
6	3.694	14	30.00%								
7	4.03	22	52.48%								
8	4.366	19	71.29%								
9	4.702	12	83.17%								
10	5.038	10	93.07%								
11	5.374	6	99.01%								
12	其他	1	100.00%								
13											

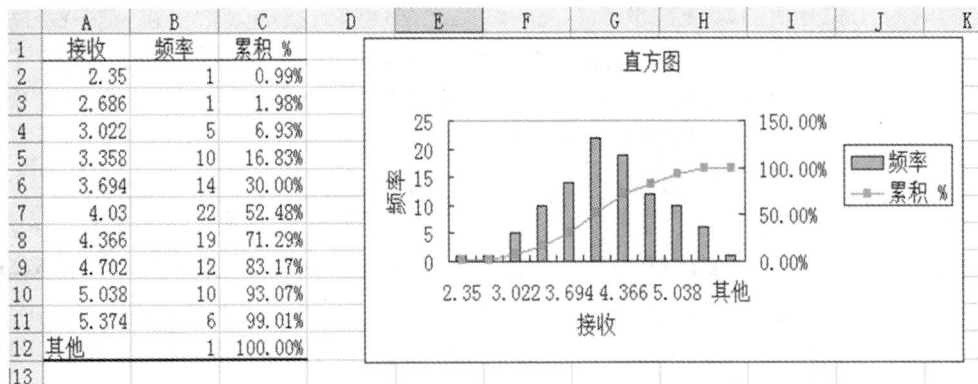

图3-6　统计直方图表

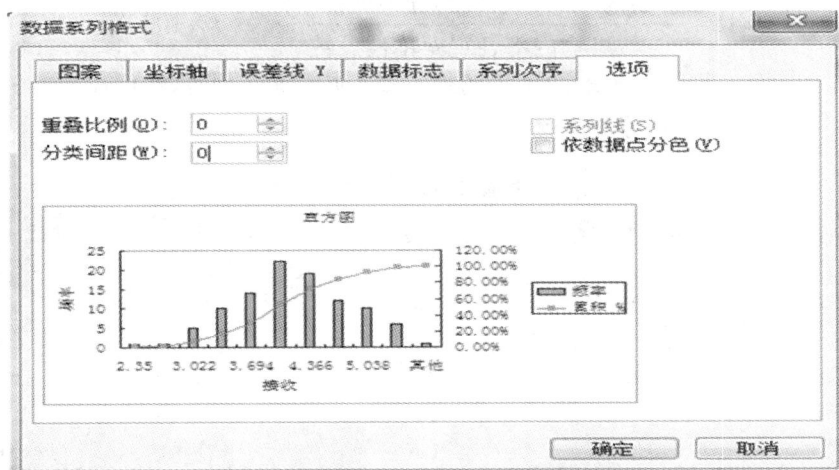

图3-7　调整分类间距-数据系列格式对话框

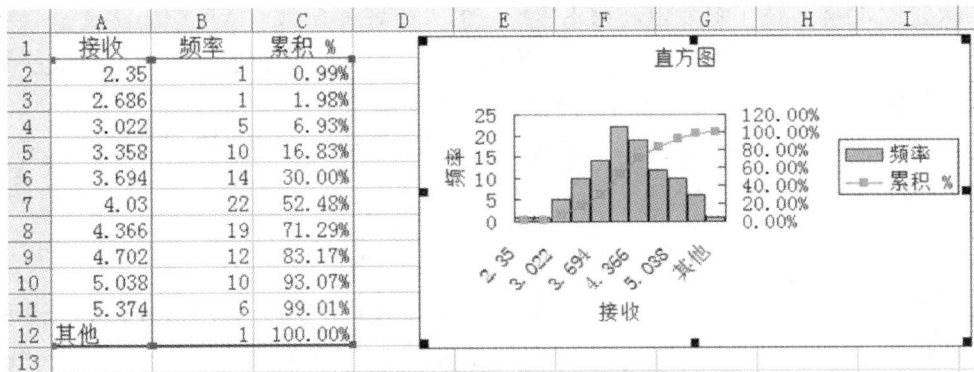

	A	B	C	D	E	F	G	H	I
1	接收	频率	累积 %						
2	2.35	1	0.99%						
3	2.686	1	1.98%						
4	3.022	5	6.93%						
5	3.358	10	16.83%						
6	3.694	14	30.00%						
7	4.03	22	52.48%						
8	4.366	19	71.29%						
9	4.702	12	83.17%						
10	5.038	10	93.07%						
11	5.374	6	99.01%						
12	其他	1	100.00%						
13									

图3-8　分类间距为"0"的直方图

（三）分类变量资料的统计描述

描述分类变量资料常采用相对数指标。

1. 相对数的意义和种类　分类变量资料经整理汇总以后得到的通常为绝对数，如发病人数、治愈人数、阳性人数等。但绝对数仅反映研究对象的基本信息，在进行资料之间的对比和分析时却往往带来不便。因此，在计数资料的分析中常常将绝对数处理为相对数之后再做比较。常用的相对数有率、构成比、相对比三种。

（1）率　率是频率指数，用以反映某事物或现象发生的频度和强度。计算公式为：

$$率 = \frac{发生某现象的观察单位数}{可能发生某现象的观察单位总数} \times k \qquad (3-8)$$

式中 k 为比例基数，可以根据习惯用法和观察例数等选择百分率（％）、千分率（‰）、万分率（1/万）或10万分率（1/10万）等计算。习惯上一般病死率、治愈率用百分率，出生率、死亡率用千分率，恶性肿瘤死亡率用万分率或十万分率。

（2）构成比　说明事物内部各组成部分所占全部的比重或比例。常以百分数表示，故又称百分比，计算公式为：

$$构成比 = \frac{事物内部某一组成部分的观察单位数}{事物内部各观察单位总数} (\times 100\%) \qquad (3-9)$$

例3.6　某医生积累了某地两年来药物不良反应资料，汇总整理如表3-3，试分析几种药物不良反应患者的分布情况。

表3-3　某地两年来部分药物不良反应情况统计表

药品种类（1）	初期观察人数（2）	不良反应人数（3）	发生率（％）（4）	构成比（％）（5）
抗感染药	800	16	2.00	10.26
中成药	780	64	8.21	41.02
循环系药	322	40	12.42	25.64
其他药	1800	36	2.00	23.08
合计	3702	156	4.21	100.00

欲了解药物不良反应发生的水平和程度。结果可见，循环系药不良反应发生率最高，达到12.42％。欲了解发生药物不良反应的人中各种药物不良反应的比重，结果可见，四类药物中以中成药不良反应构成比最大，说明中成药发生不良反应的患者在所有发生药物不良反应的患者中分布最多，占41.02％。

（3）相对比　指两个有关指标之比，用来描述两者的对比水平，常用倍数或百分数表示。计算公式为：

$$相对比 = \frac{甲指标}{乙指标} (或 \times 100\%) \qquad (3-10)$$

计算相对比时，如果甲指标高于乙指标，计算结果大于1，多用倍数表示，说明甲是乙的几倍；如果甲指标低于乙指标，计算结果小于1，多用百分数表示，说明甲是乙的百分之几。

例3.7　某地1999年城市新生儿死亡率为4.69‰，农村新生儿死亡率为14.20‰，计算相对比，得：$\frac{14.2}{4.69} = 3.1$（倍）

表示农村新生儿死亡率是城市新生儿死亡率的3.1倍。

相对数中相比较的甲、乙两个指标可以性质相同，也可以性质不同；可以是相对数，也可以是绝对数或平均数等。

2. 常用相对数指标 常见描述疾病的统计指标有：

（1）发病率 表示一定时间内，特定人群中某病新病例出现的频率，分总发病率和某病的发病率。

$$总发病率 = \frac{一定时期内某人群中某病新病例数}{同期暴露人口数} \times k \qquad （3-11）$$

在公式中新病例数的规定，不论急、慢性疾病，新病例是指患者在当年第一次就诊者，治愈后又重新感染复发者仍算新病例。同一个人发生两种以疾病时，应分别算为几个病例数。

（2）患病率 表示特定时间内，一定人群中某病新旧病例数所占比例。

$$患病率 = \frac{特定时间内某人群中某病新旧病例数}{同期观察人口数} \times k \qquad （3-12）$$

患病率是指患有某种疾病而不管它是新发病还是旧病，只要在检查时病未愈的病例都算在内。

（3）死亡率 表示一定时间内，某人群中所有死亡人数（或某病死亡人数）所占比例。死亡人数包括因疾病死亡在内的其他一切原因带来的死亡者的总数。

故该指标又称粗死亡率。

$$死亡率 = \frac{某人群某年死亡人数}{人群同期人口数} \times k \qquad （3-13）$$

（4）病死率 表示一定时间内，患某病的患者中因该病而死亡的比例。

$$病死率 = \frac{一定时期内因某病死亡人数}{同期确诊的该病病例数} \times 100\% \qquad （3-14）$$

三、统计推断

（一）概述

统计推断是指在一定的可信程度下，由样本信息推断总体特征。包括参数估计（由样本统计量推断总体参数）和假设检验（由样本差异来推断总体之间是否可能存在差异）。分析资料时应注意：资料的类型不同、分析的目的不同，使用的统计分析方法也不同。

（二）数值变量资料的统计推断

1. 总体均数可信区间的估计方法

（1）总体标准差 σ 未知，以及样本含量 n 小时。

$$\overline{X} - t_{\alpha, \nu} \cdot S_{\overline{X}} < t < \overline{X} + t_{\alpha, \nu} \cdot S_{\overline{X}} \quad 简记为 \quad \overline{X} \pm t_{\alpha, \nu} \cdot S_{\overline{X}} \qquad （公式3-15）$$

式中，$\overline{X}$ 为样本均数，$S_{\overline{X}}$ 为标准误，$t_{\alpha, \nu}$ 是自由度为 ν 时t的界值。

例3.8 某地从一批鲜生乳中随机抽样25份，测定其脂肪含量，均数为3.05%，标准差为0.36%，试求该批鲜生乳脂肪含量均数的95%可信区间。

本例 $\overline{X} = 3.05\%$，$s = 0.36\%$，$n = 25$，$\nu = 25 - 1 = 24$，查附表（略）得 $t_{0.05,24} = 2.064$，

代入公式3–15，得：

$$\overline{X} \pm t_{a,v} \cdot S_{\overline{X}} = \overline{X} \pm t_{a,v}\left(\frac{S}{\sqrt{n}}\right) = 3.05\% \pm 2.064 \times \frac{0.36\%}{\sqrt{25}} = （2.90\%，3.20\%）$$

即该批鲜生乳脂肪含量均数的95%可信区间为2.90%~3.20%。

（2）总体标准差（σ）已知，或总体标准差（σ）未知，但样本例数n足够大时，按正态分布原理，用公式3–18计算。

σ已知：$\overline{X} \pm u_a \cdot \sigma_{\overline{X}}$ 或 σ未知：$\overline{X} \pm u_a \cdot S_{\overline{X}}$ （3–16）

式中，u为标准正态变量，$u_{0.05}$=1.96，$u_{0.01}$=2.58，分别用于估计总体均数95%和99%可信区间。

例3.9 某地从一批鲜生乳中随机抽样144份，测定其脂肪含量，均数为3.05%，标准差为0.36%，试求该批鲜生乳脂肪含量均数的95%可信区间。

本例$\overline{X}$=3.05%，s=0.36%，n=144，$u_{0.05}$=1.96

代入公式3–16，得：

$$\overline{X} \pm u_a \cdot S_{\overline{X}} = 3.05\% \pm \frac{0.36\%}{\sqrt{144}} = （3.02\%，3.08\%）$$

2. t检验和u检验 数值变量资料常用的检验方法。当样本含量n较小时，若观察值$\overline{X}$符合正态分布，此时样本均数符合t分布，可进行t检验；当样本含量n较大时，样本均数符合正态（或近似正态分布）分布，或n虽小但总体标准差已知，可进行u检验。

（三）分类变量资料的统计推断

1. 总体率的估计 点值估计是直接用样本率来估计总体率；区间估计是当样本含量n足够大，且p不接近于0或1，如np与n（1-p）均大于5时，样本率的分布趋向正态分布，可按下式估计总体率的可信区间：

$$P \pm u_a S_p$$ （3–17）

式中，p为样本率，s_p为率的标准误，u_a为当概率为1-a时，标准正态随机变量u的值，$u_{0.05}$=1.96，$u_{0.01}$=2.58。

例3.10 蛔虫感染率的标准误为1.53%，问该地居民蛔虫感染率的95%可信区间和99%可信区间为多少？

本例p=25%，s_p=1.53%，代入公式3–17，得：

总体率的95%可信区间为：0.25 ± 1.96 × 0.0153=（22.0%，28.0%）

总体率的99%可信区间为：0.25 ± 2.58 × 0.0153=（21.05%，28.95%）

2. 卡方（x^2）检验 一种应用范围较广的分类变量资料的假设检验方法，它可用于推断两个或多个样本率（或构成比）之间差异有无统计学意义。

四、统计表与统计图

统计表与统计图是对资料进行统计描述的重要工具，可说明资料在数量方面大小、变动趋势、分布情况以及相互关系，以替代冗长的文字叙述，使结果一目了然，其形式简洁，内容一目了然，便于阅读、比较和分析。在医学科学研究中，经常用统计图表表达其分析结果。

（一）统计表

统计表是用表格的形式将统计指标与数量恰当的安排在表内，表达研究对象的特征、内部构成以及各项目分组间的相互关系。广义的统计表包括调查资料所用的调查表、整理资料所用的整理汇总表以及分析资料所用的统计分析表等；狭义的统计表仅指统计分析表。

1. 统计表的结构 基本结构包括标题、标目、数字和线条，必要时加合计。

2. 制表的基本要求

（1）标题 位于表格的上方中央，要求简明扼要地说明表的中心内容，应包括序号、时间、地点和主要内容等。标题不能过于简略，也不能过于繁琐，更不能标题不确切。

（2）标目 用以说明表格内数字涵义或特征的简明文字，分横标目和纵标目，横标目用来表示表中被研究事物或对象的主要标志，是表的主语，列在表的左侧，说明表内同一横行数字的含义；纵标目用来说明横标目的各种统计指标，是表的谓语，列在表的右侧上方，说明表内同一纵列数字的含义。标目不能过多，层次一定要清楚。

（3）线条 表内线条只有横线，不要竖线和斜线。横线也不宜过多，常用三条基本线表示，即顶线、底线和标目线，俗称三线表。如有合计，再加一条隔开合计与数字的线。通常顶线和底线略粗一点，另两条线略细一点。

（4）数字 表内数字必须准确，用阿拉伯数字来表示，数字位次要对齐，同一指标的小数位数应一致，表内不得留有空格。资料暂缺或未记录用"…"表示，未调查、无数字用"–"表示，数字若为"0"，则写"0"。

（5）备注 备注不是表的必备部分，如有数字需要说明，则先用"*"号在该数字右上角标出，再在表格下方用文字说明。

3. 统计表的种类 通常按分组标志多少分为简单表和组合表。

（1）简单表 简单表是按一种特征或标志分组，即由一组横标目和一组纵标目组成的统计表（表3–4）。

（2）复合表 复合表是按两种或两种以上特征或标志分组，即由两组及两组以上的横标目和纵标目组成的统计表（表3–5）。

表3–4 2003年某社区不同文化程度的慢性病患病率

文化程度	调查人数	患病例数	患病率（%）
文盲	186	58	31.18
小学	607	149	24.55
初中	179	42	23.46
高中及以上	121	26	21.49
合计	1093	275	25.16

表3–5   1964~1968年某院急性心肌梗塞患者的病死率

年份	病例数	死亡例数		病死率（%）	
		住院数	急性期	住院期	急性期
1964	17	8	7	47.1	41.2
1965	13	5	4	38.5	30.8
1966	15	7	6	46.7	40.0
1967	15	6	6	40.0	40.0
1968	12	4	4	33.3	33.3
合计	72	30	27	41.7	37.5

4. 统计表的修改   编制统计表的原则是重点突出、简单明了、层次清楚和数字准确。实际工作中，有的统计表由于未遵循编制原则和要求，未能起到应有的作用，举例如下：

表3–6   两个治疗组对比

并发症	西药组			中西药结合组		
	例数	结果		例数	结果	
		良好	死亡		良好	死亡
休克	13	6	7	10	10	0

表3–6的主要目的在于表达用两种治疗疗法治疗急性心肌梗死并发休克的疗效。缺点是①标题太简单；②纵横标目安排不当，组合重复，层次不清；③两组疗法的数字未能紧密对应，不便于相互比较；④线条过多，不规范。

可修改如下：

表3–7   某年某院急性心肌梗死并发休克患者的疗效比较

治疗组	良好	死亡	合计
西药组	6	7	13
中西药结合组	10	0	10
合 计	16	7	23

（二）统计图

统计图是用点的位置、线条的升降、直条的长短或面积的大小等形式来表达统计分析的结果，直观地反映事物及其指标间的数量关系。统计图通俗易懂，便于理解和比较，但对数量的表达较粗略，不便于做深入细致的分析，必要时可以附相应的统计表。医学统计中常用的统计图有直条图、百分条图、圆图、线图、直方图等。

1. 绘制统计图的基本要求

（1）选图   根据资料的性质和分析目的选择合适的图形。

（2）标题   要简明扼要，说明资料的内容、时间、地点；编号一般用图加阿拉伯数字表示，标题及编号写在图的下方。

（3）标目　纵横两轴应有标目，并注明标目单位。

（4）尺度　横轴尺度自左而右，纵轴尺度自下而上，数值一律由小到大，等距或有规律性地标明。纵坐标上的数字一般从零开始。

（5）比例　除圆形图外，图形的纵、横轴比例一般以5：7为宜。

（6）图例　图中用不同线条或颜色代表不同事物时，需用图例说明。

2. 常用统计图的适用条件与绘制方法

（1）直条图（条图）　适用于按性质分组的各个独立的、无连续关系的资料，用等宽直条的长短来代表各指标的数值大小，表示它们之间的对比关系，给人以"比高低"的强烈印象。常见的有单式条图（图3-9）和复式条图（图3-10）两种。绘制要点如下：

①坐标轴：横轴为观察项目，纵轴为数值，纵轴坐标一定要从0开始。②直条的宽度：各直条应等宽，等间距，间距宽度和直条相等或为其一半。复式直条图中，同一观察项目的各组之间无间隔，并用图例加以说明。③排列顺序：各直条可根据数值从大到小或从小到大排列，或按时间顺序排列，以便于比较。

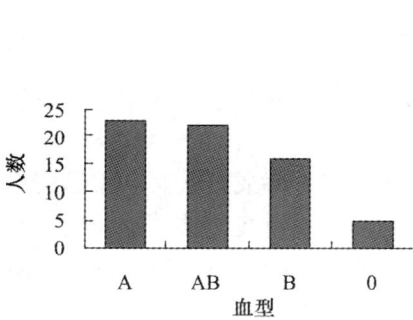

图3-9　某年某班学生血型统计

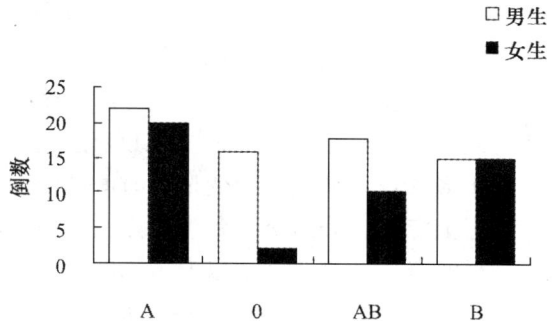

图3-10　某年某班学生分性别血型统计

（2）百分条图　适用于构成比资料，给人以"看面积"的印象。

绘制要点如下：

①标尺：画在图的上方或下方，起始的位置、总长度和百分条图一致，并和百分条图平行。全长为100%，分成10格，每格10%。②分段：按各部分所占百分比的大小排列，可在图上用数字标出百分比。③图例：在图外要附图例说明。④多组比较：若要比较的事物不止一个时，可画几个平行的百分条图，以便于比较。各条图的排列顺序相同，图例相同。图3-11是根据表3-8绘制的。

表3-8　不同性别某肿瘤三种分化类型的构成比较

性别	高分化（%）	低分化（%）	未分化（%）	合计（%）
男	52.3	27.8	19.9	100.0
女	30.2	18.1	51.7	100.0

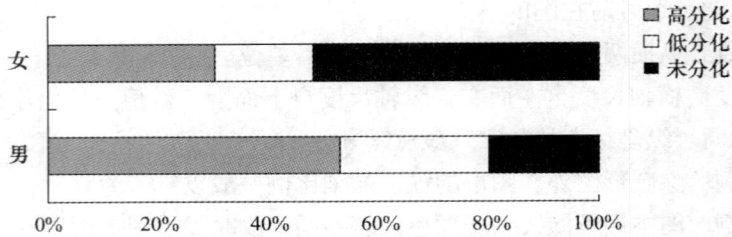

图3-11 某年某地不同性别某肿瘤三种分化类型的构成比较

（3）圆形图 适用的资料、用途同百分直条图，用圆的扇形面积代表各部分所占的构成比。绘制要点如下：

①绘制一圆形，将各指标的构成比乘3.6度即为其所占扇形的圆心角度数。②从相当于12点的位置开始，用量角器按顺时针方向测量圆心角。③每部分用不同线条或颜色表示，附图例说明，并在图上标出百分比。④当比较不同资料的百分构成时，可以画两个大小相等的圆，在每个圆的下面写明标题，用相同的图例表示同一构成部分。

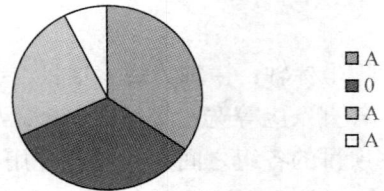

图3-12 某年某班男生各血型比例（%）

（4）线图 适用于连续性资料，用线段的上升或下降来表示事物在时间上的发展变化或一种现象随另一种现象变迁的情况。绘制要点如下：

①横轴表示某一连续变量（时间或年龄），纵轴表示某种率或频数。②根据资料在坐标上定位，分组资料各点应点在组段中间。相邻的两点用直线连接，不能任意改为光滑曲线。③描述两个以上事物时，需用不同的颜色或不同的线条加以区分，并附图例说明。同一图内不应有太多的线条，一般不超过4~5条，否则不易分清。

表3-9 某市1949~1957年儿童结核病和白喉死亡率

年份	结核病死亡率（1/10万）	白喉死亡率（1/10万）
1949	150.2	20.1
1950	148.0	16.6
1951	141.0	14.0
1952	130.0	11.8
1953	110.4	10.7
1954	98.2	6.5
1955	72.6	3.9
1956	68.0	2.4
1957	54.8	1.3

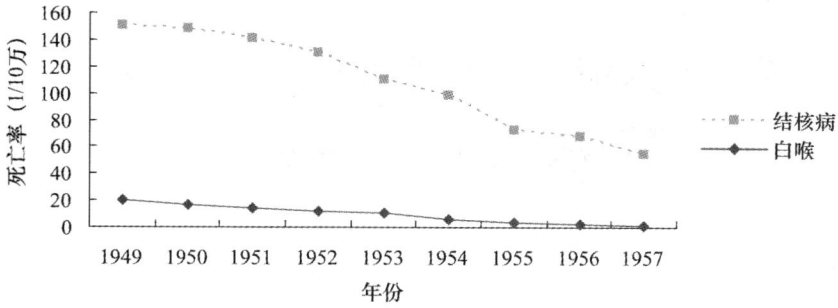

图3-13　某市1949~1957年儿童结核病和白喉死亡率

（5）直方图：适用于连续性频数分布资料，用矩形的高低代表频数的多少。绘制要点如下：

①坐标轴　横轴代表变量值，要用相等的距离表示相等的数量。纵轴代表频数，坐标要从0开始。②各矩形间不留空隙。③对于组距相等的资料可以直接作图；组距不等的资料先进行换算，转化为组距相等的频数，用转化后的频数作图。

表3-10　某年某地130名健康成年男子红细胞计数（10^{12}/L）频数分布

红细胞计数（10^{12}/L）	划记	频数	组中值
3.20~	下	3	3.35
3.50~	正一	6	3.65
3.80~	正 正	10	3.95
4.10~	正 正 正下	19	4.25
4.40~	正 正 正 正 正	25	4.55
4.70~	正 正 正 正下	23	4.85
5.00~	正 正 正 正一	21	5.15
5.30~	正 正下	13	5.45
5.60~	正丁	7	5.75
5.90~6.20	下	3	6.05
合计		130	6.35

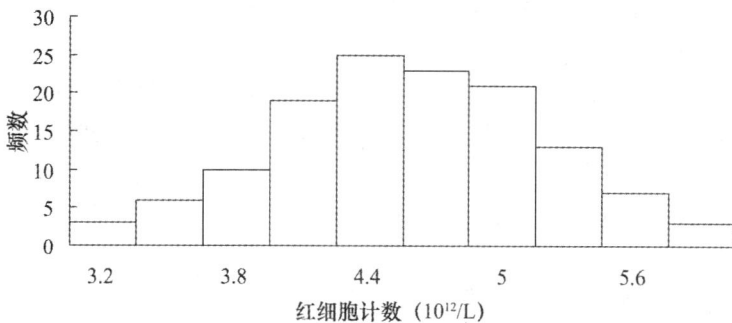

表3-14　某年某地130名健康成年男子红细胞计数（10^{12}/L）频数分布

（彭克林）

第二节　社区护理中常用的流行病学方法

研究人类疾病和健康规律的科学

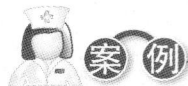

案例

　　1988年9月，一位既往健康男性，39岁，因发热、乏力、淋巴结肿大、体重下降（8个月体重下降超过25磅）到某医院就诊，检查发现，体温39.5℃，出现身体消耗症状，淋巴结肿大，外周血淋巴细胞水平下降；患者同时合并上消化道白色念珠菌感染，尿道巨细胞病毒感染、肺部卡氏肺囊虫感染。使用抗菌素治疗，患者状况未见好转。进一步调查，过去6个月内，另外4位既往健康的年轻男性也出现相同症状和相同的机会感染就诊于同一医院。

　　思考：

　　1．为什么一个健康的年轻男性会突然发生三个不同器官系统、包括三种不同微生物的同时感染？是机会性感染？

　　2．为什么5例患者几乎在相同时间和相同地点出现类似的症状？是否有相关性？

一、流行病学概述

　　无论是预防疾病发生还是控制疾病流行，都必须弄清疾病的发生、流行和分布规律，才能提出正确的疾病预防和控制策略，以及采取有效的措施。流行病学就是研究疾病和健康状态在人群中的分布规律及其影响因素，从而制订预防、控制、消灭疾病和促进健康的策略与措施的科学。

　　在20世纪60年代以前，流行病学主要是研究传染病在人群中发生、传播和流行的规律，以及传染病的防治策略和措施。此后，由于卫生工作的需要，流行病学的研究范围不断扩大，从传染病到非传染病，进而扩展到所有医学现象。现代流行病学主要是作为一门从群体水平研究各类疾病和健康现象的方法学。

　　流行病学主要应用于如下几方面：①描述疾病和健康状态的分布规律。②探索病因和影响健康的因素。③探讨疾病的自然史。④评价疾病防治和健康促进工作效果等。

　　流行病学是一门方法学，研究方法可分为观察法、实验法和理论法三大类，比较常用的是观察法和实验法，其中观察法又分为描述性研究和分析性研究。本节简单介绍描述性研究和分析性研究两种方法。

二、疾病发生的要素与分布

（一）疾病发生的要素

1. 致病因素　主要有生物性致病因素、物理性致病因素、化学性致病因素。

2. 宿主因素　包括遗传、免疫状态、年龄与性别、种族、性格、气质、精神心理状态和生活行为方式等。

3. 环境因素　包括自然环境及社会环境。

（二）疾病的分布

流行病学所指的分布是指疾病或健康状态等生命现象在不同地区、不同时间及不同人群出现的频率。描述疾病分布的基本方法是将现有记录资料或专题调查所得数据资料按地区、时间和人群的特征分组，计算相应的频率指标（如死亡率、发病率、患病率等）并比较，从而揭示其"三间"（空间、时间和人群间）分布规律。

掌握疾病分布的规律具有重要意义。首先，通过揭示疾病的分布规律可以为制定疾病防治策略和措施提供科学依据。其次，疾病分布的描述是各种流行病学研究的基础，对发现病因线索，为进一步的医学研究指明方向。

考点提示

1. 疾病发生的要素有哪些？
2. 疾病的"三间"分布是什么？

1. 疾病的地区分布

（1）疾病在不同行政区域的分布　比较不同国家之间或一个国家内不同行政区之间的疾病发生频率是研究疾病地区分布最常用的方法，其优点是比较容易获得人口和疾病发生的资料，便于计算有关的频率指标。例如，乳腺癌的死亡率以北美和欧洲国家较高，可能与这些国家居民人均脂肪摄入量较高有关。鼻咽癌在我国以广东、广西、福建等南方六省死亡率较高，其中死亡率最高的是广东省，可能与遗传易感性、饮食习惯、EB病毒感染等多种因素有关。

（2）疾病在不同自然地理条件地区的分布　比较不同自然地理区域间疾病的分布差异，有助于阐明自然地理因素（如气候、植被、地质等）与疾病发生的关系。如地方性甲状腺肿与环境地质中碘缺乏有关，内陆发病率高于沿海，山区高于平原。经水或吸血节肢动物传播的传染病通常与自然地理环境因素关系密切，如登革热多发生在热带和亚热带地区，在我国血吸虫病多见于长江中下游地区。

（3）疾病在不同社会经济条件区域的分布　疾病的发生与社会、经济因素有着密切的关系。发达国家与发展中国家之间、经济发达地区和不发达地区之间在疾病谱和许多疾病的发生频率上都存在较大差异。如在发达国家中，慢性非传染性疾病在20世纪40年代至50年代前后已经成为居民的主要死因，冠心病、高血压、糖尿病等在发达国家的患病率高于发展中国家，而营养不良、急性传染病等则在发展中国家更多。各种恶性肿瘤中，乳腺癌、肠癌、肺癌等在发达国家高发，而宫颈癌、食管癌、胃癌等则在发展中国家死亡率较高。

（4）地方性疾病　有一些疾病主要发生于某些局部地区，其他地区则很少发生或不发生，这种现象称地方性。具有地方性特点的疾病称为地方性疾病。例如，有些疾病以动物为主要传染源，其地区分布范围与动物宿主的分布一致，如鼠疫、森林脑炎、流行性出血热等，称自然疫源性疾病。还有一些传染病呈地方性分布是由于当地有适合该病病原体生存的自然环境条件或传播媒介（如疫水、吸血节肢动物等），如血吸虫病、丝虫病等，称自然地方性传染病。地方病有时是指由于地质环境中一些元素过多或缺乏所致的疾病，如地方性氟病、地方性甲状腺肿、地方性砷中毒等。

2. 疾病的时间分布

（1）暴发 暴发是指在一个固定人群中，短期内突然发生较多的相同或相似病例，或在短期内发病人数突然增多，超出了该病的预期发病人数的现象。

容易发生暴发的疾病主要是急性传染病和急性中毒性疾病，经各种途径传播的传染病都可能形成暴发，但最常见的传播媒介是空气、食物、饮水、接触疫水等。暴发常常是由于许多人短期内接触同一致病因子所引起，如食物或水源的污染可以造成伤寒、痢疾、甲型肝炎等的暴发流行。非传染病有时也会出现集中发病现象，如营养缺乏性疾病、过敏性疾病等。

（2）季节性 季节性是指疾病发病频率随季节而波动的现象。呈季节性变化的疾病主要是传染病。大多数传染病一年四季均可发生，但有些季节多发，如呼吸道传染病一般冬春季高发，肠道传染病则多发于夏秋季。有些传染病则表现出严格的季节性特点，如经吸血节肢动物传播的疾病。一般潜伏期长、病程长的传染病无明显季节性特点，如艾滋病等。

非传染病大多无明显季节性特点，一些营养缺乏病、过敏性疾病在一定季节有多发的现象，如阴囊皮炎多发于下半年，可能与气温和维生素B_2缺乏有关。

（3）周期性 周期性是指疾病有规律地每隔一个时期出现一次流行高峰的现象。有周期性特点的疾病主要是呼吸道传染病，如流行性感冒、麻疹、白喉、百日咳等，多见于人口稠密的城市。

（4）长期变异 长期变异是指疾病的临床表现或发病率、死亡率等在一个较长时期的变化趋势。长期变异的一方面反映了致病因素的变化，另一方面也与医学科学技术的进步有关，疾病的预防、治疗、诊断等方面的进展，均可能影响到疾病的发病率和死亡率。如诊断方法和标准的改进会提高一些疾病的检出率，进而导致发病率"升高"。

3. 疾病在人群中的分布

（1）年龄 大多数疾病在不同年龄人群的发病率有差异，影响疾病年龄分布的因素有：机体的生物学特点、暴露于致病因子的机会、职业因素、精神心理因素、传染病的流行类型、流行长短、病后免疫力、计划免疫、分析方法等等。

营养缺乏病等多见于婴幼儿和儿童，一些遗传病多于幼年发病，如先天性心脏病。职业病、妇产科疾病、精神病及一些与代谢和变态反应有关的疾病（风湿病）等则多发生于青壮年。慢性退行性疾病如心脑血管疾病、慢性呼吸道疾病及恶性肿瘤等的患病率或死亡率通常随年龄增大而升高，即年龄越大，发病率或死亡率越高，称年龄累积型。

（2）性别 由于男女暴露于致病因子的机会或程度不同，以及男女间在解剖、生理、心理方面的差异，造成疾病在不同性别间的分布存在差异。除乳腺癌、宫颈癌及其他一些女性特有的疾病外，大多数疾病在男性的发病率都高于女性，但不同地区的疾病性别分布也会不同。如我国肺癌男女性别比一般为2：1，而云南个旧地区则高达13.23：1，发病者多为男性锡矿矿工。

少数疾病以女性多见。如地方性甲状腺肿一般表现为女多于男，这是因为女性生理需碘量大于男性，对缺碘的耐受性差，但在严重缺碘地区，地方性甲状腺肿在男女间发病率的差异将会消失。胆囊炎、胆石症则以中年肥胖女性较多，可能与解剖、生理特点有关。

（3）职业　许多疾病的发生与职业因素具有相关性。如炼焦工人易患肺癌，煤矿工人易患矽肺，脑力劳动者易患冠心病，理发员易患静脉曲张等。

（4）种族和民族　许多疾病在不同的种族或民族发病率有较大差异，可能是由于生物学因素、地理环境、政治制度、宗教及生活习惯等多方面的差异所造成的。例如，印度人易患口腔癌，而中国人患鼻咽癌和肝癌较多。在马来西亚居住的各民族中，马来人患淋巴瘤较多。美国黑人多死于高血压性心脏病、脑血管意外、结核、梅毒、暴力和意外事故，而白人血管硬化性心脏病、自杀和白血病的死亡率较高。

三、描述性流行病学方法

描述性流行病方法又称描述性研究，是指利用日常工作收集的和专题调查的资料描述疾病或健康状况的分布特征。作为流行病学研究的基础步骤，通过对疾病或健康状况分布特征以及对其发生、发展、变化规律的描述，可为进一步开展分析流行病学研究提供病因线索。描述性研究的种类很多，本节主要介绍现况研究、个案调查和爆发调查。

（一）现况研究

现况研究是描述性研究中最为常用的流行病学调查方法，是在特定的时间内（某一时点或短时间内），通过普查或抽样调查的方法，对特定人群中某种疾病或健康状况及有关因素的情况进行调查，从而描述该疾病或健康状况的分布及其与相关因素的关系，适用于病程较长且发病率较高的疾病调查。由于现况研究所搜集的各种资料都是调查当时的情况，又称现况调查。从时间上说，现况研究是在特定时间内进行的，即在某一时点或在短时间（一个时间断面）内完成，故又称之为横断面研究。因其所用的指标主要是患病率，又称患病率调查。

现况研究的种类主要有：

1. 普查　是指在特定时间内对特定范围内人群中每一成员所做的全面调查或检查。特定时间应较短，甚至可以是某时点，一般为几天或十几天，大规模的普查可以在2~3个月完成。特定范围可指某一地区或某种特征的人群，如某年龄组、某个地区、某个单位或从事某职业的人群等。

2. 抽样调查　是指从全体被研究对象中，按照一定的方法抽取一部分对象作为样本进行调查分析，以此推论全体被研究对象（总体）状况的一种调查。抽样调查的目的是根据调查所得的样本资料估计和推断总体的特征。为保证样本的代表性，抽样调查必须遵循随机化原则，即保证总体内每个个体有同等机会；抽样调查还必须有足够的样本含量，可靠的调查数据。在流行病学现场调查中常采用抽样调查方法。抽样调查适用于患病率较高的疾病调查。

（二）个案调查

个案调查又称个例调查，是指对个别发生的病例、病例的家庭及周围环境进行的流行病学调查。如病例为传染病患者，而每一个传染病患者都可以形成一个疫源地，故也称疫源地调查。

个案调查的基本方法有询问、现场调查和检验。

1. 询问　询问是调查的基本方法。在与调查对象的交流中应注意沟通手段和技巧，应尽量设法消除调查对象的顾虑，避免调查对象的回答不准确或不真实。询问前，应做好解释工作，取得被调查者的合作。询问时，辅以必要的提问，但应避免暗示。

2. 现场调查　有目的的现场调查，可以补充询问时收集资料的不足。根据调查目的确定现场调查的重点内容。

3. 检验　对调查对象进行必要的体检，并采集有关标本进行卫生学、病原学、血清学和分子生物学等方面的检验。

（三）爆发调查

爆发调查是对局部地区，在较短时间内突然发生多例症状和体征相似的疾病事件所进行的调查。

知识链接

❧ 上海甲肝大流行 ❧

1988年1月中旬开始，上海出现了甲肝患者。患者人数急剧攀升，开始每天约为一两百例患者，接着三四百例，后来是每天一二千例。至1月底，每天新增的甲肝患者已上升到1万例左右。2月1日患者数量更是惊人地超过了19000例。上海爆发了一场突如其来的甲肝大流行，甲肝患者超过35万人，死亡31人。3月初，疫情基本上得到了控制。经调查证实，毛蚶是传播媒介，禁止食用毛蚶就切断了食源型甲肝的传播。据统计，当时吃过毛蚶的上海市民，约有230万人；在35万甲肝患者中，有85%的人生吃毛蚶。如果当初不及时对毛蚶进行销毁，后果将不堪设想。

由于在一段时间内，疾病爆发涉及的人数较多，病例又集中，当接到疾病爆发报告时，必须迅速奔赴现场，进行调查和处理。其目的是查明爆发的原因，采取有效的防制措施，控制疫情蔓延和发展，总结经验教训，防止类似事件再次发生。

爆发调查的步骤一般分为：核实诊断→证实爆发→初步假设→全面调查→采取措施控制爆发→总结报告。

1. 核实诊断　发生爆发疫情时，调查人员应速赴现场进行调查并处理，迅速对疾病的进行诊断。对于一时尚不能确定诊断的疾病，要边调查边诊断。

2. 证实爆发 进行实地调查，全面考察疫情，对确诊病例做初步分析，确定爆发及爆发的范围。

3. 初步假设 进行资料分析，提出可能的病因、传播途径及有关因素的初步假设。在调查过程中可不断对假设进行检验与修正。

4. 全面调查 在初步调查的基础上，全面收集更充分的资料来验证已提出的假设。

5. 采取措施控制爆发 采取控制爆发的综合性措施，以便尽早控制疫情发展。采取的措施是否有效也是检验假设是否正确的依据。

6. 总结报告 调查结束时，应做出调查分析结论，对爆发的原因、传播方式、流行特点、防制措施效果及经验教训等做出总结报告。

四、分析性流行病学方法

分析性流行病学方法就是探索疾病病因、检验病因假设的一类研究方法，属于这类性质的研究主要有两种：①病例对照研究。②队列研究。在对疾病病因的研究中，常常采用这两种方法，来揭示疾病病因与发病之间的因果关系，从而为制定疾病预防和控制策略与措施提供依据。

（一）病例对照研究

病例对照研究又称回顾性研究，是一种探索疾病病因的分析性研究方法。病例对照研究是选择人群中患某病的病例作为病例组，未患有该病的人作为对照组，然后追溯两组人群过去暴露于某个（些）因素的情况（包括是否暴露及暴露的剂量），并对暴露比例进行比较，以判断暴露因素与所研究的疾病之间有无联系的方法。如果病例组有暴露史者的比例高于对照组，且经过假设检验，差别有统计学意义，则可认为该暴露因素与疾病可能存在因果联系。病例对照研究是一种由"果"及"因"的研究方法。

> **知识链接**
>
> ⌘ **暴 露** ⌘
>
> 暴露是流行病学的术语，是指曾接触过某种（危险）因素或具备某种特征。前者如吸烟、服用某种药物、接触放射线等，后者如具备某种生理、遗传、职业等特征或处于疾病的某种状态等，因此，暴露是一个涵义广泛的概念。危险因素也称危险因子，指能影响人群发病率变动的内外环境因素。

病例对照研究的资料分析主要是比较病例组和对照组中暴露的比例，并由此估计暴露与疾病之间有无联系及联系的强度，最后做出病因关联可能性的科学判断。病例对照研究资料可整理成表3-11。

表3-11　病例对照研究资料整理表

暴露史或特征	病例组	对照组	合　计
有	A	b	a+b
无	C	d	c+d
合　计	a+c	b+d	N

如果病例组有暴露史者的比例或暴露程度显著高于对照组，经统计学检验差异有统计学意义，则可认为这种暴露与某病存在关联，并可进一步计算联系强度。

（二）队列研究

队列研究又称为群组研究、定群研究、前瞻性研究等。是将特定的人群按其是否暴露于某因素或按不同暴露水平分为n个群组或队列，追踪观察一定时间，比较两组或各组的统计指标（如死亡率、发病率）的差异，以检验该因素与某疾病有无因果联系及联系强度大小的一种观察性研究方法。队列研究由于被观察对象在疾病出现以前先分组，然后随访或观察一段时间再比较其结局，故称之为随访研究，属于由"因"及"果"的研究。

队列研究的资料可整理成表3-12，队列研究的资料分析主要是计算各组的统计指标（如发病率、死亡率等），检验各组统计指标的是否有显著性差异以分析暴露因素与疾病是否有联系。如存在联系，则进一步计算有关指标以分析联系的强度等。

表3-12　队列研究资料整理表

	患者	非患者	合　计
暴　露	A	b	a+b
非暴露	C	d	c+d
合　计	a+c	b+d	n

队列研究与疾病对照研究的很大不同是在于列队研究可以计算统计指标（如发病率、死亡率），因此也能直接计算对危险度等指标，在评价暴露危险时更为直接而真实。

（陈锦江）

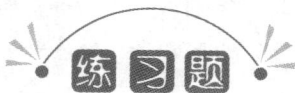
练习题

一、A₁型题

1.随机事件一般是指（　　　）

　A. 发生概率为0的事件

　B. 发生概率为1的事件

C. 发生的概率很小（如$P<0.05$）

D. 在一次试验中可能发生也可能不发生的事件，其发生的概率$0<P<1$

E. 可能发生也可能不发生的事件，其发生的平频率 $0<f<1$

2. 关于随机抽样，下列说法哪一项是正确的（　　　　）

A. 随机抽样即随意抽取个体。

B. 研究者在随机抽样时应精心挑选个体，以使样本更能代表总体。

C. 遵循随机化的原则从总体中抽取一定量的观察单位，使样本能较好地代表总体特征。

D. 为确保样本具有更好的代表性，样本量应越大越好。

E. 在医学研究中必须进行抽样研究。

3. 某医院的资料，计算了各种疾病所占的比例，该指标为（　　　　）

　　A. 发病率　　　　　　B. 构成比　　　　　　C. 相对比　　　　　　D. 标化发病率

E. 患病率

4. 测量体重、转氨酶等指标所得的资料是（　　　　）

　　A. 计数资料　　　　　B. 计量资料　　　　　C. 等级资料　　　　　D. 间断性资料

E. 连连续性资料

5. 用某种新疗法治疗某病患者41人，治疗结果如下：

治愈8例，显效23例，好转6例，恶化3例，死亡1例。该资料的类型是：（　　　　）

　　A. 分类变量资料　　　B. 数值变量资料　　　C. 等级资料　　　　　D. 个体资料

E. 二分类资料

6. 流行病学的主要研究方法包括（　　　　）

　　A. 描述性研究　　　　B. 分析性研究　　　　C. 实验性研究　　　　D. 理论性研究

E. 以上均是

7. 流行病学主要应用于

　　A. 研究疾病的病因　　　　　　　　　　B. 评价人群的健康状况

　　C. 研究疾病预防和控制　　　　　　　　D. 考核疾病的防制效果

　　E. 以上均是

8. 疾病的三间分布包括

　　A. 年龄、性别和种族　　　　　　　　　B. 职业、家庭和环境

　　C. 国家、地区和城乡　　　　　　　　　D. 短期波动、季节性和周期性

　　E. 时间、地区和人间分布

9. 从疾病生态学的角度看，与疾病发生有关的三大因素是

　　A. 患者、病原携带者、非患者　　　　　B. 遗传、营养、身体锻炼

　　C. 易感性、传播途径、传染源　　　　　D. 宿主、环境、病原物

　　E. 理化因素、生物学因素、社会经济因素

10. 在对病因不明疾病的研究中，描述性研究的主要用途是

　　A. 早期发现患者　　　B. 早期诊断患者　　　C. 筛查各种高危患者

　　D. 概括和检验病因假说　　　　　　　　E. 描述分布，提出病因假说

11.队列研究的主要目的是

　　A.描述疾病分布特征，寻找病因线索

　　B.探讨暴露级与暴露级的发病情况及其差别，并验证病因假说

　　C.探讨干预措施在干预组与非干预组的效果及差别，评价干预效果

　　D.探讨病例组与对照组之间对某些因素暴露的差别，检验病因假说

　　E.描述疾病组与对照组的分布特征，进行临床比较

二、A₂型题

1. 为制定某地区人群原发性高血压的社区综合防制方案，拟对该地区某时点人群原发性高血压的患病情况进行调查。这类研究是

　　A.流行病学实验　　　B.队列研究　　　　C.横断面研究　　　D.病例对照研究

　　E.以上都不是

2. 为研究肺癌的病因，将肺癌患者与非肺癌患者按年龄、性别、职业以及文化程度进行配比，然后对两级观察对象吸烟情况进行比较。这是一种什么性质的研究

　　A.队列研究　　　　　B.病例对照研究　　C.临床试验　　　　　D.回顾性队列研究

　　E.横断面调查

三、填空题

1. 统计工作的基本步骤有_____、_____、_____和_____。

2. 将18名某病患者随机分成两组，分别用药物A或药物B治疗，观察治疗前后血色素变化，测得血色素差值（g/L）资料，A药分别为18，15，31，11，0，24，6，24，11；B药分别为25，37，3，4，11，36，10，13，31.欲比较两药疗效有无差别？本题中研究目的是_____；两个总体是_____和_____；两个样本是_____和_____。

3. 统计资料的类型有_____、_____和_____。资料分类的意义是_____
_____。

4. 个案调查的基本方法有_____、_____和_____。

5. 爆发调查的步骤一般为_____、_____、_____、_____、和_____。

6. 分析性流行病学方法就是探索疾病_____、检验_____的一类研究方法，属于这类性质的研究主要有两种：_____和_____。

四、名词解释

1. 流行病学

2. 爆发

3. 现况调查

4. 病例对照研究

五、简答题

1. 某医院现有工作人员900人，其中男性760人，女性140人，在一次流感中发病者有

108人，其中男性患者79人，而女性患者29人。试计算：

（1）该院总流感发病率？

（2）男、女流感发病率？

（3）男、女患者占总发病人数的百分比？

2. 某医院用"母痔基底硬化疗法"治疗198例三、四期内痔结果见下表，请指出不足之处，修改并且绘图。

表3-13　某病某药治疗效果统计

总例数	有效						无效	
	痊愈		好转		小计			
	例数	%	例数	%	例数	%	例数	%
80	18	22.50	35	43.75	53	66.25	27	33.75

以家庭为单位的护理

◎ **学习要点**

1. 掌握家庭访视种类、程序。

2. 掌握家庭、家庭病床、家庭护理的概念。

3. 熟悉家庭病床的特点和组织管理制度。

4. 熟悉家庭护理的特点、内容以及操作程序。

5. 了解家庭类型和功能。

6. 了解家庭访视的目的、意义。

7. 了解家庭与健康的关系。

◎ **技能要点**

1. 学会家庭访视与评估。

2. 学会社区家庭护理与指导。

第一节 家庭与健康

家庭与健康息息相关

案例

冷女士，72岁，退休前为纺织工人，老伴健在，但有冠心病，其子女均在外地工作，雇有一小保姆照顾。因腰椎间盘突出和慢性支气管炎，经医院治疗后今日出院回家。

思考：

1. 作为社区护士应如何对冷女士及其家庭进行评估？

2. 怎样指导冷女士的家庭对其采取有效的家庭护理措施呢？

家庭是生活的基本群体形式，是由两个或两个以上的人因血缘、婚姻或收养关系所组成的社会团体。在这个团体中，成员有相互承诺感，提供支持与扶助，共同分担生殖与照护的责任。其个体成员生活的场所，是介于个人和社会之间的最小组织，是构成社区的基本单位。健康、和谐的家庭有利于家庭成员价值观、生活习惯、卫生习惯、品行修养和性格的形成，家庭环境的好坏很大程度上决定着家庭解决和处理问题的方式、方法成功与否，而且对家庭成员的身心健康产生极大影响。因此，家庭是个体生活的重要环境，家庭对预防、矫正和护理家庭成员的健康问题负有重要责任。

一、家庭的概念与类型

家庭是一种社会制度，家庭制度是婚姻家庭关系的规范体系，具有社会性和自然性的双重属性。随着社会型态不断的改变，家庭组织亦随着发生变化，在不同生活背景下所组织的家庭都不尽相同。因此，"家庭"似乎很难有一个放诸四海皆准的定义。但总体归纳有两种倾向意义，即传统意义的家庭和现代意义的家庭。

（一）家庭的概念

在传统社会里，家庭几乎是个人生活的全部，也是唯一可以满足多种功能或需求的社会组织，相较于婚姻是由两人组成之事实，家庭的范畴更容易被看作是一个亲子结构团体，因为只要谈到家庭概念往往牵涉"父"与"母"的角色，使得它的主要功能容易集中在养育与教育下一代。然而，在现代社会里，家庭功能有渐渐弱化的趋势，不再强势的发挥影响力，原本只能由家庭提供的功能逐渐被其他社会组织所取代。

总之，对于家庭的内涵理解，一般认为，婚姻、血缘及经济供养是构成家庭的三个基本要素，也是家庭的三大支柱。生物学学者更注重生殖和血统关系，法律认可的家庭需要确定结婚、离婚及领养关系；而社会学意义上的家庭更强调感情、养育、责任和承诺等因素。由此可以看出婚姻是家庭的本质，血缘是家庭的纽带，感情是家庭的润滑剂、粘合剂。目前较公认的家庭（广义的家庭）定义为：家庭是一种重要的关系，它由一个或多个有密切血缘、婚姻、收养或朋友关系的个体组成的社会团体中最小的基本单位，是家庭成员共同生活、彼此依赖的处所。

（二）家庭的类型

所谓家庭结构类型,是指由姻缘关系和血缘关系确定的家庭的具体形态。它是家庭结构的整体模式。按世代数划分，可分为一代户、两代户、三代户等；按人际关系划分，可分为核心家庭、主干家庭、联合家庭、单身家庭、其他家庭等。在我国常见的家庭类型主要包括以下六种。

考点提示

家庭的类型

1. 核心家庭　是指由已婚夫妇和未婚子女或收养子女两代组成的家庭。核心家庭已成为我国主要的家庭类型。核心家庭的特点是人数少、结构简单，家庭内只有一个权力和活动中心，家庭成员间容易沟通、相处。

2. 主干家庭（又称直系家庭）　主干家庭是指由父母、有孩子的已婚子女三代人所组成的家庭。在我国，主干家庭曾为主要家庭类型，随着社会的发展，此家庭类型已不再占主导地位。主干家庭特点是家庭内不仅有一个主要的权力和活动中心，还有一个权力和活动的次中心存在。

3. 联合家庭　指包括父母、已婚子女、未婚子女、孙子女、曾孙子女等几代居住在一起的家庭。联合家庭的特点是人数多、结构复杂，家庭内存在一个主要的权力和活动中心，几个权力和活动的次中心。

4. 单亲家庭　是指由离异、丧偶或未婚的单身父亲或母亲及其子女或领养子女组成的家庭。单亲家庭的特点是人数少、结构简单，家庭内只有一个权力和活动中心，但可能会受其他关系的影响。此外，经济来源相对不足。

5. 重组家庭　指夫妇双方至少有一人已经历过一次婚姻，并可有一个或多个前次婚姻的子女及夫妇重组后的共同子女。重组家庭的特点是人数相对较多、结构复杂。

6. 丁克家庭　是指由夫妇两人组成的无子女家庭。目前，丁克家庭的数量在我国逐渐增多。丁克家庭的特点是人数少、结构简单。

由于经济社会的迅猛发展、人口流动性加大、老龄化等原因，家庭类型的变迁出现多元化，丁克家庭、单亲家庭、空巢家庭等也呈现出增多趋势。这就需要社区对家庭提供更多的帮助与关注，把家庭健康作为社区卫生服务的出发点和根本落脚点。

> **直通护考**
>
> 　　王先生夫妇、女儿及王先生妻子的父母居住在一起，共同生活。王先生的家庭属于（　　）
>
> 　　A. 核心家庭　　　B. 主干家庭
> 　　C. 重组家庭　　　D. 同居家庭　　　E. 丁克家庭
> 　　参考答案：B

二、家庭与健康的关系

所谓健康，包括个人健康、家庭健康和社会健康三个层次，其中最重要的是家庭健康。因为家庭健康承上启下、关系重大。家庭健康不仅是个人身心安宁、事业成功、生活幸福的源泉，而且还是社会健康的基石和保证。

> **知识链接**
>
> **家庭的功能**
>
> 1. 满足情感需要的功能
> 2. 生殖和性需要的调节功能
> 3. 抚养和赡养的功能
> 4. 社会化功能
> 5. 经济功能
> 6. 健康照顾功能

（一）家庭健康的含义

家庭不仅是影响个体健康的环境，家庭健康也是人群和社区健康的基础。目前，还没有一个统一的家庭健康的定义，其原因是不同学科和学者从不同的角度去认识和理解家庭健康。但学者们认为家庭健康和健康家庭是两个意思相同的概念，可互换。有的学者认为健康家庭是充满活力的家庭，有的学者认为家庭健康是指家庭存在的完整性，包括家庭生活的所有方面，如家庭的相互作用和家庭的健康保健。总之，家庭健康不等于家庭成员没有疾病，而是一复杂的、各方面健全的动态平衡状态。

知识链接

健康家庭应具备的条件

1. 良好的交流氛围 家庭成员中能彼此分享感觉、理想、相互关心，化解冲突和矛盾。

2. 增进家庭成员的发展 家庭给各成员有足够的自由空间和情感支持，使成员有成长机会。

3. 能积极地面对矛盾及解决问题 对家庭负责并积极解决问题，不回避矛盾并寻求外援帮助。

4. 有健康的居住环境及生活方式 能认识到家庭内的安全、营养、运动、闲暇等对每位成员的重要。

5. 与社区保持联系 不脱离社会，充分利用社区资源满足家庭成员的需要。

（二）家庭对健康和疾病的影响

家庭对其每一位成员健康及疾病的影响远远超过其他任何社会关系的影响。家庭主要从以下八个方面影响着每一位成员的健康或疾病。因此，社区护理必须重视家庭与健康、疾病的关系。

1. 遗传和先天的影响 人的身高、体形、性格、心理状态等均受遗传因素的影响。每个人都是其父母基因型与环境之间相互作用的产物，有些疾病就是受到母亲孕期各种因素的影响而产生。一些疾病，如高血压、冠心病、糖尿病、乳腺癌等，也与遗传因素有密切的关系。

2. 家庭对儿童身心发育及社会化的影响 作为儿童生长的基本环境，家庭通过喂养、教育、行为培养等方式直接或间接地影响着儿童生理、心理的生长发育。儿童躯体和行为方面的异常与家庭状况有密切的关系。作为儿童在家庭这个生活环境里，其可塑性相当强，极容易接受家庭环境的影响。比如家庭暴力、酗酒和吸毒家庭、单亲家庭及长期有慢性病的家庭等对儿童的健康成长和家庭教育极为不利。

3. 家庭对疾病传播的影响 疾病在家庭中的传播多见于传染病和神经官能症。Buck 和 Laughton 的研究证实，有神经疾病的人的配偶也有产生类似疾病的倾向。Meyer 和 Haggerty 的研究表明，链球菌感染与家庭压力有关。家庭成员居住、生活在一起，接触密切，疾病在家庭中有很强的传播倾向。如结核病、性病、肝炎、肠道寄生虫、呼吸道类疾病和皮肤感染等很容易在家庭中传播。

4. 家庭对成年人发病率和死亡率的影响 对大部分疾病来说，丧偶、离婚、单亲家庭中的成年人，其疾病死亡率比结构完整的家庭高得多，鳏夫尤其如此。有研究表明：鳏夫的死亡率比普通对照组高；而当再婚后，他们的死亡率又低于普通对照组。这说明婚姻对健康有保护力。家庭因素不仅影响其成员的发病率和死亡率，还影响到患者及其家庭对医疗服务的利用程度。

5. 家庭对疾病恢复的影响 家庭的支持对各种疾病尤其是慢性疾病和残疾的治疗和康复有很大的影响。家庭对慢性病患者的遵医嘱行为有重要的影响，如在糖尿病患者的饮食控制中，家人的配合与监督是至关重要的。此外，家长的漠不关心可导致患儿发生最严重的糖尿病失控和抑郁症。

6. 家庭对求医行为、生活习惯和行为方式的影响 家庭的健康观直接影响其成员健康信念的形成。家庭成员的遵医和求医行为会受到家庭另一成员或整个家庭的影响。家庭成员的过频就医和对医护人员的过分依赖往往是家庭功能障碍的表现。同一个家庭的成员会具有相似的生活方式与生活习惯,不良的家庭生活习惯可能影响其成员的健康。

7. 家庭环境对健康的影响 家庭环境中比较重要的因素是装修污染和居住的拥挤程度。家装的污染问题,主要集中在三个方面:甲醛、氡、TDI。过分拥挤的家庭环境不仅为疾病传播提供了条件,而且家庭成员间的活动和交往无法保持适当的界线和距离,由此引发的心理问题比其他疾病传播带来的健康问题更为严重。

8. 家庭生活事件对健康的影响 生活事件是指那些造成人们生活上变化,并要求对其适应和应付

> **知识链接**
>
> ○ **甲醛的主要危害** ○
>
> 室内含量为 $0.1mg/m^3$ 时就有异味和不适感; $0.5mg/m^3$ 可刺激眼睛,引起流泪; $0.6mg/m^3$ 可引起咽喉不适或疼痛;浓度高时可引起恶心、呕吐、咳嗽、胸闷、气喘,甚至肺水肿。长期接触低剂量甲醛可引起呼吸道疾病甚至引起鼻咽癌。

的社会生活情境和事件。它既包括生活中所遇到的许多具体事件,也包括人所处的自然环境和社会环境的变化。生活事件的性质和特点,影响人的身体健康,既有消极的一面,也有积极的一面。生活事件可以帮助识别有患病可能的人群,积极预防生活事件对自己健康的影响。

第二节 家庭访视

> 家庭访视是全面、全程、系统、整体的健康服务

案例

上海某妇女,53岁,高血压6年,吃各种降压药均反复较大。社区医护人员深入其家庭访视,发现婆媳关系紧张,常因带孙子或做家务等吵架。访视后劝其自居,后购到新房,老夫妻俩生活幸福,婆媳矛盾缓解,其血压稳定。

思考:

1. 作为社区护士应如何进行家庭访视?

2. 怎样指导社区家庭进行心理与生理调适,从而促进健康、增进健康呢?

家庭访视是为了维持和促进个人、家庭和社区的健康而对访视对象及其家庭成员所提供的护理服务活动过程。家庭访视是社区护士到社区居民家中开展有计划、有目的的健康指导和交往活动,是社区护理的主要服务形式之一。

一、家庭访视的目的与意义

（一）家庭访视的目的

家庭访视是社区护理的基本手段。社区护士通过家庭访视，了解社区居民的健康状况，对各家庭进行健康评估后，完成对社区健康人群及居家患者的预防保健、健康促进、护理照顾和康复护理工作，并充分运用护理专业知识和技术及家庭的内外资源，帮助社区居民解决现存的健康问题，预防和发现影响健康的潜在问题，真正达到维护和促进社区居民健康的目的。具体来讲，家庭访视的目的有：

（1）协助家庭发现有碍健康的问题，并协助家庭予以解决。

（2）为居家的病、伤、残者提供各种合适、有效的保健和护理服务。

（3）加强家庭功能的发挥，促进家庭成员之间的人际关系和谐。

（4）促进足够和有效的支持系统，鼓励家庭充分利用有关健康资源。

（5）促进家庭及其成员正常生长和发展，根据疾病发生发展规律开展三级预防。

（6）消除家庭环境中的不安全、致病因素，确保家庭环境的健康。

（7）与访视对象建立良好的信赖关系。

（二）家庭访视的意义

（1）通过家庭访视，了解社区居民健康状况。

（2）通过家庭访视，掌握、评估家庭功能及结构，了解家庭成员的健康状况及家庭环境对其成员健康的影响，从而发现健康问题及病患者的个案。

（3）通过家庭访视，发掘、利用家庭资源并服务于患者，适时地开展各项护理指导和其他各项护理活动。

（4）通过家庭访视，实施有针对性的预防保健和健康教育等预防性服务工作。预防性服务工作是家庭访视中一项很重要的工作，其职责是向社区的个人或人群提供健康信息和健康咨询，传授并指导居民养成良好的卫生习惯，规范行为，促进健康，创建健康社区。

二、家庭访视的种类

家庭访视的种类包括预防性访视、评估性访视、连续照顾性访视和急诊性访视等四类。

（一）预防性访视

主要用于妇幼保健与计划免疫，目的是预防疾病和促进健康。

（二）评估性访视

常用于对有家庭危机或心理问题的患者以及老年、体弱或残疾人的家庭环境考察，通常是一次性的，目的是对照顾对象进行家庭评估。

（三）连续照顾性访视

主要用于患有慢性病或需要康复护理的患者及临终的患者，常定期进行，目的是为患者提供连续照顾性访视。

（四）急诊性访视

主要目的是对意外伤害及紧急情况提供帮助和支持。

知识链接

❀ 家庭访视的原则 ❀

1. 保密原则　确保被访视家庭的秘密和个人隐私，这是社区护士职业道德的基本要求。

2. 规范服务原则　按社区护理职责和要求提供服务，履行社区护士的服务职责。社区护士不应向服务对象提供职责以外的服务内容和项目，特别不能做有害于服务对象的事情，如向患者推销药品、用品、医疗保健机械和器具等。

3. 安全原则　社区护士在家庭访视时必须注意安全问题。护理人员要有自我保护意识，注意自己的安全，同时也要保护家庭成员的安全。

4. 资源共享原则　社区护理与医院护理的区别之一是可利用资源的情况不同，资源的供应渠道、供应条件、供应机会等都有区别，社区护士要充分了解并学会利用家庭和社区资源，把社区内、外资源相结合，最大限度地开展好社区护理服务。

5. 协同原则　社区护士应与家庭共同制定护理计划并付之实施。社区护理对象及其家庭的参与性对落实护理措施有重要影响，社区护士只有充分调动家庭积极因素，才能保证社区护理质量，提高护理效率。

三、家庭访视的程序

家庭访视的程序可分为访视前的准备阶段、访视实施阶段和访视后工作等三个步骤。

（一）访视准备阶段

社区护士在访视前必须要做好充分的准备，准备内容主要包括：初步评估访视资料，确立访视对象，制定访视目标，准备访视用物，安排访视路线等。

1. 初步评估访视资料　社区护士依据前次访视记录和预约记录，或第一次的电话、网络等联络记录，初步收集访视对象的资料，或仔细阅读访视对象的健康档案，并根据所在社区能提供的服务项目制定一个相对完整的访视计划。

2. 安排访视优先次序　需要接受家庭访视的对象中有婴幼儿、产妇、慢性患者、高危人群等。社区护士应安排好家庭访视的优先次序，以便充分利用时间和人力。访视的优先次序一般取决于以下因素：

（1）影响人数的多少　一个健康问题影响人数的多少，是需要安排优先访视的首要考虑问题，尤其是传染病，若不优先加以控制，将会影响到更多人的健康，如痢疾、甲型肝炎、传染性非典型肺炎等。

（2）对健康的危及程度　对于社区致死率高的疾病，应优先访视。

（3）是否留下后遗症　疾病的后遗症会造成患者家庭和社会的负担，例如，中风、心肌梗死等患者，出院后仍需继续维持护理活动，应优先访视。

（4）卫生资源的控制　对于预约健康筛查未能如期进行的患者，例如，糖尿病、高血压患者，疾病的控制如何将对其今后生活质量产生很大的影响，由于未能及时监测到疾病早期症状而使病情发展，将会加重患者的痛苦和导致卫生资源的浪费，此类患者应优先访视。

3. 确定访视目标　在访视前，社区护士对收集到的访视对象的资料进行分析，做出护理问题，确定访视目标。目标必须明确、具体、切实可行，且可以测量或评价果。例如，"一个足月分娩10天刚刚出院的新生儿，体重2400g"，社区护士可依此数据判断该婴儿为低体重儿，做出相应护理问题，并确定护理预期目标为：

（1）母亲能说出母乳喂养的重要性和低体重儿的护理方法。

（2）母亲能说出预防接种的种类、时间、反应及对反应的处理，重视并表示能按时带婴儿进行预防接种。

4. 准备访视物品

（1）依访视对象准备物品　访视个体的年龄、性别、健康状况不同，准备的访视用物也不尽相同。例如，访视婴儿，社区护士应准备秤、手电筒、有关母乳喂养、预防接种的材料等；而访视卧床的老人，护士应准备体温计、血压计、听诊器等。

（2）依访视目的准备物品　访视目的主要有健康教育、健康普查、健康评价等。访视的目的不同，采取的访视措施会不相同，需准备的用物也不一样。

5. 安排访视路线　根据优先访视原则，提前安排访视路线。一般个案的访视，可依交通路线安排，以节约时间，但感染性访视对象，应集中另行安排，避免访视护士将病原微生物带到其他个案家中，引起交叉感染；对情况紧急或时间性很强的个案应提前安排。

（二）访视实施阶段

1. 收集资料　社区护士应与访视的对象建立良好的相互信任的人际关系，使用交流技巧系统地、客观地收集访视资料，为下一步的护理活动提供可靠依据。访视中应收集的资料包括：

（1）个人健康档案　①基本资料：人口学资料如年龄、性别、受教育程度、职业、婚姻、社会经济状况、身份证号码等；健康行为资料如吸烟史、饮酒史、饮食习惯、运动、就医行为等；健康资料如家族史、现病史、个人史、药物过敏史、月经史、主诉、各种临床检验结果、心理评估资料等。②周期性健康检查记录：针对不同年龄、性别进行的健康检查。以无症状的个体为对象，早期发现病患及危险因素。③小儿预防接种计划卡：采用国家统一的儿童预防接种计划卡。④转诊、住院记录：记录转诊及住院病因、时间等情况。⑤健康教育记录：听课时间、听课内容、听课次数或个体化健康指导相关内容等。⑥生活功能评估：通过量表评估服务对象的日常生活活动能力。

（2）家庭、社区资料　①一般资料如家庭住址、人数、每个人的基本资料、医生和护士签名、建档日期等。②家庭结构类型、家庭生命周期及社区的常规管理机构、医疗服务机构、人际关系、文化氛围、群体的健康水平等。

2. 实施访视措施 社区护士将收集的资料进行整理分析后，找出其现有的或潜在的健康问题，及时采取有效的措施。在访视中，社区护士使用最多的护理措施是健康教育。

3. 预约下次访视 访视完毕，社区护士应根据个案问题的缓急，在征求服务对象意见后，预约下次访视时间，并以适当的方式双方互留联络方式。

（三）访视后工作

1. 访视记录 记录访视中计划的实施情况，访视目标的完成情况及服务对象的目前健康状况，并书写阶段性访视报告。访视记录可帮助其他工作人员了解服务对象的健康问题，为同行间交流、协作提供客观的条件，同时，也是科研和教学的素材，也可作为护士本人对自我工作的评价及改进的依据。访视记录必须正确、及时、规范、统一、简洁，避免涂改，并签署全名。

2. 访视评价 访视中或访视后，社区护士应及时评价访视计划的执行情况，以便确定是否达到预期结果，并及时调整或修改访视计划，提高访视效果。

（1）个案访视评价 个案访视评价指标可作为案例讨论和改进访视计划的参考依据。评价项目包括：①个案健康问题：社区护士访视对象可能是新生儿、产前、产后的个案或慢性患者等。评价内容应视个案的具体情况做出动态的评价。例如，母亲是否能说出预防接种的意义、接种时间、接种反应及个案是否已经进行预防接种；高血压患者能否坚持按时、按量服药，家属是否已学会正确测量血压等。通过综合评价，确定是否仍需要进行访视追踪。②服务对象满意度：可通过问卷调查、召开座谈会、观察等方法进行评价。

（2）群体访视评价 主要包括家庭及社区群体学习健康知识的主动性、健康知识的掌握情况、健康行为的养成情况以及家庭成员和社区居民对个案的可支持系统等。家庭访视报告书写格式见表4-1。

表4-1 家庭访视报告

户主姓名：	档案号：
住　　址：	联系电话：
主访护士（医生）：	协访护士（医生）：
家访日期：　　年　月　　日	家访次数：

家访目的：1. 家庭结构和功能评价

　　　　　2. 家庭危机评价和解决

　　　　　3. 家庭健康教育

　　　　　4. 家庭治疗与护理

　　　　　5. 个别家庭成员的家庭诊疗和护理服务

问　　题：个别成员的问题或家庭问题

主观资料（S）：个别成员的临床症状或家庭功能的异常表现、家庭危机的状况

续表

客观资料（O）：1. 家庭结构：家庭成员的基本资料、健康问题

2. 家庭功能：①家庭关怀度指数：了解患者或其他家庭成员对家庭

功能的满意度；②角色

认　　知：患病成员在家庭中的角色、地位和作用等

3. 家庭环境卫生：住家状况、水电、交通、经济收入等状况

4. 家庭资源

（1）家庭内资源

（支持）：谁付医疗费、能承受多少

（维护）：谁是家庭的发言人、能决定哪些事、如何决定

（医疗）：谁可以照顾患者、能提供哪些照顾、如何提供

（教育）：谁是家庭中学历最高者？所有家庭成员受教育的情况

（结构）：谁能改变居家设置、能做哪些改变、如何做

（2）家庭外资源

社会资源：社会关系、社会地位、社会支持网络

文化资源：文化背景、文化传统对家庭成员的影响

宗教资源：宗教信仰类型、程度和力量

经济资源：家族中可提供经济支持的状况

教育资源：家庭成员所受到的教育情况及影响

医疗资源：家庭成员的护理常识、保健知识、可利用的外界医疗护

理资源

评　估（A）：分析患病成员的健康状态及家庭功能状态，分析家庭内外的重大影响因素、家庭资源状况及

患病成员和家庭的应对能力，探讨患病成员的反应，确定家庭功能障碍或家庭危机产生的

原因和机制

计　划（P）：1. 个别成员的心理咨询、治疗护理、躯体疾病的用药和护理

2. 家庭危机的早期发现和预防

3. 利用家庭资源为患病成员服务

4. 开展家庭健康教育

5. 实施家庭治疗护理

预　后：患病成员的预后和继续实行的护理干预，家庭功能障碍或家庭危机的预后追踪观察，提出改善其

预后的建议

（四）家庭访视的注意事项

1. 目的性　家访要有明确的目的，必须在有必要时进行，才能产生一定的效果和效益，而不是随便出去串门。

2. 计划性　家访要有周全的计划，以利于社区护士在最短的时间内达到自己的目的。

3. 时间性　家访要选择合适时间，早上不能太早，晚上不能太迟，不能吃饭的时间去家访，并严格控制家访时间，一般在0.5～1h，否则会影响家庭的正常活动，令人讨厌。

4. 直接性　进入家庭要开门见山，说明来意、目的和家访需要多长时间，并请求家庭给予配合。若是出于调查研究的目的而进行家访，应注意宣传教育并与医疗服务相结合。

5. 适度性　家访时不能表现出对某一家庭成员特别亲热，更不要与家庭结成超乎寻常的关系。尽量不要接受家庭馈赠的物品。

6. 观察与预约　家访时要注意观察每个家庭成员的反应，以便发现存在的问题。家访结束时，要做简短的总结，告诉家庭本次家访结果，必要时可预定下次家访时间。

第三节　家庭病床

> 家庭病床是贴身服务，方便病患、构建和谐

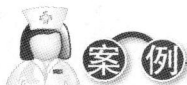

案 例

　　北京某社区，一位66岁退休教师患肺炎，社区医生请其转院治疗，社区护士上网查此病资料，发现该病在家中治疗康复比在医院治疗效果好，住院常因交叉感染而加重病情，在家照护更方便。就与社区医生协商后建立了家庭病床，进行精心治疗和护理，两周后肺炎痊愈。

　　思考：

　　1. 作为社区护士应如何根据病患病情，加强与医生的沟通并与患者交流，科学合理设置家庭病床呢？

　　2. 怎样进行家庭病床的管理呢？

　　随着我国医疗卫生事业改革的进一步发展，医疗模式的转变，人们健康观念的改变和社会对医疗需求的变化，特别是人口逐步朝着老龄化迈进、慢性疾病逐渐增多、医疗卫生资源不尽合理，一些患有慢性病、残障、肿瘤等疾病的患者也因医院床位紧张问题不能入院治疗等现象时有发生。这引起了政府、行业和社会的广泛关注。因此，开设社区家庭病床是社区卫生服务的重要组成部分，是方便老年人、残疾人、康复期患者等弱势群体获得连续性医疗服务的有效、便捷途经，是一种符合医学发展规律、深受社区居民欢迎的医疗卫生服务形式，对于深化卫生体制改革、优化城市医疗卫生资源配置，降低城市居民医药费用负担，缓解城市居民"看病难、看病贵"的问题具有重要意义。

一、家庭病床的概念

家庭病床是社区卫生服务中心对适合在家庭进行检查、治疗和护理的患者，在其家庭建立的病床。

家庭病床以家庭作为护理场所，选择适宜在家庭环境下进行医疗或康复的病种，让患者在熟悉的环境中接受医疗和护理，既有利于促进病员的康复，又可减轻家庭经济和人力负担。家庭病床的建立使医务人员走出医院大门，最大限度地满足社会医疗护理要求，服务的内容也日益扩大，包括疾病普查，健康教育与咨询，预防和控制疾病发生发展；从治疗扩大到预防，从医院内扩大到医院外，形成了一个综合的医疗护理体系；家庭病床是顺应社会发展而出现的一种新的医疗护理形式。开展家庭病床，既有利于疾病的治疗和康复，又可以减轻家庭的经济负担和人力负担，同时也缓解了医疗资源紧缺、看病难、住院难的问题。

📢 **知识链接**

❧ 家庭病床护理的内容 ❧

1. 建立家庭病床病历，制定具体治疗、护理方案。

2. 定期访视、送医送药、提供各种必要的检查、治疗和护理服务。

3. 及时向全科医生报告病情变化。

4. 指导建立合理的生活、营养、运动等计划，以促进患者机体康复。

5. 做好心理护理，帮助患者克服由于疾病的痛苦所造成的心理障碍，并积极争取家属的配合和支持。

6. 解决患者存在或潜在的护理问题，做好效果评价的记录。

7. 健康教育，即进行卫生防病保健知识宣传。

二、家庭病床的特点

家庭病床是为适合在家庭进行治疗和管理而就地建立的病床，它把医、护、患、家庭联系在一起，融预防、保健、医疗、康复四位于一体，是社区护理的主要组成部分。它面向社区、立足家庭，以个人为中心开展工作。其工作性质介于门诊和病房之间，它比门诊给予患者的照顾要多一些，但比病房给予的医疗监护要少一些。对患者的护理更多是由医务人员尤其是社区护士通过指导家属进行的。工作的重点主要是对患者所患的疾病进行维持性治疗，同时给予康复和预防保健的指导。家庭病床有其自身特点：

（一）医院病床的补充

作为医院床位的补充，家庭病床容纳了相当多的不能长期住院治疗的残疾人、慢性患者和老年人，可以缓解医院床位紧张，解决一些患者住院难的问题。

（二）利于家属与患者的交流与照顾

家庭病床有利于家属与患者的感情交流通畅，照顾周到，患者能安心康复。

（三）避免医院内交叉感染

在家庭内康复可避免医院内交叉感染，有利于医疗保险与预防保健相结合。

（四）利于患者的康复

患者在家中既能得到必要的医疗护理，又有适合患者需要的饮食、生活服务和修养环境，符合医学模式的转变，有利于心理、社会治疗的实施和患者的康复。

（五）费用经济

家庭病床医疗费用比住院治疗低，减轻了患者的经济负担和人力负担。

三、家庭病床的组织与管理

现代管理学的发展给社区家庭病床的管理注入了新的活力，对于提高人力资源的管理水平，解决老百姓看病难、看病贵等问题，都已有成功的尝试和应用。为了把这项利国利民的卫生政策用好，社区卫生服务中心应加强家庭病床的组织管理，使家庭病床自始至终为民服务、为社会解忧。

（一）家庭病床的组织

家庭病床的申报及过程管理是非常重要的。建立健全组织机构，加强领导和规范管理制度等是巩固和发展家庭病床的重要保证。

（1）卫生行政主管部门要有具体管理办法，明确家庭病床的工作计划、具体任务、各项指标、收费标准、福利待遇等，落实卫生人力、物力、财力资源，定期督导检查，依法依规管理。

（2）所属医院或社区卫生服务中心应成立家庭病床部门，由医疗、护理技术骨干担任社区家庭病床工作人员，负责管理家庭病床以及医疗质量控制等工作。

（3）要制订和完善社区家庭病床疾病诊治、护理和各项技术操作规程，家庭病床建床、撤床的审批和质量控制标准，并认真督促落实。

（4）要建立健全的社区家庭病床管理制度，包括建床、撤床、病历书写、查房巡诊、转诊、会诊、医嘱、护理、药品管理、病例讨论、抢救、消毒隔离、疫情报告、死亡报告、差错事故登记、统计和考核、奖惩制度等，加强对社区家庭病床的管理。

（5）进行社区家庭病床服务的医护人员，应具备执业医师和注册护士资格，并通过社区卫生岗位培训。

（6）社区卫生服务中心要与辖区内上级医院建立技术协作和技术指导关系，根据患者病情需要，及时做好转、会诊工作，建立和完善双向转诊关系。

（7）社区卫生服务中心要向社区居民公示社区家庭病床服务联系电话。

（二）家庭病床的管理

为持续、健康、有效地开展家庭病床工作，推进社区卫生服务工作规范化、制度化建设，必须严格落实制度，强化管理，提高家庭病床的管理质量和效益。

1. 建床、撤床标准

（1）建床标准　①出院后转回社区仍需治疗的患者：包括急性脑血管病病情平稳

需继续康复的患者；肿瘤术后或放、化疗后需支持治疗的患者；高血压、糖尿病合并慢性并发症稳定期的患者；骨折术后及外伤需换药、拆线、康复、功能锻炼的患者等。②慢性疾病需长期治疗的患者：包括长期卧床患者，晚期肿瘤、呈植物状态、偏瘫患者合并褥疮感染、尿潴留、吞咽困难（需定期换药、定期更换尿管、胃管）患者；临终关怀患者、老年期痴呆症等。③70周岁（含）以上老人，行动不便、在门诊治疗困难的常见病、多发病以及慢性病需要连续治疗的患者。

（2）撤床标准　①经药物治疗及康复后病情平稳者。②肿瘤术后或放、化疗后暂不再需要支持疗法者。③骨折术后及外伤已拆线，无需治疗者。④长期卧床患者褥疮已愈合，无需治疗者。

2. 建床程序

（1）患者或家属提出建床申请，社区卫生服务中心责任医师根据患者病情确定建立社区家庭病床或住院治疗。

（2）责任医师、护士指导患者或家属按规定办理建床手续，详细告知注意事项，签订社区家庭病床建床同意知情书和社区家庭病床服务协议书。

（3）责任医师、护士要完整填写相关信息，认真书写社区家庭病床病历和护理病历。

3. 病历书写和保管程序

（1）家庭病床病员应建立正式病史资料，内容包括病历、体格检查、有关化验、诊断、治疗记录单等，并签署姓名。主管医生或家庭医生根据病情制订诊疗计划，掌握治疗主动权。

（2）主管医生在建床后24 h内完成病历，一律用钢笔书写。病历质量作为今后考核的依据。

（3）病程记录依病种不同而不同，一般慢性病每周不少于2次，病情变化随时记录，建床满1个月应写出病程小结。

（4）会诊、转诊、病例讨论、上级医师的诊疗意见均应及时记录，不得遗漏。各项检查应妥善黏贴。

（5）如病员死亡，在24 h内写好死亡记录，并上报。

（6）病员撤床后，病历由病历室归档保存。

（7）家庭病床病历应保持完整、清洁、整齐。

（8）诊疗期间的病历应集中于社区卫生服务站内，分科分户保管，查床后及时集中，不要个人保管，以免损坏或遗失。

（9）撤床或死亡后，病历应按规定格式整理，完整后回收，归档由专人保管，需要参考时要办理借阅手续。

4. 查床程序

（1）首次访视应对建床患者进行生命体征的测量，详细询问病情，分析患者的心理状态、饮食情况、经济条件、家庭卫生环境等因素，对建床患者进行疾病的治疗及护理评估。

（2）责任医师根据家庭病床的类型，制定查床计划，每周查床1~2次，病情变化随时查床，并及时书写查床记录。

（3）对新建床患者，上级医师在7天内完成查床。责任医师、护士应参加上级医师查床，查床前准备好病历、相关检查检验报告及所需用的检查器材等，简要报告病历，上级医师对治疗方案及医疗文书书写质量提出的指导意见，责任医师要记入病程，并经上级医师签字确认。

（4）责任护士根据患者病情及医嘱，制定巡视计划。

（5）责任护士在执行医嘱时，应严格遵守各项护理常规和操作规范，执行查对制度，避免差错发生。

（6）责任护士应指导家属进行生活护理，如：防褥疮、翻身、口腔护理等，配合家属做好患者的心理护理。

（7）护士长应定期进行护理查床，检查护理质量和医源性感染控制情况，研究解决护理问题。

5. 会诊与转诊程序

（1）建床患者出现病情变化，责任医师应及时出诊，必要时请上级医师会诊并详细记录。

（2）由于技术和设备条件限制，需要进一步诊疗的建床患者应及时转诊。

（3）建床患者病情加重，要及时通知家属转院，如拒绝转院，需在病历上记录并要求家属签字。

（4）对从上级医院转回社区的患者，根据病情需要可继续在家庭病床治疗。

6. 撤床程序

（1）建床患者经治疗病情稳定，责任医师开具家庭病床撤床证，办理撤床手续。

（2）责任医师、护士应书写撤床小结并向患者或家属交待注意事项、进行健康指导。

（3）建床患者及家属要求提前撤床的，经患者或家属签字后办理撤床手续，并记录在撤床小结中。

（4）撤床后的家庭病床病历，归入健康档案一并保存。

7. 护理制度

（1）护理人员热情主动为社区患者服务，认真执行医嘱，及时上门进行各项治疗和护理工作。

（2）护理人员上门服务，要关心体贴患者，应取得患者及家属的配合，并指导患者及家属做好力所能及的日常生活护理。

（3）执行医嘱和进行各种治疗时，应仔细核对，按照护理操作常规进行各项治疗护理，以免发生差错。要严格执行无菌操作，并向患者及其家属交代注意事项和出现问题的处理方法，以防意外，必要时要增加上门巡视次数。

（4）上门进行家庭治疗和护理，应仔细观察患者病情和心理变化，发现问题应及时通知主管医师进行处理，并配合家属做好患者的心理护理与康复。

8. 消毒隔离和疫情报告制度

家庭病床工作应严格执行消毒隔离制度，对使用器械应按消毒灭菌原则处理，对传染病要按照《传染病防治法》规定，及时登记做好疫情报告，并采取必要的保护措施。

9. 人员管理制度

（1）医生管理　对家庭病床科的医生应实行准入制，即必须具有大学本科及以上学历经2年以上住院医师岗位的培养与锻炼，再经短期的社区家庭病床服务机构培训后，才能在社区从事家庭病床的诊治工作。医生实行分级负责制，分管的医生对所管的患者负责日常查床工作，必要时由上级医生负责进一步会诊，以便完善治疗方案，提高家庭病床的质量。

（2）护士管理　家庭病床的护士也应规定准入条件，即必须是全日制普通中专教育专业的护士，具有2年以上的临床护理工作经验，接受过地（市）以上卫生行政部门组织的社区护士岗位培训合格的人员，身心健康，品德优秀，知识丰富，具有独立开展社区护理工作能力。

10. 考评和奖惩制度　对于社区卫生人员的管理，应根据有关规定并结合实际情况制定考核标准和管理制度。具体考核内容包括：

（1）工作数量　包括规定建床业务完成情况、巡视次数，治疗护理次数等。

（2）服务质量　包括医疗、护理工作作风、服务态度、遵守规章制度及劳动纪律情况。

（3）工作质量　包括工作态度、取得的效益、居民满意度和社区评价等，按月、季、年进行考核评价。奖励要体现按劳分配、多劳多得、奖优罚劣的原则，不搞平均主义，奖罚要结合考核进行，充分调动社区医护人员的工作积极性。

11. 社区家庭病床服务风险管理　社区家庭病床风险管理是当前社区卫生服务管理的重要内容，在社区卫生服务出现或发生缺陷后，分析失误的原因，要加强风险管理，这也是当前社区卫生服务管理工作中正在探讨的问题。社区家庭病床服务中"专业行为过失"的因素相当广泛，如果在"专业行为过失"方面的防范工作做得比较好，不但许多医疗差错和医疗事故可以避免，而且许多与家庭病床患者或家庭发生的纠纷能够得到有效的控制和解决。重视社区家庭病床医疗安全管理，规范社区家庭病床服务管理，完善社区家庭病床必要的抢救设备，采用信息化管理手段，规范管理程序，制定发生医疗纠纷时应急处理措施，能把社区家庭病床的风险降到最低限度。

12. 家庭病床协议　社区医生、社区护士与患者或家属之间签订的协议，主要目的是明确医患（包括其家属）双方应承担的责任和义务，作为相互监督和落实责任的法律依据。同时，也是社区医生、社区护士自我保护的必要手段之一。家庭病床协议书格式见表4-2。

表4-2　家庭病床协议书

为了解决患者的疾苦，提供及时、便捷、廉价和连续性上门服务，经患者及其家属的申请，特为患者建立家庭病床，提供家庭治疗服务，双方达成协议如下：

1. 患者姓名_____性别_____年龄_____住址_____

   诊断_____提供服务内容_____

2. 医务人员向患者及其家属交待患者的病情、家庭治疗方案和家庭病床注意事项。

3. 医务人员严格遵守有关医疗法律与法规和技术操作规程。

4. 按家庭病床建床标准建立家庭病床。

5. 医务人员提供适宜的医疗护理技术为患者治疗疾病。

6. 按武汉市医疗卫生局物价局制定的家庭病床收费标准收取建床费、出诊费和治疗费等费用。

7. 对患者进行家庭静脉输液时，应签订协议书。

8. 家庭病床患者如经治疗病情不缓解和病情加重时，应转上级医院治疗。

9. 其他：

此协议一式两份，签字后生效。

建床医生签字：　　　　　社区护士签字：　　　　　患者及其家属签字：

　　年　月　日　　　　　　年　月　日　　　　　　年　月　日

第四节　家庭护理

> 家庭护理提高生活质量，实现生命价值

案例

女，55岁，是小学教师，刚退休。父亲78岁，瘫痪卧床1年多，生活不能自理，由女儿照顾护理。社区护士从家访的现场观察中发现：患者下肢有部分活动能力，就指导患者重新认识自身的能力，得到患者的配合，并对患者进行康复护理和指导，让患者做力所能及的事情，家庭护理让这个家庭找回"痛并快乐着"的滋味。否则，长此以往很容易导致护理者（女儿）患病，造成无人承担护理患者和料理家务的工作，影响家庭的正常生活。

思考：

1. 作为社区护士应如何指导病患及家属进行家庭护理，提高生活质量呢？

2. 熟悉家庭护理内容后，如何进行家庭护理的操作呢？

为适应我国社区医疗服务和老龄化社会的发展需要，结合目前医疗服务的现状，许多患者有病愿在家里进行治疗、调养和康复，这样既省去医院看病的劳顿，又得到家庭成员温馨的照顾，许多医院也开展了到家里进行医疗服务的业务，这一趋向已成为时尚。家庭护理是以家庭为服务对象，以家庭护理理论为指导，以护理程序为工作方法，充分利用家庭及社区资源，鼓励家属积极参与，发挥家庭最大的健康潜能，确保家庭健康的一系列护理活动。其目的是为整个家庭提供健康护理服务。

一、家庭护理的概念

家庭护理是护理的一个组成部分，是对患者实施非住院护理的方法。家庭护理与临床护理从形式上和护理质量上有一定的差异，从患者的角度看，患者会产生亲切和信任感，产生相互支持、相互依赖的情感，提高患者的生存质量。具体来说，家庭护理的内涵是社区护士以患者、亚健康人和健康人为中心，以家庭为单位，以护理程序为框架，在护理对象的家中为其实施身心方面的整体护理。同时，也可作如下解释：家庭护理即是对需要连续照顾的患者及其家庭，能在自己居家环境中，得到连续性、综合性、专业性的健康护理服务。

二、家庭护理的特点

家庭护理服务的对象是以慢性病患者、残疾人、高龄老人和临终患者为主，需要长期或在一定时期内的开展连续性护理，这种护理的服务不仅是局限在技术性的护理措施上，还有维持和提高家庭的健康水平及自我保健功能。家庭护理有以下几方面特点：

（一）服务地点

家庭护理实践的地点可在不同场所进行，如在家庭、护士的办公室、或家庭认为合适的地方。

（二）服务对象

家庭护理实践的重点是家庭中的个体、家庭单位和家庭群体。护士既可为有护理要求的家庭成员服务，也可为单个家庭和具有相同问题的一组家庭服务。

（三）服务目的

家庭健康护理的主要目的是帮助家庭获得高水平的健康，预防家庭成员患病，和维持家庭正常的功能，主要是促进和保护家庭健康。

（四）服务内容

家庭健康护士要帮助家庭适应急、慢性疾病以及各种原因所致的家庭结构和功能的改变。

（五）无偿或有偿

家庭健康护理实践既可以是自愿的、独立的、无偿的福利性服务，也可是各专业合作的，有偿的商业服务。

（六）服务长期性

在急诊护理后，护士与家庭的关系通常持续较长时间。住院主要医治急性病症，且时间短。在急性病症得到控制后，患者就回到家中，余下的护理问题应是家庭护士和社区护士帮助解决，而且所需时间较长。

（七）评估复杂性

评估不仅包括个人评估，还包括对整个家庭的结构和功能、发展任务、健康行为方式、健康状态、生活方式和心理社会变化等进行评估。

（八）角色关系

在制订家庭干预计划和做出决定时，护士是家庭的伙伴。家庭应参与计划和决定过程，并与护士就家庭健康计划和决定达成一致意见。

三、家庭护理的内容、等级与操作程序

为提高社区家庭护理的质量和疾病的治愈率，使家庭护理更具有针对性、典型性，加强重点，突破难点，家庭护理中要根据患者的病情和需要，制定护理等级。护理等级是贯彻家庭护理全过程的评价和管理的重要依据，并依此作为患者或家属对护士服务及收费评价的可行性指标，使家庭护理中的各项护理操作均有章可循，有据可查。

（一）家庭护理的内容

1. 基础护理技术 根据病情需要测T、P、R、BP并记录，保持各种管道通畅，准确记录出入量，当日小结。掌握患者的诊断、病情变化、化验结果、治疗、饮食、护理措施。家庭基础护理要求做到："六洁"（即口腔、脸、头发、手足皮肤、会阴、床单清洁）、"五防"（即防褥疮、防直立性低血压、防呼吸系统感染、防交叉感染、防泌尿系感染）、"三无"（即无粪、无坠床、无烫伤）、"一管理"（即膳食管理）。必要时家中要备急救药品、器材，用物要定时更换、消毒，严格执行无菌操作规程。同时，实施护理计划中的基础护理、各项治疗、病情观察等均要进行笔录，以备查询（表4-3）。

表4-3　家庭基础护理表

基础护理

护理等级：家庭1级护理（　　　）、2级护理（　　　）、3级护理（　　　）

护理方式：社区卫生服务中心站

家庭访视（定期随访）

家庭护理（一次以上的连续性护理）

环境要求：温度、湿度、声、光

饮食要求：

基本饮食：

普食（　　　）、软食（　　　）、少食多餐（4~5次/天）（　　　）

流食：全流（　　　）、半流食（　　　）、禁食　　　天

营养膳食：

平衡膳食：无糖（　　　）、低脂（　　　）、低盐（　　　）、低蛋白（　　　）

高蛋白（　　　）、高糖（　　　）、素食（　　　）

续表

食欲：

正常增加（　　　）　　　亢进（　　　　）

下降/厌食（　　　）

咀嚼困难：无　有　原因　　持续时间

吞咽困难：无　有　固体（　　　）、液体（　　　　）、原因：　　持续时间：

睡眠/休息形态：　方式：　时间安排：

安全保障：

个人卫生（六洁）：

口腔（　　　）、头发（　　　）、手足（　　　）、皮肤（　　　　）、会阴（　　　　　）、床单（　　　　　）

体位安排：卧位（　　　　）、半卧位（　　　　）、侧卧位（　　　　）、引流位（　　　　　）

运动方式安排：床上（　　　）、室内（　　　）、户外（　　　）

运动时间：

运动前脉搏：　次/分　　运动后脉搏　　次/分

对家属及看护人员的要求：

---

2. 专科护理技术

（1）呼吸系统疾病的专科护理技术　如呼吸训练技术、节省体力技术、吸入式给药技术、有效排痰技术等。

（2）心脑血管疾病的专科护理技术　包括运动疗法、饮食控制、心理疗法、放松技术、植入心脏起搏器的自我护理技术等。

（3）糖尿病的专科护理技术　如饮食控制、运动疗法、胰岛素注射技术、血（尿）糖监测技术，还有皮肤护理、足部护理技术等。

（4）神经系统疾病的护理技术　步行锻炼、语言训练、运动功能康复、脑卒中患者的康复和社会转归等。

（5）泌尿系统的护理技术　腹膜透析、血液透析、动（静）脉分流导管的护理、留置导尿管护理等。

（6）肿瘤专科护理技术　更换气管套管、胃造瘘喂饲及胃造瘘管的护理、乳房切除术后手臂综合训练、造口袋的更换方法等。

（7）骨折专科护理技术　夹板固定和石膏固定的技术以及各种牵引技术等。

（8）妇产科专科护理技术　会阴擦洗、会阴坐浴，阴道上药、产褥期和乳房护理等。

（9）儿科专科护理技术　臀红的护理、拍背法等。

（10）家庭常用消毒、隔离技术　煮沸消毒、日照消毒、化学消毒剂的使用以及常用的隔离技术等。

3. 健康教育与指导　教育患者及家属提高对健康的认知，使家庭成员能承担对患者照顾的责任。指导患者尽可能采取自我护理，教会家属一般护理技术，熟悉一般卫生知识与膳食指导。

4. 协调与咨询服务　协调、沟通、调动各类资源，提供与患者有关的资料，提供医疗、康复、心理咨询服务，帮助患者尽可能居家治疗，居家实现康复。

（二）家庭护理等级

1. 一级家庭护理　根据病情和患者的需要制定出确保患者健康、安全的护理计划。一级家庭护理一般每周3～5次或1次/天。在实施一级护理的全过程中要指导并协助家属做到以下几点：

（1）整体评估　内容包括循环、呼吸、神经系统、运动、智力、心理、日常生活能力等，整体评估可用各种量化的表格进行测试和检查记录。

（2）健康教育　指导患者自我护理，提高自我护理能力，纠正不良的生活习惯，协助患者维持身心平衡，使其在生理、心理各方面都处于接受治疗和管理的最佳状态，避免有害的应激源造成的不良影响，达到维护健康、预防疾病、促进康复的目的。

（3）安全管理　主要是用药安全，即用药间隔、药物配伍、药物与食物等；其次是环境、用餐、夜间、外出安全等，并指导患者安全、有效、省力地完成日常生活与活动，防止意外和各种损伤。

（4）保证"六洁"的实施　洗头、洗澡每周不少于1次（视病情而定）。洗后要有皮肤护理措施，防止皮肤瘙痒，并剪指（趾）甲（可视病情和需求增减）。

（5）保证"五防"、"三无"的实施　确保患者治疗过程中健康、安全、有效。

（6）保证"一管理"的实施　饮食要视病情需要、患者营养需求、个人口味和

饮食习惯而定，同时还要考虑患者的经济条件，协助患者或家属制定合理的膳食配方。

2. 二级家庭护理　根据病情和患者存在的问题，指导和教会患者及家属做好皮肤护理、口腔护理、肠道护理、膀胱护理等单项护理工作中的具体操作和注意事项，指导患者及家属会观察患者的生命体征，随时检查患者的遵医行为，如医嘱、护嘱和服药执行情况等。二级家庭护理一般为每周1～2次或隔日1次。

3. 三级家庭护理　根据病情需要观察生命体征并记录，检查遵医行为，如服药情况等。三级家庭护理一般是每周1次或根据患者的需要而定。

（三）家庭护理的操作程序

1. 家庭护理操作准备

（1）物品准备及其要求　根据操作项目不同，确定不同家庭护理操作所需物品。

①物品、器材　各类药品专人领取，不同种类的药物采取不同的领取、保管方法，按有效期先后次序，定位放置，妥善保管，有计划地使用，避免浪费。各类物品、器材等定期清洁、整理，并做好领发、使用记录。②使用规范的家庭访视记录、患者评估表及护理记录。③严格按照发生的护理操作和物价部门的规定收取费用。④预防感染　对社区发现的感染因素及其途径，及时寻找原因，提出预防措施。

（2）无菌操作准备　包括患者、环境、物品的准备，其中环境的准备应按操作的种类和家庭实际情况而定，因一般换药与特殊换药对环境的要求则不同，有些准备工作需在前一天做好，而操作者及用物准备，可按医院内操作执行。

（3）有菌操作前的准备　操作前应提前将需要消毒和销毁物品的容器备好，以备操作后及时放入，避免污染患者的居住环境。

（4）操作后的用物处理　应有专供浸泡消毒或放置污染物的容器，以备到医院内按规定进行消毒处理，不得污染患者住所的排水管道。

（5）患者准备　治疗前一日应告知患者的准备事项，如皮肤的准备要和患者或家属讲清，以求得其支持和理解。

2. 家庭护理的操作

（1）查对　操作前，对已经将药品取到家中进行治疗的患者，可与患者或家属详尽核实，核实后进行登记、签名，然后执行；对医院内由护士负责取药或需要治疗的患者，要经由第二名护士进行核实，核查无误后方可用于家庭护理，但在使用前仍需进行再次查对和核实，登记签名后方可执行。

（2）记录和整理　对治疗过程中的各种情况，如药物治疗效果、伤口情况、患者主诉、病情变化等，均应在治疗结束后进行记录、整理，并进行简要的总结，以备查询和后面工作的参考。

（3）工作安排及准备　对于需要进行下一次治疗的应根据医嘱或需求安排下一次工作。但事先与患者或其家属进行沟通以便得到支持和帮助，为下次工作提前做好准备，以节省时间，提高工作效率。次日工作安排应在固定表格记录，在执行表格处签字。

3. 医疗护理风险的防范

（1）核对制度与控制差错　建立表格式病案管理办法，将所有家庭评估在内的家庭护理活动全部在正式表格内准确填写，一式两份，不得涂改，分别保存于患者、护士处。

（2）医疗安全保护与协议的建立。

4. 护理质量保证　家庭护理质量管理中的评价主要涉及患者、护士和管理层三方面内容，通过三个主要层面全面评价社区护理工作质量。

（1）患者对家庭护理的满意度。

（2）物品器械的完好率　各类治疗器材，用物齐全，排列有序，标记清楚，分类保管，专物专用；定期检查、维护及保养，保证使用方便，完好率100%。

（3）控制目标　急慢性疾病治疗、控制率，以回顾性评价数据作为当年对照指标，制定控制目标。

（4）评价指标　使用问卷调查方式来评价慢性病患者健康教育的效果，近期效果评价以教育前后知晓率作为评价指标。

（5）准确记录　典型案例收集、存档，并进行专题讨论，必要时组织护理会诊；护理查房可根据家庭访视提出查房及评估意见，定期检查上述各项工作记录。要求记录完整、准确、无疏漏。

（6）双向转诊　临终患者及高龄老人护理要做好双向转诊记录。

四、安全保障与协议的建立

（一）安全防范措施

1. 对可能发生的危险保持警觉　建立安全防范制度与安全措施，保护护士及他人免受伤害。如有安全隐患或危险，及时向上级主管部门和单位领导进行汇报情况或对危险的预测并提出建议，以保证工作环境安全。

2. 安全知识培训　安全知识培训的目的是预测突发性事件，提高识别能力，保护护士。

（1）评估前发现或怀疑患者有暴力倾向等危险时，护士应及时与上级主管部门联系，以便寻求帮助或更好的解决办法，避免发生意外，保护护士自身安全。

（2）护士由于体力的原因难以承担对超重患者的照顾、护理时，应安排两位护士一同前往或寻求社区可利用的资源以便实现护理目标。

（3）遵守操作规程，正确执行无菌操作，严格消毒隔离制度，包括对注射器、尖锐器械及污物的处理等，预防感染的发生。

（4）如前往偏僻或不安全的地区开展家庭护理，应建立特殊的安全防护制度和具体应激防护措施，以确保安全。

（5）在护理活动中，尽量避免损伤护理袋，出诊包过重时，应使用推车或其他工具，以物代劳，避免因劳损而增大安全隐患。

3. 其他问题　当社区护士独立对患者实施护理操作，现有技术和能力又难以应对复杂、高难技术时，应及时与上级主管部门或社区医院联系、汇报，请求技术援助，使患者身心免受再次伤害。

（二）安全保障协议

1. 目的　高危患者自愿申请在家庭内接受治疗和护理，或因某种原因不能住院的患者及临终患者，设立家庭病床时要与其家属签订安全保障协议。签订协议的目的，一是医患双方确保家庭护理过程中彼此人身、财物和设施的安全；二是护士根据患者的病情、发展、恶化等情况，向患者或家属做必要的病情交代，患者与其家属在知情的情况下给予护理工作一定的理解、支持，共同合作完成居家护理的各项活动。如临终护理时，将随着时间的推移，必然出现病情恶化并以死亡告终。为了避免医疗纠纷及其他难以预见的问题，签订安全保障协议是家庭护理工作中非常必要的一项安全管理制度。

2. 作用 社区护士与患者或家属间签订安全保障协议，主要目的是明确护士和患者或家属应承担的责任和义务，协议书既可对双方起监督和约束作用，又是处理医疗事故与纠纷的重要法律依据。

3. 家庭输液协议书 本协议书一式二份，分别保存在护士与患者处。家庭静脉输液协议书格式见表4-4。

表4-4　家庭静脉输液协议书

根据患者及其家属要求，我单位指派医务人员在患者家中为患者作静脉输液治疗。为了避免发生不必要的医疗纠纷，就家庭静脉输液治疗达成如下协议：

1. 家庭静脉输液治疗具有一定的风险性，常见的不良反应包括输液反应（含迟缓反应）、过敏性休克、局部刺激、出血或感染等。医务人员将严格执行技术操作规程，将风险降至最低程度。

2. 根据有关规定，医务人员将在输液穿刺完毕观察30min后方可离开患者家庭，无法在输液过程中全程守护，患者必须有成年家属陪伴。

3. 如果患者在输液过程中出现心慌、憋气、寒战、局部皮下血肿或组织水肿等情况，请患者及其家属立即停止输液，并及时与医护人员联系。

4. 在输液过程中，患者及其家属不得自行调整输液速度（滴数），以防止因输液速度过快而出现心力衰竭或其他问题。

5. 医务人员应向患者及其家属交代家庭静脉输液注意事项和联系方式（包括电话）。

6. 患者静脉穿刺时间：　　年　月　日　时　分

医务人员离开时间：　　年　月　日　时　分（按北京时间24小时制）。

此协议一式两份，签字后生效。

某某单位医务人员签字：　　　　　　　　患者及其家属签字：

年　月　日　时　分　　　　　　　　　　年　月　日　时　分

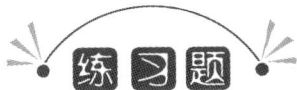

练习题

一、A₁型题

1. 社区护士在制定家庭护理计划时应遵循的原则是（　　　）

A. 以护士的建议为主　　　　　　　　B. 以家庭决策者的意见为主

C. 注重家庭健康问题的普遍性　　　　D. 家庭与保健人员共同参与

E. 以社区医生个人意见为主

2. 在我国最多见的家庭类型是（　　　）

A. 单亲家庭　　　B. 夫妻分居的婚姻家庭　　　　　　C. 主干家庭

D. 核心家庭　　　E. 丁克家庭

3. 为什么把家庭看作为社区护理的基本单位？（　　　）

A. 独立的家庭比较好管理　　　　B. 因为家庭成员的健康问题互相影响

C. 容易制定社区护理目标   D. 家庭是提高社区健康水平的基础

E. 家庭是温馨和睦的港湾

4. 不符合健康家庭的说法是（   ）

A. 发挥家庭的整体功能   B. 家庭成员妥善处理家庭各阶段的发展任务

C. 家庭中各成员健康之和等于家庭整体的健康

D. 家庭很好地利用社会资源   E. 热爱生活、团结融洽的家庭

5. 下列哪项不属于家庭内在结构的描述（   ）

A. 家庭角色   B. 义务和责任   C. 家庭权利

D. 沟通方式   E. 家庭价值系统

6. 哪项不是家庭健康护理评估相关性内容（   ）

A. 家庭各发展阶段发展任务中的危机   B. 家庭居住的社区

C. 家庭日常生活能力和应对问题的能力

D. 家庭成员交流方式和方法   E. 家庭内在结构

7. 对家庭健康护理错误理解的内容是（   ）

A. 帮助减轻由家庭健康问题引起的精神负担

B. 促进家庭成员负责平均承担经济负担

C. 促进家庭充分地利用社会资源   D. 挖掘家庭的潜在能力

E. 家庭具有主观能动性

8. 与应对家庭健康问题能力不相符的是（   ）

A. 家庭成员的角色分工   B. 社会地位

C. 家庭成员间的人际关系   D. 收入分配方式

E. 消费的方式

9. 家庭健康护理中最重要的护理说法是（   ）

A. 以家庭患者为单位的护理   B. 以家庭成员为单位的健康护理

C. 以家庭为单位的健康护理   D. 筛查和指导家庭计划生育对象

E. 护士帮助家庭获得健康

10. 最需要社区护士帮助的家庭是（   ）

A. 对社区会造成较大危害的家庭   B. 自己无法解决问题的家庭

C. 对社区不会造成大危害的家庭   D. 对家庭成员有较大影响的家庭

E. 离异家庭的不和谐

11. 家庭护理中健康问题的决策者是（   ）

A. 全科医师   B. 社区护士   C. 社区卫生服务工作者

D. 家庭自己   E. 卫生与计划生育管理部门

12. 由父母、已婚子女及第三代人组成的家庭称之为（   ）

A. 联合家庭   B. 扩展家庭   C. 主干家庭

D. 核心家庭   E. 三好家庭

13. 在制定家庭健康护理计划中错误的做法是（   ）

A. 有家庭的共同参与

B. 与其它医务工作者合作，有效利用资源

C. 有相同健康问题的家庭实施护理援助的方法不尽相同

D. 当计划与家庭成员的价值观念冲突时，以护士的专业意见为准

E. 建立切合实际的目标

14. 判断健康家庭中角色功能不正确的是（　　　）

A. 家庭成员的角色能满足家庭需要

B. 当家庭遇到问题时，家庭成员能自行调整家庭角色

C. 家庭角色功能应符合社会规范，能被社会接受

D. 家庭对任意角色的期望都是一致的

E. 家庭对心理健康有影响

15. 家庭健康护理评估中资料收集不当的是（　　　）

A. 家庭生活周期各阶段的发展任务和危机

B. 在社区的健康指标中获得家庭健康问题

C. 家庭日常生活能力和应对问题的能力

D. 家庭结构与功能的相关资料

E. 要收集病历、其他记录和文献等

16. 以下家庭类型中错误的说法是（　　　）

A. 由父母、已婚子女和第三代人构成的家庭是直系家庭

B. 父母及未婚子女组成的家庭是联合家庭

C. 夫妻分居家庭是婚姻家庭

D. 继父母家庭属于婚姻家庭

E. 双收入、无子女的家庭即是丁克家庭

二、A₂型题

1. 在开展社区护理时，白女士诉其患内痔多年，经常便秘。护士对她的健康指导中，不妥的措施是（　　　）

A. 鼓励多喝水　　B. 多食水果蔬菜　　C. 坚持每日定时排便

D. 每日服用泻药　　E. 坚持适当体育活动

三、名词解释

1. 健康家庭

2. 家庭访视

3. 家庭病床

4. 家庭护理

四、填空题

1. 在我国常见的家庭类型主要包括以下六种：核心家庭、＿＿＿、＿＿＿、＿＿＿、＿＿＿、

_____。

2. 家庭基础护理要求做到：六洁（即_____、_____、_____、_____、_____、 ）、五防（即防_____、防、_____、防_____、防_____、防_____）、三无（即无_____、无_____、无_____）、一管理（即_____管理）。

五、问答题

1. 家庭访视的目的是什么？种类有哪些？

2. 家庭病床的建床、撤床标准是什么？

3. 简述家庭护理的特点和内容有哪些？

（廖烨纯）

社区健康教育与健康促进

要点导航

◎ **学习要点**

1. 掌握社区健康教育的方法、技巧和主要形式。
2. 掌握社区健康教育计划的制定。
3. 熟悉社区健康教育的概念、对象、内容和步骤。
4. 熟悉健康促进的主要内容。
5. 了解健康教育的概念，社区健康教育的原则。
6. 了解健康促进的概念和活动领域。

◎ **技能要点**

能在社区卫生工作中进行社区健康教育计划的制定、执行和评价。

第一节　健康教育概述

投入少、效益高的保健措施

案例

　　某社区护士在建立健康档案过程中发现其辖区居民的高血压患病率为28%，同全国平均水平16%相比患病率高出12%。通过与社区居民交谈和去有高血压患者家庭访视得知：该辖区多数居民喜欢吃咸食，对高血压疾病相关知识了解不够，缺乏自我保健意识和自我保健知识。

　　该社区人口分布特点：居民分布处于贫富两极。

　　1. 新建高层住宅居民多数为公司的白领阶层和企事业单位的主要骨干力量，他们收入可观，但工作繁忙，无暇顾及自己的身体状况。

　　2. 老街区居住的多数为拆迁户和下岗工人，老年人口多，收入低，生活压力大。

　　思考：作为社区护士应如何对该社区人群进行健康教育？

社区健康教育与健康促进是社区卫生服务的重要组成部分，是提高社区居民自我保健能力和健康素质的根本措施。大力开展社区健康教育，促使人们养成良好的行为与生活方式，为社区健康目标服务，是我国卫生保健事业的一个重要组成部分。

一、健康教育的概念

健康教育是指通过有计划、有系统、有组织的社会活动或教育活动，促使人们自觉地采纳有益于健康的行为和生活方式，消除或减轻影响健康的危险因素，从而达到最佳健康状态。健康教育的核心是教育人们树立健康意识，养成良好的健康行为和生活方式，保护和促进个体和群体的健康。

健康教育是一个"知（识）、信（念）、行（为）"的过程，是一个连续不断的学习过程。健康教育的重点应放在帮助社区人群建立健康行为上。例如，要使吸烟者戒烟，首先需要使吸烟者了解吸烟的危害、戒烟的好处以及如何戒烟的知识，这是改变吸烟行为的基础。具备了相关知识，吸烟者进一步建立吸烟有害健康的正确信念，在信念的推动下，才能下定决心改变吸烟行为，最终放弃吸烟。所以，要使知识转化为行为改变，是一个漫长而复杂的过程。

社区健康教育是以社区为单位，以社区人群为教育对象，以促进社区健康为目标，而开展的有目的、有计划、有组织、有评价的健康教育活动，通过在社区开展不同人群和形式的健康教育，使社区居民树立健康意识，关注自身、家庭、社区和社会的健康，达到预防疾病、促进康复、提高生活质量和健康水平的目的。

二、健康教育的目的、意义与任务

（一）健康教育的目的

健康教育的目的是通过普及健康知识，树立健康意识，改变不良的行为和生活方式，预防疾病，促进健康，提高生活质量。

（二）健康教育的意义

1. 健康教育是社区疾病预防、控制和干预的重要方法　随着社会进步和经济的发展，疾病谱发生根本变化，目前威胁人们健康的主要疾病已不再是传染性疾病和营养不良，而被一些慢性疾病，如心脑血管疾病、恶性肿瘤、糖尿病等所取代，这些疾病的发病多与不良的行为和生活方式有关。通过健康教育，可以促使人们自觉采纳健康的生活方式，降低危险因素，预防疾病的发生，促进健康。

2. 健康教育是一项投入低、效益高的保健措施　健康教育促使人们改变不良的行为和生活方式，减少或消除自身制造的危险因素，从而降低有关慢性疾病的发病率与死亡率，减少医疗费用，这是一项投入少、效益高的保健措施。美国疾病控制中心的研究曾指出，如果美国男性公民膳食合理、运动量适宜、不吸烟和不过量饮酒，其平均寿命有望延长十年，而美国每年用于临床医疗的投资数以千亿计，却难以使全国人均期望寿命延长一年。

3. 健康教育是提高社区居民自我保健意识的主要渠道 自我保健是人们为维护和增加健康、防治疾病，所采取的卫生行为及做出与健康有关的决定。健康教育可以增强自我保健意识，提高自我保健能力，使自我保健模式从"依赖型"向"自助型"发展。

（三）健康教育的任务

1. 主动争取和有效开发领导层 促进领导层转变观念，从政策上对健康需求和有利健康的活动予以支持，从而制定各项促进健康的政策。

2. 提高社区居民自我保健意识和能力 帮助社区居民了解不良生活方式对健康的危害，发展个人自控能力，改变不良行为和生活方式，使之在面临个体或群体健康相关问题时，能明智、有效地做出正确决策，主动实现自我保健。

3. 营造有益于健康的支持性环境 建立广泛的协作和支持系统，采取有效的预防保健措施，共同营造良好的生活环境和工作环境，降低医疗保健费用。

4. 促进社会文明建设 深入开展健康教育，引导社区人群破除迷信，摒弃陋习，养成良好的卫生习惯，提倡文明、健康、科学的生活方式，培养健全的人格，促进社会文明建设。

5. 加强健康教育研究 积极开展有关健康因素的科学研究，并将研究结果应用于社区，促进全民健康。

三、社区健康教育的对象

社区健康教育的对象是社区范围内的居民个体和群体。健康教育的对象不同，其教育的侧重点不同，为使健康教育内容更具针对性，可将社区居民分为以下四类：

（一）健康人群

健康人群由各个年龄段的人群组成，在社区占的比例最大。健康人群可能会认为疾病离他们很遥远，对健康教育持排斥态度。

对这类人群的健康教育主要侧重于卫生保健知识和良好生活方式的养成，定期体检和健康评估，提高其对常见疾病的预防，帮助他们远离疾病，增进健康，提高生活质量。

（二）具有致病危险因素的高危人群

具有致病危险因素的高危人群，主要指那些目前尚健康，但本身存在某些致病的生物因素或不良行为与生活方式的人群。致病生物因素主要指遗传因素，如具有高血压、糖尿病、乳腺癌等家族遗传史的人群，不良行为与生活方式指高盐、高糖、高脂饮食，吸烟、酗酒等。这类人群中可能会有一部分人因某种疾病的家族史而过分恐惧、焦虑，还有一部分人对自己的不良生活方式不以为然。

对这类人群的健康教育应侧重于预防性健康教育，帮助他们了解疾病相关知识，掌握自我保健的技能，学习疾病的早期自我监测，纠正不良行为和生活方式，消除患病隐患。

（三）患患者群

患患者群是指各种急、慢性疾病的患者，包括临床期患者、康复期患者、残障期患者和临终患者。

临床期、康复期、残障期患者渴望尽早摆脱疾病的困扰，恢复健康，对健康教育比较感兴趣。对这三种患者，健康教育应侧重于治疗、康复知识的教育，以帮助他们积极配合治疗，自觉康复训练，从而减少残障，促进康复。

对于临终患者，应帮助他们正确对待死亡，平静、安详地度过人生的最后旅程。

（四）患者家属及照顾者

患者家属及照顾者与患者的接触时间最长，他们的言行对患者的身心健康起着十分重要的作用。然而，他们中部分人可能会因为缺乏护理的基础知识，或因长期护理而产生心理和躯体上的疲惫感，甚至厌倦，从而影响患者的治疗和康复。因此，对他们进行健康教育是十分必要的。

对患者家属及照顾者，健康教育应侧重于疾病相关知识、自我监测技能及家庭护理技能的教育。

四、社区健康教育的方法与技巧

（一）社区健康教育的方法

在社区健康教育中，选择何种教育方法使教育的内容得到恰如其分的表现，达到预期的教育效果是至关重要的。常用的社区健康教育方法有以下几种：

> **考点提示**
>
> 社区健康教育的方法。

1. 语言教育法　是通过面对面的口头语言，有技巧地讲解健康教育的知识，增加社区居民对健康知识的认识，是健康教育最基本最主要的一种方式。包括口头交谈、健康咨询、专题讲座、小组座谈、报告、演讲等。

2. 文字教育法　是以文字或图片为工具，将健康教育知识制作成报纸、宣传卡片或卫生手册等，用简明、生动、形象的文字使社区居民更易接受和掌握，从而达到健康教育的目的。包括卫生标语、传单、手册、墙报或专栏、报刊或画报等。

3. 形象化教育法　是以各种形式的作品直接作用于人的视觉器官，常有图片、照片、标本、模型、示范、演示等。其特点是直观性、真实性强，如身临其境，印象深刻，从而加强健康教育的效果。

4. 视听教育法　是利用广播、电视、电影等大众性传媒手段，以及投影、幻灯、VCD、录音带、录像带等电化教育手段开展教育工作，方法先进，操作简便。

> **直通护考**
>
> 社区健康教育方法中，不属于语言教育法的方式有（　　）
>
> A. 讲座　　B. 交谈　　C. 演讲
>
> D. 座谈　　E. 录音
>
> 参考答案：E

5. 网络、短信教育法　是指通过互联网和手机短信进行健康信息传播的一种方法。它通过文字、声音、图像，不但发挥视听并用的优势，又具有直接的、交互式的交流，其信息量大，资源丰富，传播速度快，教育效果好，随时为居民提供各种健康保健服务，同时，能有效节约教育成本，是以上各种健康教育方法的全新延伸和全面整合。

（二）社区健康教育的技巧

1. 开发领导层，争取社区力量的支持，创造良好的环境氛围　社区健康教育涉及的范围广，部门多，所解决的问题不仅是医学问题，更是一个社会问题，仅靠卫生部门是不能完全解决的。因此，积极开发领导层，获得当地政府的政策和环境支持，借助社区各方力量，动员社区成员积极参与，培养社区成员的主人翁情感，充分发挥主观能动性，可提高健康教育成效。

2. 注重信息传播技巧　健康教育的重点是各种健康信息的有效传播，信息传播的基本方式包括听、说、读、问、表情、动作等，每种传播方式都有一定的技巧，技巧运用的好坏、时机把握的适当与否都直接影响到传播效果。作为健康教育者，应熟练掌握语言技巧，如目标明确、关注对方、语速适中、通俗易懂、适当重复、注意反馈、适当使用辅助材料；同时恰当运用非语言传播技巧，如仪表大方、注意面部表情和肢体动作，根据教育对象的反应，随时调整内容、进度、语调和语气，以及从中展现出来的良好个人素养等；此外，还有提问的技巧、反馈的技巧、组织讨论的技巧等，都对健康教育效果起良好的促进作用。

3. 学习内容安排符合教育基本规律　学习内容从易到难，从具体到抽象，从部分到整体，循序渐进，注重理论与实践相结合，在理论的基础上适当安排实践环节，促进知识和技能的掌握和有效运用；一次教学内容不宜安排过多，学习多少，消化多少；消化多少，更新多少，有利于学习者对知识的理解和吸收。

4. 教育形式多样化　社区人群中的人口学特征多样，可利用的资源条件亦大相径庭，健康教育者在进行健康教育时要根据实际情况，就地取材，注意教育形式的多样化，对一些特殊群体更应采用直观、形象、声形兼备、图文并茂的教育方式。即使是相同的教育内容，对不同的教育对象也应采取不同的教育方式，以取得最佳教育效果。

5. 重视健康教育信息的反馈　健康教育者应对健康教育活动适时进行调查评估，重视反馈信息，根据反馈不断完善健康教育的内容、方式和方法等。

第二节　社区健康教育的原则、内容与形式

确保健康教育的效果和质量

开展社区健康教育，不但要遵循一般的教育学原则，还要考虑到社区的多层次性和社区居民的复杂性，因此开展健康教育时应遵循一定的原则，选择适当的教育形式，使教育的内容得到恰如其分的表现，以确保健康教育的效果和质量。

一、社区健康教育的原则

社区健康教育是一种特殊的教育，在实施过程中，应遵循以下原则：

（一）科学实用的原则

社区健康教育要注意教育内容的科学性和实用性。社区教育者应不断提高业务水平和能力，掌握学科前沿发展动向，及时向社区居民传播科学、先进、实用的预防保健知识，确保观点正确、事实确凿、数据可靠。

（二）因人施教的原则

由于受年龄、性别、职业、文化、健康状况等因素影响，学习者对教育内容的接受能力也不尽相同。健康教育者应在调查研究和全面评估的基础上，针对社区居民的疾患状况、不良生活习惯及行为，进行有选择的、因地制宜的健康教育活动，因人施教。

（三）学习效果累积原则

学习是一个循序渐进的过程，在安排教育活动时，要按照不同人群的认知水平、认识规律和实际需要，区别轻重缓急，由简单到复杂，由局部到整体，循序渐进，逐步深入，整体推进，以达到良好的教育效果。

（四）多重目标原则

社区健康教育目标是使学习者的知识、态度及行为发生改变。为了达到这一目标，教育者不仅要考虑到学习者的自身因素，还应考虑家庭、社会等支持系统对学习者的影响，同时还应考虑到学习者以往的学习经历和学习能力，以帮助学习者养成良好的行为习惯。

（五）多样化原则

由于社区居民存在文化层次的不同，接受知识能力的差异，在进行健康教育活动中，应灵活选用教学方法，设计各种教学活动，采用通俗易懂的语言及居民喜闻乐见的方式开展活动，如形象化教学、患者现身说法及图片展览、墙报等，以保证教育内容能准确地被教育对象理解、接受和掌握，以提高知识传播的效果。

（六）依靠群众的原则

健康教育是全民性的教育活动，必须广泛发动社区少年儿童、青壮年、老年人等不同年龄和职业的居民参与。紧密依靠社区内各级各类群众性团体，如工会、妇联、共青团、志愿者协会、红十字会等，挖掘和利用社区内一切可能的教育资源，使健康教育工作取得更好的效果。

二、社区健康教育的内容

社区健康教育的内容一般按两种方法进行分类：一种是将人类生命周期分为三个阶段，然后根据各阶段的主要特点和需求提供相应的健康教育；另一种是按健康教育的内涵分类。

（一）人生三阶段的健康教育

1. 人生准备阶段的健康教育　人生准备阶段是指自胎儿期起，经历婴儿期、幼儿期、儿童期，至青春期的整个阶段。此阶段的健康教育主要是以如何促进生理、心理、智力及行为的正常发育和全面发展为核心内容，如孕前检查、孕期自我保健、婴幼儿期喂养的意义和方法，婴幼儿早期语言与动作发展、儿童期预防保健知识、青春期性知识的教育等。

2. 人生保护阶段的健康教育　人生保护阶段是指成人至老年之前的阶段，此阶段的健康教育以35～60岁的人群为重点。因此，本阶段的健康教育内容主要是以如何预防常见疾病和如何顺利渡过成年期特殊生理阶段为主。如常见疾病的预防与保健知识、不良生活方式和行为对健康的危害、良好生活方式的养成、职业性危害的防范和更年期自我保健的方法等。

3. 人生晚年生活质量阶段的健康教育　人生晚年生活质量阶段是指自60～65岁起至死亡的整个阶段。此阶段的健康教育主要针对人体生理和心理的老化现象，围绕如何提高生活质量和维护身心平衡开展，如老年人营养与膳食、心理保健与娱乐指导，以及老年人常见病、多发病的自我保健和服药方法的指导等。

（二）不同内涵的健康教育

1. 一般健康教育　针对社区公共环境卫生、家庭与个人卫生、膳食与营养知识、健康与保健知识、计划生育和优生优育知识、心理保健、运动与美容美体等方面开展的健康教育，是社区居民最基本的健康教育内容。

📢 **知识链接**

❀ 亚健康的24种症状 ❀

当一个人的机体介于健康与疾病之间的边缘状态，临床检查无明显阳性体征，但机体各系统的生理功能和代谢活力降低，出现身心疲劳，创造力下降，并伴有自感不适症状，这种生理状态称为亚健康状态。

如果你有以下症状时，要留意了：浑身无力、容易疲倦、头脑不清爽、思想涣散、头痛、面部疼痛、眼睛疲劳、视力下降、鼻塞眩晕、起立时眼前发黑、耳鸣、咽喉异物感、胃闷不适、颈肩僵硬、早晨起床有不快感、睡眠不良、手足发凉、手掌发黏、便秘、心悸气短、手足麻木感、容易晕车、坐立不安、心烦意乱。

2. 特殊健康教育　针对社区特殊人群的健康需求和常见健康问题，开展身心成长与发育、疾病预防与保健、疾病治疗与康复保健护理、并发症防治、死亡教育等方面的健康教育，是社区特殊居民的健康教育内容。

3. 卫生法规教育　针对国家有关卫生管理及医疗卫生服务等方面的法规和政策的教育。如我国颁布的《中华人民共和国传染病防治法》、《中华人民共和国食品安全法》、《公共场所卫生管理条例》、《中华人民共和国母婴保健法》、《中华人民共和国水污染防治法》以及《突发公共卫生事件应急条例》等法律法规和医疗保险政策，以促进社区居民树立良好的道德观念，自觉遵守卫生管理法规，维护社会健康。

三、社区健康教育的主要形式

社区健康教育形式多种多样，应根据健康教育对象的特征和健康教育的内容选择适当的形式。一般分为个别指导、集体讲解和座谈会三种形式。

（一）个别指导

个别指导是一对一的健康教育，是最有效的一种健康教育形式，其特点是谈话自由，易于双方沟通，能根据需要进行，简便灵活，如对慢性肺气肿及肺心病患者讲解如何坚持做好呼吸功能的锻炼，对糖尿病患者讲解如何做好饮食治疗等等。

（二）集体讲解

集体讲解通常于事先制订出健康教育计划，确定讲授内容、时间、地点和讲授对象，并预先发出通知。讲授时根据社区居民的文化水平和理解能力，选择适当的表达方式，使他们能听得懂、能容易实施。每次讲完后留出时间让大家提问题、讨论、练习和示范，通过互动交流，活跃课堂气氛，使讲授者随时发现居民迫切需要了解的问题，受教育者提高参与意识，培养浓厚的学习兴趣，同时也可达到较好的指导效果。

（三）座谈会

将社区内具有相同特点的人群召集在一起，对本类人群关心的健康知识和内容进行宣教，如社区妇女健康保健知识等。

第三节　社区健康教育的步骤

社区健康教育是有目的、有计划、有组织的教育干预活动，其基本步骤与社区护理程序相似，分为社区健康教育评估、制定社区健康教育计划、社区健康教育的实施及社区健康教育效果的评价。

> **考点提示**
>
> 社区健康教育的步骤。

一、社区健康教育的评估

社区健康教育评估是指社区健康教育者通过各种方式收集有关教育对象的资料，了解教育对象对健康教育的需求，为开展健康教育提供重要依据。

（一）评估教育对象对健康教育的需求

教育对象对健康教育的需求受多种因素影响，健康教育者可以从六个方面收集资料，以确定教育对象对健康教育的需求。

1. 一般情况　包括姓名、性别、年龄、出生年月、民族、职业、经济收入、住房状况、学习条件及自然环境等。

2. 生理状况　包括躯体情况及生物遗传因素。

3. 心理状况　包括学习态度、学习动机及心理压力等等。

4. 生活方式　包括吸烟、酗酒、饮食、睡眠、性生活及运动等。

5. 学习能力　包括文化程度、学习经历、学习能力及学习方式等。

6. 医疗卫生服务资源　包括医疗卫生机构的地理位置及享受基本医疗卫生服务的状况等。社区健康教育的对象可能是个体，也可能是整个社区，可能是健康人群，也可能是久病卧床的患者。因此，应针对不同的对象采取不同的评估方法。常用的评估方法有直接评估与间接评估，直接评估包括观察、会谈、问卷调查等方法，间接评估包括查阅有关档案资料、询问亲朋好友等方法。

（二）确立健康教育需求的优先次序

教育对象对社区健康教育的需求可能不止一个，应根据健康教育需求的紧迫性、健康教育的有效性与可行性排列优先次序，在此基础上确定健康教育需求方面的诊断。

（三）确定教育对象的学习方式

为确保社区健康教育的质量，健康教育者应根据教育对象的学习能力及可能影响教育对象学习的各种资料，包括文化程度、学习经历、学习特点等，来确定教育对象的学习方式。

二、社区健康教育计划的制定

在对社区健康教育需求进行评估的基础上，制定社区健康教育计划。为使社区健康教育计划有效地实施，健康教育者应与其他社区卫生服务人员及教育对象共同磋商制定，以教育对象为中心制定计划。社区健康教育计划的内容包括以下两个方面：

（一）制定社区健康教育的预期目标

预期目标又称预期结果，是指执行计划后，期望能够达到的健康状态或行为的改变，它是效果评价的标准。目标有总体目标和具体目标两种，具体目标又叫做分目标。

1. 总体目标 总体目标是指理想的最终结果。一般是比较宏观、笼统、长远的，只能给计划提供一个总体上的要求或努力方向。例如：通过本项目的实施，使社区内吸烟人数减少，吸烟率降低，与吸烟有关的慢性病发病率得到有效控制。

2. 具体目标 具体目标是为实现总目标而设计的具体、明确、可操作、可测量的指标。具体目标必须回答4个"W"和2个"H"。即：Who-对谁？What-实现什么变化（知识、信念、行为、发病率等）？When-在多长时间内实现这种变化？Where-在什么范围内实现这种变化？How much-变化程度多大？How to measure-如何测量这种变化？

一项健康教育计划包含三个方面的具体目标，即教育目标、行为目标和健康目标。

（1）教育目标 是指为实现行为改变所必须具备的知识、态度、信念、价值观与技能等，是反映健康教育计划近期干预效果的指标。例如：在社区实施围产期保健健康教育计划1年后，知识方面：社区内100%的孕妇能说出母乳喂养的好处；信念方面：社区内100%的孕妇相信她们能够用母乳喂养自己的孩子；技能方面：社区内100%的产妇能够掌握母乳喂养的正确技巧。

（2）行为目标 是指社区健康教育计划实施后，干预对象行为方面变化的指标，是反映计划中期效果的指标。例如：在社区实施母乳喂养健康教育计划2年后，社区内95%的产妇实现母乳喂养。

（3）健康目标　是指通过社区健康教育计划的实施，反映干预对象健康状况改善情况的指标。干预对象健康状况的改变是一个长期的过程，故健康目标反映的通常是远期效果，包括发病率的降低、健康水平和平均期望寿命的提高等。例如：在社区执行控烟健康教育计划3年后，社区内35岁以上的居民高血压患病率由目前的12.65%下降至8%以下。

（二）选择适当的社区健康教育方法

健康教育方法的适当与否直接影响健康教育目标能否顺利实现。在选择健康教育方法时，应根据教育对象的需求，充分利用教育对象的优势。针对教育对象的数量，选择个体健康教育、家庭健康教育或群体健康教育；针对教育对象的生理和心理状况、文化水平，选择文字、影像、讲座、座谈或角色扮演等不同形式的健康教育，以确保健康教育目标的实现。不论采用哪一种方法，都应该考虑以下几方面：是否容易为受教育者所接受？方法是否简便？效率与效果如何？是否经济？

三、社区健康教育计划的实施

社区健康教育实施是为达到预期目标而将计划中的各项措施付诸行动的过程。在具体实施社区健康教育计划的过程中应注意以下几点：

（1）开发领导层，得到社区基层领导及管理者的支持。

（2）协调社会各方力量，创造有利于执行计划的良好内、外环境。

（3）认真做好健康教育者的培训。

（4）培养典型，以点带面，全面推进。

（5）在调查研究的基础上，完善教育内容，创新教育形式和方法。

（6）重视健康教育信息反馈，随时调查和评估教育项目和内容。

四、社区健康教育效果的评价

社区健康教育效果评价是对健康教育活动进行全面的监测、核查和控制，是保证健康教育计划设计、实施成功的关键性措施，评价贯穿于教育活动的全过程。

（一）评价种类

实际工作中，社区健康教育评价分为四种类型：

1. 形成评价　形成评价是在计划执行前或执行早期对计划内容所作的评价。形成评价评估现行计划目标是否明确合理、执行人员是否具备完成该计划的能力、资料收集的可行性等。

2. 过程评价　过程评价是指在健康教育的过程中，监测计划中各项工作的进展，了解并保证计划的各项活动按计划要求进行，即对各项活动的跟踪过程。过程评价是了解是否按计划的程序进行，计划活动中存在什么缺陷，应如何改进等，保证计划执行的质量和目标的实现。

3. 效果评价　效果评价是指在健康教育结束时，教育者对教育活动的作用和效果进行全面检查、评估和总结，确定干预的效果，包括近期、中期和远期效果评价。近期效果评价主要是对知识、信念、态度的变化进行评估；中期效果评价是指目标人群的行为改变；远期效果评价是对健康教育项目计划实施后产生的远期效应进行评价。

4. 总结评价　总结评价是综合形成评价、过程评价、效果评价以及各方面资料做出总结性的概括。综合性指标更能全面地反映计划的成败，总结评价从计划的成本--效益，各项活动的完成情况作出判断，以及做出该计划是否有必要重复或扩大或终止的决定。

（二）评价指标

在进行健康教育评价时，应注意使用恰当的评价指标。常用的评价指标如下：

1. 反映个体或人群卫生知识水平的指标

$$卫生知识普及率(\%) = \frac{社会内已达卫生知识普及要求人数}{社区总人数} \times 100\%$$

$$知识知晓率(\%) = \frac{调查中对某种卫生知识回答正确人数}{调查总人数} \times 100\%$$

2. 反映社区健康教育工作的指标

$$社区健康教育覆盖率(\%) = \frac{社区内接受健康教育的人数}{社区内总人数} \times 100\%$$

3. 反映个体或人群卫生习惯或卫生行为形成情况的指标

$$健康行为形成率(\%) = \frac{调查中形成某种健康行为的人数}{调查总人数} \times 100\%$$

$$不良行为或习惯转变率(\%) = \frac{某范围内已改变或纠正某种不良行为或习惯人数}{该范围内原有某种行为不良行为或习惯人数} \times 100\%$$

4. 反映人群健康状况的指标　发病率、患病率、死亡率、人均期望寿命及少年儿童的生长发育指标等。

（三）评价方法

评价健康教育活动的方法多种多样，常用的方法有观察、座谈、家庭访视、问卷调查、卫生学调查、卫生知识小测验以及卫生统计方法等。

直通护考

社区健康教育首先要进行的是（　　　）

A. 确定健康教育目标

B. 分析健康教育需求

C. 制订健康教育计划

D. 考虑健康教育的形式

E. 确定健康教育内容

参考答案：B

第四节　健康促进

早在20世纪20年代，健康促进一词就已见于公共卫生文献，随着人类健康与社会发展的双向作用的认识不断深化，社区健康教育已向社区健康促进发展。健康促进是保护和促进健康的一种重要措施。

一、健康促进的概念

美国教育学家格林（Lawrence.W.Green）指出："健康促进是指一切能促使行为和环境向有利于健康改变的教育与相关政策、法规、组织的综合体。" 1986年，在加拿大渥太华召开的第一届国际健康促进大会发表的《渥太华宪章》将健康促进定义为："健康促进是促使人们提高、维护和改善自身健康的过程，是协调人类与其环境之间的战略。"健康促进旨在调动社会、教育、经济、政治和法律的广泛力量维护和改进人类的健康。

社区健康促进是指通过健康教育和社会支持改变人们的行为和生活方式，降低社区的发病率和死亡率，提高居民的健康水平和生活质量。它包括健康教育以及能够促使行为和环境向有利于健康的方向改变的一切社会支持系统，要求各级政府采取行政措施，从政策、组织、制度、立法、经济等多方面对健康教育提供支持，各部门通力协作，从而不断完善社区卫生服务，为群众创造健康的生活环境、工作条件等生存环境。

二、健康促进的主要内容

健康促进是健康教育发展的高级阶段，是一项复杂的社会系统工程。健康促进的内容包括以下几个方面：

（一）健康教育

通过有计划、有组织、有系统的教育活动，传播保健知识和技能，促进人们自觉地采纳有益于健康的行为和生活方式，消除和减轻影响健康的危险因素，预防疾病，促进健康，提高人们的生活质量。健康教育不仅将促进人们自愿采取各种有益于健康的行为，有准备地应付人生不同时期可能出现的健康问题，而且还将促进全社会的支持，促进健康氛围的形成，因此健康教育在健康促进中起主导作用。

（二）健康保护

以立法、政策等社会措施，消除和控制环境中危害健康的因素，保护个体和群体免受环境的伤害，形成有利于健康的环境。

（三）预防性的卫生服务

通过提供疾病预防、健康保护的各种支持与服务，防治疾病的发生。WHO在《健康新地平线》中提出：必须将工作的重点从疾病本身转移到导致疾病的各种危险因素以及促进健康上来，卫生干预必须以人为中心、以健康为中心而不是以疾病为中心。

三、健康促进的活动领域

在《渥太华宣言》中，WHO明确提出了健康促进的五个主要活动领域。

（一）制定健康的公共政策

健康促进的含义远远超出卫生保健的范畴，公共政策的制定不仅是卫生部门的事情，而是需要各级政府部门和组织的联合参与。只有制定健康的公共政策，才能促使全社会做出有利于健康的行动。

（二）创造支持性环境

健康促进在于创造一种健康、安全、舒适和愉快的生活和工作环境，全面系统地评估环境变化对健康的影响，以确保自然环境和社会环境向有利于健康的方向发展。

（三）强化社区活动

充分发挥社区各级力量，使社区人们积极有效地参与卫生保健计划的制订、执行与评价，提高社区人群的保健意识，帮助每一个社区成员认识到自身的健康问题，并提供解决问题的办法。

（四）发展个人技能

通过健康教育和提供健康信息，帮助人们提高作出健康选择的技能，使人们更好地控制自己的健康和环境，不断地从生活中学习健康知识，能够有准备地应对人生各个阶段可能出现的健康问题，并且能很好地预防和处理慢性病和外伤等。

（五）调整卫生服务方向

健康促进在卫生服务中的责任是要求个人、家庭、社区团体、卫生保健机构、政府及各行业组织共同承担，共建一个有利于健康促进的卫生保健体系。

直通护考

健康促进的活动领域不包括（　　）
A. 提供直接护理　　B. 制定健康公共政策
C. 创造支持性环境　　D. 调整卫生服务方
E. 发展个人技能
参考答案：A

四、社区常见的健康促进活动

（一）社区体育锻炼

在社区政府部门的支持下，设置专门的体育锻炼场所，配备健身器材，指导各类人群进行体育锻炼，开展形式多样的体育活动比赛，提高居民的参与积极性，从而提高社区居民的身体素质和生活质量。

（二）学校卫生

贫血、龋齿、视力不良、肥胖等是影响青少年健康成长的常见疾病。因此，应提高学校管理者和教师对学生健康的关注程度，在学校开设健康教育课程。通过健康教育，普及健康饮食和营养保健知识，加强体育锻炼，加强吸烟有害健康的宣传，提高学生的身体素质和自我保健意识，预防青少年常见疾病的发生。

此外，社区健康教育工作者应该督促社区政府采取一定的强制措施，取缔中小学周围的网吧、游戏厅和娱乐场所，在公共场所张贴吸烟有害健康的标语，树立禁止吸烟的标牌，举办吸烟有害健康的讲座，让家长为自己孩子树立不吸烟的榜样等。

（三）母乳喂养

母乳是保障婴儿生存和健康成长的重要因素，母乳喂养是保障和促进儿童健康成长的一项重要措施。在社区建立母乳喂养支持体系，对孕妇及亲属如丈夫、婆婆、母亲等进行系统、连续、全程的母乳喂养健康教育，让他们知晓母乳喂养的优点、孕期及产后乳房的检查与护理、孕妇与乳母的合理膳食安排，帮助产妇在产后半小时内开始母乳喂养，指导母亲掌握哺乳的正确方法和技巧，鼓励按需哺乳，教会母亲在母婴分离情况下如何进行乳房护理、保持泌乳，创造母婴健康世界的社区氛围，改善妇女和儿童的健康状况。

（四）慢性病防治

冠心病、高血压、糖尿病等慢性疾病已成为威胁人类健康的主要疾病，这些疾病与人们的生活习惯和行为方式密切相关。因此，在社区人群中开展对高危人群的检测、诊断、治疗和护理是有效降低疾病危险性的健康促进活动。定期开设常见慢性病的健康防治讲座，提高慢性病的诊断和管理，对检测发现的有患病危险者和患者定期随访，进行营养与膳食指导，指导患者及家属掌握一些常用护理技术，如自测血糖、测量血压等，并对患者进行动态的依从性监测，使高危人群和患病者群树立健康意识，关心自己和他人的健康，降低社区慢性病的发生率、残障率和死亡率，提高社区居民的生活质量。

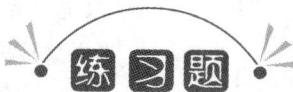

练习题

一、A₁型题

1. 根据知-信-行健康相关行为改变模式，健康教育的重点应放在（　　　）

　　A.知识改变上　　B.态度改变上　　C.技能提高上　　D.行为改变上　　E.信念建立上

2. 最有效的社区健康教育形式是（　　　）

　　A.个别指导　　　B.集体讲解　　　C.角色扮演　　　D.座谈会　　　　E.案例研讨法

3. 在健康教育的过程中，监测计划中各项工作的进展，了解并保证计划的各项活动按计划要求进行，即对各项活动的跟踪过程，指的是（　　　）

　　A.形成评价　　　B.过程评价　　　C.效果评价　　　D.总结评价　　　E.综合评价

二、A₂型题

1. 评估教育对象对健康教育的需求，教育对象的一般情况不包括（　　　）

　　A.性别　　　　　B.出生年月　　　C.躯体情况　　　D.经济收入　　　E.年龄

三、填空题

1. 社区健康教育的步骤包括_____、_____、_____、_____。
2. 社区健康教育的主要形式分为_____、_____、_____。

四、名词解释

社区健康教育

五、简答题

1. 社区健康教育的技巧有哪些？
2. 健康促进的主要内容有哪些？

（陶凤燕）

社区重点人群保健与护理

要点导航

◎学习要点

1. 掌握各年龄段儿童保健。

2. 掌握各时期妇女健康问题及保健指导。

3. 掌握中、老年人的概念。

4. 熟悉社区儿童保健的基本任务。

5. 熟悉妇女保健基本任务。

6. 熟悉中、老年人的保健内容。

7. 了解社区儿童保健的含义。

8. 了解妇女保健的含义。

9. 了解中、老年人的生理和心理特征。

◎技能要点

1. 学会妇女围生期产后访视。

2. 学会儿童生长发育的监测。

3. 学会指导中老年人合理营养和参加适当的体育锻炼。

第一节　社区儿童保健与护理

儿童不是成人的缩小版

案例

王强，男，足月顺产，出生体重2800g，身长51cm，面色红润，一般情况良好。

思考：

1. 该新生儿的保健重点是什么？

2. 社区护士应如何指导家长实施婴儿喂养和婴儿预防接种？

一、社区儿童保健的含义

儿童时期处于身心发展阶段，也是意外伤害和疾病的好发年龄，做好社区儿童保健与护理是降低儿童发病率和死亡率、预防并发症的重要措施。社区儿童保健是指社区医疗机构和医疗卫生人员针对儿童不同时期生理和心理发育特点开展的整体、全面、连续的健康管理。社区儿童保健的范围是0~14岁的儿童，重点是7岁以下者。

儿童保健在三个水平上进行：一级预防措施，如保证营养、体格锻炼、早期教育、预防接种，对儿童的体格、智力、社会心理发育定时进行评价，并对儿童行为及学业问题为父母提供咨询；二级预防是"三早"措施，如新生儿克汀病及代谢缺陷病的筛查以及对病儿进行预防性治疗；三级预防是及时彻底治疗疾病，防止并发症和后遗症。

二、社区儿童保健的基本任务

儿童保健的基本任务是根据小儿生长发育的规律及其影响因素，对其采取各种有效措施，促进有利因素，防止不利因素，不断降低发病率、致残率和死亡率，增强儿童体质，促使儿童正常发育，健康成长。社区儿童保健不仅仅是保健技术问题，更是管理问题，社区儿童保健是整个卫生事业乃至全社会的事情，需要动员、组织和利用一切社会资源来实现。

三、各年龄阶段儿童保健

儿童在生长发育的各个时期既有一般的规律，又有各自不同的特点。社区护士应针对儿童各个年龄时期生长发育特点，做好社区儿童的卫生指导和疾病的防治工作。

> **考点提示**
>
> 1. 儿童分期的定义。
> 2. 婴儿期保健护理及喂养。
> 3. 儿童预防接种种类与时间。

（一）新生儿期保健

自胎儿娩出脐带结扎至28天的时期称为新生儿期，按年龄划分，此期应包含在婴儿期内。由于此期在生长发育和疾病方面具有非常明显的特殊性，且发病率和死亡率高，因此将这一特殊时期单独列为新生儿期。在此期间，小儿脱离母体转而独立生存，所处的内外环境发生根本的变化，但其适应能力尚不完善，易发生疾病，必须重视保健工作。

1. 新生儿的主要生理特点 "新生儿期"是胎儿从母亲到外界生活的适应期，需要经历一系列重要的调整和复杂变化，才能适应新环境，维持其生存和健康发展。新生儿各系统脏器功能发育尚未成熟，调节功能差，免疫功能低下，体温调节功能较差，易感染，护理起来必须细心、科学、合理。

（1）外观特点　正常足月儿体重在2500g以上（约3000g），身长47cm以上（约50cm），哭声响亮，肌肉有一定张力，四肢屈曲，皮肤红润，胎毛少，耳壳软骨发育良好，乳晕清楚，乳头突起，乳房可扪到结节，整个足底有较深的足纹，男婴睾丸下降，女婴大阴唇覆盖小阴唇。

（2）体温调节　新生儿体温调节中枢功能尚未完善，体温不易稳定。因皮下脂肪较薄，体表面积相对较大，容易散热过多，出生后易受环境温度影响出现体温波动。

（3）呼吸系统　分娩后新生儿在第1次吸气后紧接着啼哭，肺泡张开。其呼吸较浅快，频率为40次/分左右。常以腹式呼吸为主。

（4）循环系统　胎儿出生后心率波动较大，100～150次/分，平均120～140次/分，血压平均为 9.3/6.7kPa（70/50mmHg）。

（5）消化系统　足月儿消化道面积相对较大，有利于吸收。而胃呈水平位，贲门括约肌发育较差，幽门括约肌发育较好，易发生溢乳和呕吐。胎粪呈墨绿色，出生后12h内开始排泄，约3~4天内排完，若超过24h还未见胎粪排出，应检查是否为肛门闭锁。

（6）新生儿特殊生理现象　包括①生理性体重下降：新生儿出生后2~4天体重可能没有增加，反而有所下降，下降范围不超过10%，这就是生理性体重下降，一般7~10天即可恢复正常体重，并开始正常的体重增长。②生理性黄疸：新生儿出生2~3天后，皮肤出现轻度发黄，但精神、吃奶都很好，这就是生理性黄疸。这种现象一般会在生后7~10天内自行消退。若黄疸出现过早或消退过晚，有可能是病理性黄疸，应及时送医院诊治。③生理性阴道出血及乳房肿大：新生女婴在出生后，阴道可能有少量的血性分泌物排出。一些男婴和女婴还可能有乳房肿大的现象，这是由于新生儿出生后，体内来自母体的雌激素水平骤减的原因所致。不用处理，几天后会自然消失。

2. 新生儿保健要点

（1）新生儿居家保健　对新生儿进行家庭访视，居室的室温应保持在22℃～24℃，相对湿度60%~65%。冬季若室温过低，可使新生儿体温不升，引起寒冷损伤，甚至危及生命；夏季若室温过高，又易引起失水或发热。因此，应注意环境温度，也该注意衣被的厚薄，使体温维持在36℃～37℃之间。

（2）新生儿喂养　母乳是新生儿最理想的食物，社区护士指导母亲正确的哺乳方法以维持良好的乳汁分泌，满足新生儿生长所需。正常的新生儿出生后半小时内应开始吸吮母亲乳头，早开始吸吮可促乳汁分泌；哺乳次数可根据婴儿的需要喂奶。如果因某些原因无法母乳喂养，可采用配方奶喂养，每4h时喂一次，每次60~90 ml，不主张喂糖水，必要时可喂少量白开水。吃奶后要拍婴儿的背部，促使其排气，睡下时向右侧卧，避免溢奶。

（3）新生儿清洁护理　①做好脐部护理：新生儿出生后3~7天内脐带自行脱落，脐带脱落前不可将新生儿放入水中洗澡，脐带脱落前要保持脐部干燥。如脐部有分泌物则用75%酒精消毒后涂1%甲紫溶液；如脐周皮肤红肿、有脓性分泌物，应立即去医院就诊。②保持皮肤清洁　新生儿皮肤娇嫩，应每日洗澡，每天洗澡防止擦损，皮肤皱褶处可涂紫草油，不宜用爽身粉。③根据室温选择合适的衣服、被褥与尿布。新生儿衣服宜用柔软的棉布制作，要宽松便于穿脱，不宜用带子或橡皮筋捆绑，以免影响胸廓和肢体的发育。

（4）预防新生儿感染　室内要清洁通气，尽量减少不必要的人接触新生儿，避免感染，母亲或护理人员若患感冒，要戴口罩以免传染。指导母亲在哺乳前清洁乳房和洗手；婴儿用具要专用，食具每次用后要消毒。

（5）计划免疫　建立婴儿计划免疫卡（证），为新生儿接种卡介苗，生后第一天要接种乙型肝炎疫苗。

（6）建立亲子联接　社区护士应指导和鼓励父母多与婴儿说话，抚摸、摇抱婴儿等，均有利于早期的情感交流和亲子联接。

（二）婴儿期保健

婴儿是指1周岁以内的孩子。婴儿在这个阶段生长发育特别迅速，是人一生中生长发育最旺盛的阶段。

1. 婴儿期主要生理特点

（1）体格发育　体重可以达到出生时的3倍，身长在出生时约为50cm，1岁时可达出生时的1.5倍左右。大脑仍处于迅速发育期，脑神经细胞数目还在继续增加，需要充足均衡合理的营养素（特别是优质蛋白）的支持，所以对热量、蛋白质及其他营养素的需求特别旺盛。

（2）消化系统发育不完善　此期间消化系统常常难以适应对大量食物的消化吸收，经历从乳汁到普通饮食的过渡，如喂养不当，容易发生营养和消化紊乱。

（3）主动免疫功能不成熟　6个月后从母体获得的被动免疫抗体逐渐消失，而主动免疫功能尚未成熟，易患感染性疾病。

（4）自主运动功能发育快　此期婴儿逐渐能爬、站、握持、行走，自主运动能力发育很快，一般规律是"二抬四翻六会坐，七滚八爬周会走"。但运动平衡能力较差，容易出意外。

（5）感知觉、行为发育快速期　婴儿期是感知觉、情感、语言发育的关键期。

2. 婴儿期的保健措施

（1）生长发育监测　定期测量婴幼儿体重、身高、头围、胸围等，动态观察其生长发育趋势，早期发现生长迟缓现象，及早干预。我国卫生部规定：生后1年内监测5次（第1、3、5、8、12个月）；第2年监测3次（第15、20、24个月）第3年监测2次（第30、36个月）。内容包括体格测量评价、健康喂养情况咨询和医学检查，在此基础上实施婴幼儿的系统管理。

（2）指导合理喂养　应提倡纯母乳喂养至4~6个月，部分母乳喂养或人工喂养婴儿则应选择配方奶粉，自第4个月添加辅助食物，添加原则为由少到多、由稀到稠、由细到粗、由一种到多种逐渐添加，为断离母乳做准备。同时训练婴儿的咀嚼功能。

（3）防治常见病和多发病　定期进行体格检查，便于早期发现缺铁性贫血、佝偻病、营养不良、发育异常等疾病并予以及时的干预和治疗，做到早期预防、早期诊断、早期治疗。

（4）预防意外伤害　意外事故是婴儿期第一死亡原因，包括气管异物、烧伤和烫伤、中毒、窒息、跌倒等，加强婴儿照看，杜绝发生意外事故。

（5）培养婴儿健康行为　培养婴儿良好的生活习惯，如睡眠、进食、大小便、清洁等习惯；坚持户外活动，进行空气浴、日光浴和被动体操有利于体格生长；提高对外界环境的适应能力和抗病能力。

（6）计划免疫　按照计划免疫程序接种疫苗。

（三）幼儿期保健

1. 幼儿期的生理特点

（1）体格发育仍迅速　1岁过后，生长速度放慢了，但孩子身高平均仍可以增加10~13cm，每月体重增加0.25kg；2岁后，大部分孩子身高在这一年可增加8~10cm，体重增长1.5~2.0kg；到了3岁，孩子的身高约达到他们成年时身高的一半。

（2）自身免疫力仍较差，容易发生急性传染病　这个阶段从母体获得的先天免疫已消失，自动免疫逐渐产生，但对疾病的抵抗能力仍差，加之与周围环境接触的机会增多，因此导致急性传染病的发病率增高。

（3）学习能力增强　小儿智能发育较快，语言、思维和人际交往能力逐步增强。

（4）个性形成的关键时期　幼儿常常会说"自己来"或吃饭时喜欢自己用匙进食，这些行为都表明小儿已经有自我意识；同时幼儿有时不那么听话，其实幼儿期是人生中的第1个反抗期，也是个性形成的关键期。

（5）缺乏经验易发生意外　这个时期的孩子活动范围较广，好奇心增强，但对各种危险的识别能力不足，容易导致各种意外伤害的发生。

2. 幼儿期保健措施

（1）早期教育　社区护士应指导家长与幼儿进行语言的交流，可结合图片、实物，通过念儿歌、讲故事和唱歌等活动让其学习语言，促进幼儿语言发育与大脑运动能力的发展。如果1岁半的幼儿不会说话，3岁幼儿词汇量过少，或构音不清等，属语言、言语发育迟缓，应到医院诊治。

（2）培养自我生活能力　家长可有意识地为幼儿安排规律生活，培养独立生活能力和养成良好的生活习惯，为适应幼儿园独立生活做准备，如睡眠、进食、沐浴、游戏和户外活动等。

（3）防止意外伤害　社区护士应指导家长不能将易吞的东西，如瓜子、花生、纽扣等放在幼儿能触及的地方，防止异物吸入引起窒息；不宜让幼儿独自外出或留在家中，以免发生事故；应避免幼儿活动环境中有致烫伤、跌伤、溺水、触电的安全隐患，如装有较热食物的容器、水池等。

（4）定期健康检查　幼儿每3~6个月应进行一次体格检查，预防营养不良与肥胖；家长应继续按照儿童免疫规划程序完成幼儿期疫苗接种，同时亦可依据当地的疾病流行情况及自我保健需求，选择性地让幼儿接种乙脑、流脑、风疹、腮腺炎、水痘、肺炎和流感等疫苗。

（5）注意膳食合理　虽然幼儿的膳食已接近成人，但家长还是应单独为幼儿制作三餐。烹调须切碎煮烂，不宜多食油炸、煎、炒及刺激性食物；避免过多零食或液体摄入而影响正常进食。

知识链接

🐛 儿童计划免疫时间表 🐛

刚出生：注射第一针乙肝疫苗和卡介苗；可预防乙型肝炎、结核病。

1个月：注射第二针乙肝疫苗；可预防乙型肝炎。

2个月：服食第一粒脊髓灰质炎疫苗。

3个月：服食第二粒脊髓灰质炎疫苗、 注射第一针百白破疫苗；可预防小儿麻痹症、百日咳、白喉、破伤风。

4个月：服食第三粒脊髓灰质炎疫苗、 注射第二针百白破疫苗；可预防白喉、 破伤风。

5个月：注射第三针百白破疫苗。

6个月：注射第三针乙肝疫苗和流脑疫苗一针；可预防乙型肝炎、流脑。

8个月：注射麻疹疫苗；可预防麻疹。

1岁：乙脑；可预防乙型脑炎。

1岁半~2岁：加强注射百白破和乙脑疫苗各一针；巩固对以上相应传染病的免疫力。

4岁：加强服食小儿麻痹糖丸一粒；巩固对以上相应传染病的免疫力。

6岁：麻疹疫苗、精制白破和乙脑疫苗各一针；巩固对以上相应传染病的免疫力。

（四）学龄前期保健

自3周岁至6~7岁为学龄前期。学龄前期儿童体格生长发育处于稳步增长状态，智能发育更加迅速，求知欲强，能做较复杂的动作，学会照顾自己，语言和思维能力进一步发展。与同龄儿童和社会事物有了广泛的接触，独立活动范围大，是性格形成的关键时期。此期应注意：

（1）培养儿童的学习兴趣与良好习惯、丰富其想象与思维能力，应通过游戏、体育活动增强体质，在游戏中学习遵守规则和与人交往。

（2）保证充足营养，每年应进行1~2次体格检查，进行视力、龋齿、缺铁性贫血等常见病的筛查与矫治。

（3）小儿防病能力有所增强，但因接触面广，仍可发生传染病，易患急性肾炎、风湿病等；因喜模仿而又无经验，故意外事故较多。应加强安全教育指导，正确引导有益活动，防止意外事故。

（五）学龄期保健

自入小学始（6~7岁）至青春期前为学龄期，学龄期保健主要指6~14岁儿童的保健。此期小儿体格生长仍稳步增长，除生殖系统外其他器官的发育到本期末已接近成人水平。脑的形态已基本与成人相同，智能发育较前更成熟，控制、理解、分析、综合能力增强，是长知识、接受文化科学教育的重要时期。同伴、学校和社会环境对其影响较大。该期保健重点：

（1）应提供适宜的学习条件，培养良好的学习习惯，并加强素质教育。

（2）应引导积极的体育锻炼，可增强体质，也培养了儿童的意志和毅力。

（3）合理安排生活，供给充足营养，重视早餐和午餐。

（4）正确的学校卫生指导，预防屈光不正、龋齿、缺铁性贫血、肠道寄生虫病等常见病的发生。

（5）进行法制教育，学习交通规则和意外伤害的防范知识。

（6）注意生理及心理卫生教育，使其在生理和心理上有正确的认识。

（向国平）

第二节　社区妇女保健与护理

妇女的健康直接关系到子代、家庭及社会的健康

案例

王某，女，26岁，已婚未生育，平时月经不规律，现已50天左右未来月经，今日来医院检查，自述近来晨起恶心呕吐，食欲不振，易疲乏，乳房触痛；妇科检查：宫口闭，子宫增大如2个月大小，双附件（－）。

思考：

1. 根据上述资料，该女士生病了么？

2. 该女士在今后长时间内社区护士应如何实施保健措施？

一、社区妇女保健的含义

妇女是人类的母亲，妇女保健被列为各国卫生工作的重要内容，而且亦成为世界卫生组织、人口基金会等国际组织关注的热点。社区妇女保健是社区保健护士针对女性不同阶段的生理、心理特点，通过采取以预防为主、防治结合等措施，达到促进和维护妇女的身心健康的目的，其核心工作是妇女生殖健康保健。

二、社区妇女保健的基本任务

由于妇女的不同发展时期生理特点、心理状态各不相同，且受家庭、经济、社会、文化等条件的影响不同，因此健康状况也有很大差异。社区妇女保健的基本任务是根据妇女不同时期的生理与心理特点，运用妇产科的理论与实践，流行病学、社会医学的观点和方法及护理技术，以群体为对象，以预防保健为中心，以临床为基础，

保健和临床相结合，为妇女提供经常性的预防保健和护理，对妇女进行良好的健康保护和健康促进。

社区妇女保健工作是一项群众性与社会性强、涉及面广，且有一定艰巨性的卫生保健工作。必须加强宣传教育，通过深入持久的、多种形式的宣传，提高全社会对妇女保健工作重要意义的认识及各种保健措施的理解，取得有关领导的重视和支持，各部门的积极参与，提高家庭和妇女的卫生知识水平和自我保健能力。

三、妇女各期保健

一般将妇女一生分为五期：女童期、青春期、围婚期、围生期、围绝经期。各个时期保健内容不同，重点保健工作是妇女生殖健康保健。所以本节重点介绍青春期、围婚期和围生期的保健。

（一）妇女青春期和经期保健

从月经初潮至生殖器官功能逐渐发育成熟的这个阶段称为青春期，月经初潮是青春期的标志，此期生理、心理变化很大，应给与关照和心理疏导。

1. 女性青春期生理、心理特点

（1）生理特点　月经是女性性功能成熟的一项指标，是子宫内膜在卵巢所分泌的雌、孕激素的直接作用下，而引起的周期性子宫出血，是下丘脑、垂体、卵巢三者相互调节与制约的结果。月经第一次来潮，称为初潮。初潮年龄一般在13~15岁间，可因环境、气候、生活条件、营养及身体健康状况的影响而提早或推迟。两次月经相隔的时间，即从月经来潮的第一天起于下次月经来潮的前一天止，称为月经周期，大多为28~30天，经期持续大多为3~7天，经血量为30~50ml。正常经血呈暗红色，多不凝，混有子宫内膜碎片和粘液，偶见小凝血块。行经期间由于盆腔充血，有时可引起下腹部的酸胀感和坠胀感，一般不影响妇女的工作和生活。

（2）心理特点　青春期女性由于对月经知识认知不足，月经初潮时会出现恐慌、焦虑情绪；继而对每次月经带来的不便和不适应产生厌恶、憎恨，情绪消极、乏力、嗜睡、易激惹等，这些心理、行为变化称为经前期紧张综合征。

2. 女性经期常见健康问题

（1）功能失调性子宫出血　功能性子宫出血，简称功血，是指异常的子宫出血，经诊查后未发现有全身及生殖器官器质性病变，是中枢神经下丘脑-垂体-卵巢轴以及性激素靶器官功能失调所致。表现为月经周期不规律、经量过多、经期延长不规则出血。

（2）闭经　凡年满18岁或第二性征已发育成熟2年以上仍未来月经称原发性闭经；已有规则的月经周期，由于某些原因而停止行经达6个月以上者称继发性闭经。青春期少女闭经多见于精神创伤、紧张忧虑、环境改变，也可因体重下降、神经性厌食导致重度营养不良所致。

（3）青春期痛经　女性月经来潮前后或经期有下腹部疼痛，并向会阴部、肛门处、腰部等放射，而且伴随全身症状，包括头痛，恶心，烦躁不安，乏力，肌肉痛等。影响了正常的工作和学习，这种现象就是青春期痛经。

3. 经期保健要点

（1）保持外阴清洁，预防感染　勤换月经垫或卫生巾，专门用一条毛巾清洗外阴。洗澡时，只能淋浴而不可盆浴，不做妇科检查。

（2）注意保暖，避免受凉　应避免冷水洗头、洗澡和洗脚。少吃生冷食物，此外，经期身体抵抗力下降，受凉后易感染疾病。

（3）保持情绪稳定，保证充足睡眠　精神紧张或情绪波动都能引起月经失调或加重经期反应。注意劳逸结合，入夜早眠。

（4）注意活动强度　行经期间，可以参加一般体力劳动或户外活动，但避免过重的劳动及剧烈的运动，可使盆腔血流过快，引起经血过多或经期延长。

（5）保证饮食营养，避免辛辣食物　多饮开水，多食蔬菜以保持大便通畅，从而减轻盆腔充血。

（6）开展性生理、心理教育　针对少女的生理与心理特点，进行有目的、有计划和有组织的教育活动，正确对待恋爱、婚姻，学会自我保护，避免意外发生。

（二）妇女围婚期保健

围婚期是指确定婚配对象到婚后受孕为止的一段时期。包括婚前、新婚、孕前三个阶段。

1. 婚前保健　婚前保健是对即将婚配的男女双方在结婚登记前进行的健康检查和保健指导。包括下列内容：

（1）婚前卫生指导　关于性卫生知识、生育知识和遗传病知识的教育。

（2）婚前卫生咨询　对有关婚配、生育保健等问题提供医学意见。

（3）婚前医学检查　对准备结婚的男女双方可能患影响结婚和生育的疾病进行医学检查。

2. 新婚期保健　新婚期保健就是对即将婚配的男女双方在结婚登记后进行保健指导和健康检查，具体内容包括：婚姻道德；男女生殖系统解剖、生理和受孕原理；性知识指导；优生知识；新婚避孕知识。

3. 孕前保健　孕前保健是以提高人口素质，减少出生缺陷和先天残疾发生为宗旨，为准备怀孕的夫妇提供健康教育与咨询、健康状况评估等保健服务。

（1）夫妻双方在受孕前应该保持愉快乐观情绪，双方都有一种受孕欲望；选择最佳年龄与季节，男25~35岁，女25~29岁，理想的受孕季节是夏末秋初；三个月内不能饮酒与吸烟，注意饮食营养及起居卫生。

（2）建立健康的生活方式，创造优良的小环境，避免有毒有害物质的接触。

（3）调整避孕方法　口服避孕药的妇女最好在停药6个月后怀孕；上节育环的妇女取环后要有2~3次正常月经后再怀孕；人流、早产的妇女应过一年后怀孕较为合适。

（4）识别易孕期　卵子排出后一般只能存活12~24h，精子在女性生殖道内通常能存活1~3天，因此，从排卵前3天至排卵后1天内最易受孕，这个时间即称为"易孕期"。预测排卵的方法有：①月经周期：月经周期规律者，排卵一般发生在下次月经来潮前14天。②基础体温：基础体温最低时期为排卵期。③宫颈黏液：排卵前，黏液量增多，清澈透亮，状似蛋清，拉丝度高。

（三）妇女围生期保健

围生期是指妇女生产前、生产时及生产后的一段时期。国际上对围生期的规定有4种，我国采用围生期I计算围生期死亡率，即从妊娠满28周（即胎儿体重≥1000g或身长≥35cm）至产后1周。社区围生期保健是指应用医学和护理知识，采取监护、预防、组织实施与管理措施，对社区孕、产妇进行科学的监测和积极的护理干预，及早发现和去除危险因素，预防和治疗并发症，以保护和促进母婴健康。围生期保健主要分为孕期保健和产褥期保健。

1. 孕期保健　妊娠12周末以前为早期妊娠，妊娠13周至28周前为中期妊娠，妊娠28周以后为晚期妊娠。不同孕期保健侧重点不同。

（1）早期妊娠保健　妊娠早期除了对孕妇生理、心理的护理外，更应注意优生保健，避免接触致畸胎因素，预防先天性畸形儿的产生，预防流产和接受产前检查。①建立孕妇保健手册，定时进行孕期检查，包括初查（即在妇女确诊早孕开始）和复查：（妊娠28周前每4周检查1次），通过产前检查，可了解妊娠发展及胎儿发育情况。②避免影响胎儿发育的因素　孕妇要远离各种不利于胚胎发育的因素，如吸烟、饮酒，并尽量避免被动吸烟；应避免接触铅、汞、放射线等有害物质；应尽量少到人多的公共场所，避免流感、风疹等病毒感染；应避免使用影响胎儿发育的药物。③孕期营养：早期妊娠食欲差，偏食、呕吐等导致吸收较少，给予清淡、富含维生素、高蛋白质的饮食，此时是需要营养的关键，必须做到少量多餐力争多吃。注意补充叶酸，预防神经管畸形。④早期妊娠避免性生活，以防流产：如果出现腹痛、阴道流血等异常症状，应及时就诊作相应检查。⑤产前教育：通过讲座、座谈、观看影视资料等，让孕妇及其家属了解有关妊娠、胎儿发育、分娩及产后的有关知识及注意事项。

直通护考

（1~3题共用题干）

张平，25岁，妊娠28周，宫内活胎，产前检查无异常，社区护士指导孕妇及家属监护胎儿在宫内的情况：

1. 社区护士指导孕妇及家属监测胎儿情况最简单而且可靠的方法是（　　）

A. 胎心音听诊　　B. 测激素水平　　C. B超检查　　D. 称体重　　E. 自数胎动

参考答案：E

2. 反映胎儿良好的胎动次数是（　　）

A. 12h胎动次数在10次以上　　　　　　B. 12h胎动次数在20次以上

C. 12h胎动次数在30次以上　　　　　　D. 12h胎动次数在40次以上

E. 12h胎动次数在50次以上

参考答案：C

3. 社区护士指导家属每日定时听胎心音，出现下列哪项胎心音次数时，孕妇应及时到医院就诊。（　　）

A. 128次/分　　　B. 142次/分　　　C. 136次/分　　　D. 150次/分　　　E. 170次/分

参考答案：E

（2）中期妊娠保健　中期妊娠是妊娠13~27周是母亲和胎儿都已安定的时期，要指导孕妇合理安排膳食，做到营养丰富、均衡；教育孕妇母乳喂养的有关知识；指导其乳房护理及婴儿用品的准备。①定期产前检查：孕14~19周之间是对胎儿进行出生前特殊检查诊断最佳时间（产前筛查），保证优生。按时去指定医院定期进行常规产前检查，每4周1次。孕15~19周空腹抽血做产前筛查，以此来监测21-三体、18-三体及神经管畸形。通过产前检查，可了解妊娠发展及胎儿发育情况，并决定分娩方式。②补充营养：从孕中期起，胎儿生长迅速，孕妇机体代谢加速，胎儿及母体对蛋白质的需要量迅速增加，应摄入高蛋白、脂肪适量、高维生素的食物；整个妊娠中期是贫血的好发期，因此要多吃含铁质丰富的动物血、精肉、肝、蛋等，不要挑食、偏食，防止矿物质及微量元素的缺乏。③日常生活保健：可坚持上班，避免重活和长时间站或坐。在原来睡眠基础上保持1~2h的午休，洗澡时间不要太长，小心滑倒。适当活动、散步、做孕妇操，有利于胎儿的发育和自身保健。④乳房护理：从孕20周开始，就应进行乳房的护理，为哺乳做准备。应每日用中性肥皂擦洗乳头，以增加乳头皮肤厚度和耐磨力；乳头凹陷者可用手指将乳头拉出，并轻轻地按摩乳头。⑤早期胎儿教育：以怀孕第24周开始进行胎教为宜。常用的方法有语言、抚摸和音乐等方法。

（3）孕晚期保健　妊娠晚期是妊娠28周以后。保健重点是按时产前检查、预防早产；确定分娩地点；进行健康教育，介绍分娩前兆的有关知识、及时就医的方法、新生儿代谢及黄疸的有关知识、产后家庭自我护理等。①按时产前检查：孕28周时检查1次并做血、尿常规、肝功能、糖尿病筛查，以后每2周检查1次；孕33周后常规进行NST检查；孕36周检查同时做血、尿常规及肝功能，以后每1周检查1次；40周以后每3天检查1次，如孕41周未分娩必须住院待产。如发现异常情况或高危妊娠者检查次数视病情而定。②胎儿的自我监护：胎动计数：胎动计数是孕妇自我监护胎儿最简单可靠的方法。从怀孕7个月（孕28周）至临产为止，指导孕妇自己数胎动的次数。每日早、中、晚各记胎动次数1次，每次记1小时。将早、中、晚3次记录的胎动次数相加，再乘以4，就等于12h的胎动次数。如果12h胎动次数在30次以上，反映胎儿良好；少于10次，可能有胎儿缺氧，应到医院就诊。听胎心音：胎心音在靠近胎背上方的孕妇腹壁处听得最清楚，指导家属每日定时听胎心音，正常胎心率为120~160次/分，过快或过慢均属于异常，应及时到医院就诊。③日常生活：时刻注意保护自己的腹部，避免外界撞击，避免摔跌；保证每天有1~2h的午休，总睡眠时间8~9h；每天用热毛巾外敷乳房，用手掌整体按摩乳房，使乳房开通，为产后哺乳做准备；以左侧卧位为好，防止仰卧低血压综合征，妊娠晚期，性生活能诱发羊水早破及早产，并可能将细菌带入阴道导致产褥期感染。所以妊娠32周后应尽量避免性生活。④营养保证　妊娠晚期除正餐外要加吃零食和夜餐如：牛奶、饼干、核桃仁、水果等。妊娠晚期对钙的需要量明显增加，多吃含有丰富维生素B₁的粗粮。⑤产前准备：应根据产妇的情况、地点的远近、接生人员及设备情况，在产前协助产妇及早决定合适的分娩地点；指导产妇在子宫收缩时的呼吸运动训练、分散注意力以减轻疼痛的技巧等；指导孕妇识别临产先兆症状：在分娩前2~3周，孕妇会自觉轻微腰酸，有较频繁的不规律宫缩。其特点是收缩力弱，持续时间短，常少于30s且不规则，强度也不逐渐增加；常常在夜间出现，清晨消失；这就是所谓的假临产。这时产妇不要急于进院，待假临产过后再注意真临产的到来；分娩前24~48h阴道排出少量血性黏液这是见红，从见红到真正临产，因人而异，可由数小时至数天不等，应入院待产；阴道内持续不断地流出少量液体或突然流出大量液体提示胎膜破了，亦是临产的先兆症状之一，应抬高臀部，防止脐带脱出，必须及早去医院，不得迟疑。

2. 产褥期保健 从胎盘娩出至产妇全身各器官（除乳腺外）恢复或接近正常未孕状态所需的一段时期，称产褥期，一般规定为6周。这一时期是产妇身体各器官恢复时期，同时还要哺育婴儿，加之产后角色的改变，产妇的心理压力增大。社区护士应通过产后家访等方式为产妇提供良好的产褥期保健，以保证母婴健康。社区保健人员可在产妇出院后3天、14天、28天做3次产后家庭访视，如有异常，可酌情增加访视次数，给予及时指导。产后42天产妇与婴儿应一同到医院做全面健康检查，内容包括血压、血常规、尿常规，妇科检查，了解哺乳情况以确定产后母亲身体是否已恢复正常，婴儿生长是否正常等。产褥期保健措施有：

（1）卫生指导 产妇应在安静、舒适、冷暖适宜、空气清新的环境中休息；注意个人卫生，每天用温热水漱口、刷牙、沐浴，勤换衣被；保持外阴的清洁卫生，每天冲洗外阴，用消毒会阴垫，预防感染。

（2）合理休息与饮食 饮食应易于消化、营养丰富、多汤汁，可促进乳汁分泌。顺产产妇产后24h内卧床休息，第二天即可下床活动，行会阴侧切或剖宫产的产妇第3天起床活动，活动量由小到大，由弱到强。一周后可开始做健身保健操，恢复正常排尿、排便，预防静脉栓塞的发生。

（3）指导母乳喂养 母乳喂养对促进母亲、儿童健康起着巨大作用，社区护士要宣传母乳喂养的好处，指导母乳喂养的技巧，如乳房的护理，正确喂养姿势和婴儿含接，按需哺乳，夜间坚持哺乳等等。

（4）心理疏导 产妇在分娩后易出现郁闷、激惹、恐怖、焦虑、沮丧和对自身婴儿健康过度担忧，甚至失去生活自理及照料婴儿的能力。社区保健人员应爱护产妇，了解其心理感受，调解家庭关系，给母婴营造良好的生活氛围。

（5）产后检查 ①观察子宫收缩和恶露情况：产褥期第一天子宫底为平脐，以后每天下降1~2cm，产后10~14天降入骨盆，耻骨联合上方扪不到子宫底，无压痛。产后随子宫蜕膜的脱落，含有血液及坏死蜕膜组织的血性液体经阴道排出称恶露，产后3周左右干净。恶露持续时间长，说明子宫复原不好；如恶露有臭味可能有产褥感染。②观察腹部、会阴伤口愈合情况：检查伤口有无渗血、血肿及感染情况，如有异常须到医院就诊。③了解全身情况：观察产后生命体征的变化，产后可有数小时的体温增高，最多不超过12h，如产后体温持续升高，应疑为产褥感染；发现产后血压升高应给予处理。检查产后排尿功能，产后2~4h应鼓励产妇排尿，剖宫产、滞产及使用产钳的产妇要特别注意排尿功能是否通畅，预防尿路感染。④乳房检查：检查乳头是否皲裂，乳腺管是否通畅，乳房有无红肿、硬结及乳汁的分泌量。⑤新生儿检查：了解新生儿发育情况、吸吮及大小便情况、测体重等，发现异常情况及时给予指导。

（6）计划生育指导 产后4周禁止性生活，产后6~8周后可恢复性生活，但应注意避孕，根据产妇具体情况，建议避孕方法。

知识链接

☞ 母乳喂养的好处 ☜

一、对妈妈的好处

1. 母乳喂养有利于培养良好的亲子关系。

2. 哺乳的期间，排卵会暂停，达到自然避孕的效果，有助于推迟再一次妊娠。

3. 哺育母乳可以减少患卵巢癌、乳腺癌的危险，保护母亲健康。

4. 哺育母乳可以促进子宫收缩，帮助子宫收缩到产前大小，减少阴道出血，预防贫血。

5. 不会影响母亲身材，母乳喂养可有效地消耗怀孕时累积的脂肪，可促进身材的恢复。

6. 母乳喂养的母亲富有成就感，更自信，尤其对子女的教育等事务更有信心。

二、对宝宝的好处

1. 母乳含有婴儿所需的全部营养，有助于婴儿发育。

2. 非常容易消化、吸收，可被婴儿机体有效利用。

3. 母乳中还有足够的氨基酸与乳糖等物质，对婴儿脑发育有促进作用。

4. 母乳不但提高婴儿的免疫能力，保护婴儿免于感染，预防腹泻、呼吸道感染，更能降低婴儿的过敏体质。

5. 哺喂母乳对于婴儿的人格发展与亲子关系的培养更有极密切的关系。

三、对社会的好处

1. 经济 母乳不用花钱购买奶粉奶瓶，减少了家庭负担，增加父母的生活品质。

2. 方便 母乳卫生、温度适合，携带方便，可以随时、随地哺乳。

3. 人工喂养的婴儿需较早补充维生素、矿物质，而母乳喂养的婴儿不需或添加较晚。

4. 温度适宜并减少污染机会，母乳喂养的孩子不易患病，身体素质好。

5. 母乳喂养的母亲对婴儿慈爱，有助于孩子的智能发育，有助于家庭和睦，社会安定。

（向国平）

第三节　社区中年人保健与护理

调节中年人身心，促进中年人健康

案例

李女士，47岁，企业高层领导，平时因为工作过于紧张觉得疲劳、乏力，近几年总疑神疑鬼，感觉丈夫有外遇，换件干净的衣服也要被她奚落半天；对下属失去耐心，一点小毛病就忍不住大声呵斥，尤其不能容忍的是睡到半夜，突然起来给远在美国的儿子打电话……

思考：

1. 李女士的健康存在什么问题？

2. 作为社区护士应该如何帮助李女士？

一、中年人的概念

中年是人生历程中介于青年和老年之间的一个较长的阶段。根据1991年WHO年龄段的划分标准，中年指45~59岁的人群。随着人类寿命的普遍延长，不同地区和不同研究领域在年龄段上的划分也有差异。发达国家中年期指45~64岁；在我国，中年期一般指40~59岁。中年是人一生中的黄金时代，是社会的中坚力量，是个体发展最成熟、精力最充沛、工作能力最强的年龄阶段，同时中年人也是家庭的支柱，肩上承担着工作和生活的双重负荷，机体各组织、器官功能逐渐从成熟走向衰退，生理和精神疾患开始增多的阶段。因此，社区护士要加强对中年人的健康教育，增强中年人的保健意识，指导中年人学会防治疾病，调节身心，促进健康。

考点提示

我国中年人一般指哪个年龄段人群？

二、中年期的生理与心理特点

（一）中年人的生理特答

进入中年期后，随着年龄的增长，患心身疾病的可能性便逐渐高于年轻人。据测算，中年人患高血压的几率比青年人高8倍左右，其他如糖尿病、冠心病、恶性肿瘤的发病率也大大高于青年人。导致这种结果的原因，主要是由于中年人体内发生了一系列生理性的改变。

1. 大脑及神经系统　中年人逐渐发生脑组织萎缩、重量减轻，可有脑萎缩和脑动脉硬化，由于神经传导和突触传导减慢，中年人对外界反应速度变慢；中枢抑制过程逐渐减弱，因此中年人的睡眠时间逐渐减少并且易醒，可出现头晕、头痛、健忘等症状和各种运动、感觉、语言等功能的障碍。中年后期，虽然记忆力逐渐下降，但理解力显著增强。

2. 呼吸系统 中年人肺组织中胶原纤维增生和硬化使肺组织弹性降低，同时肺的扩张与收缩能力下降，肺活量减小，一般自35岁左右肺活量开始下降，平均每年约减少0.6%。又因为肺泡间质纤维增生，毛细血管壁增厚，不仅降低了肺脏的气体交换能力，而且还使肺对疾病的抵抗力下降，以致慢性支气管炎等呼吸道疾病的发病率逐年增高。

3. 消化系统 进入中年后，消化和代谢功能逐渐下降，胃液分泌量减少、消化腺功能减退。由于生长发育停止，热量的需要和代谢率下降，营养需求也相对减少；许多人仍然保持年轻时养成的饮食习惯，能量摄入多，活动量少的问题普遍存在，所以，中年人在调整饮食结构、增进消化功能、促进消化吸收的同时，还应注意控制进食量，防止因热量过剩、积于体内而导致各种现代病的发生。

4. 泌尿生殖系统 中年后，肾脏开始缩小，重量减轻，同时肾血管的硬化、肾血流量减少使得肾小球滤过率下降，肾小管的浓缩功能降低，可出现夜尿增多，肾功能不全。女性于40~50岁卵巢开始萎缩，进入更年期，可出现更年期综合征；男性40岁以后睾丸功能开始减退，生殖能力相应下降，在55~65岁也可出现更年期表现，但症状较轻。中年后性腺功能降低，性欲逐渐减退。

5. 心血管系统 中年人开始出现心肌收缩力下降，血输出量逐渐减少，血管壁的弹性降低，血管运动功能和血压调节能力减弱，因此使心脏负荷加大，血压上升。从30岁起，每10年心输血量下降6%~8%，同期血压却上升5%~6%，同时因对血压的反射性调整能力减弱，容易引起体位性低血压。由于血液胆固醇浓度随着年龄增大而增高，可引起心脏动脉及脑动脉的粥样硬化；当血管病变发展到一定程度时，能引起心脏和脑的供血不足甚至缺血，造成冠心病、脑缺血、脑软化等心脑血管疾病。

6. 运动系统 随着年龄增长，骨质逐渐发生退行性变，骨质疏松、骨的脆性增加，使中年人易发生骨折；骨质增生，出现颈椎病和椎间盘突出等骨关节病，压迫神经或脊髓，引起相应神经症状；由于骨关节弹性降低，使中年人易发生关节扭伤、关节僵硬；由于骨骼肌收缩能力降低，易发生肌肉疲劳，应激能力下降，运动功能逐渐减弱。

7. 其他感官 中年以后，眼、耳、鼻、皮肤等都会出现退行性变化。视力在40岁以后逐渐减退，一般45岁以后，需要配老花镜才能做细致的工作；听力、嗅觉在50岁以后开始下降；触觉、痛觉的敏感性在55岁以后变得迟钝；皮肤也会逐渐老化出现皱纹。

（二）中年人的心理特点

中年人的生理功能逐渐衰退，但心理能力仍然继续发展，较之青年人更为完善，逐渐变得成熟稳重，社会容忍力较强。

1. 具有较强独立自主性 自我意识明确，有自知之明，能够独立自主地进行观察和思维，安排自己的生活，决定自己的言行举止，根据自己的实际和所处的环境，规划并调整一生的目标和道路，能为自己做出正确的选择。

2.知识的积累和思维能力都达到了较高的水平 智力发展达到最佳状态，能够自主地观察事物和积极地逻辑思维，善于联想，善于综合分析并做出理智的判断，有自己独特的见解和独立解决问题的能力。

知识链接

❧ 中年人的心理健康标准 ❧

1. 良好的感觉、知觉：判断事物不发生错觉。

2. 记忆良好：能够轻松地记住一个读过的8位数字的电话号码。

3. 逻辑思维健全：考虑问题和回答问题时，条理清晰明确。

4. 想象力丰富：善于联想和类比。

5. 遇到突发事件时处理恰当，情绪稳定。

6. 办事有始有终，不轻举妄动，不压抑悲伤，能经得起悲痛和欢乐。

7. 态度和蔼，情绪乐观，能自我消除怒气，注意自我修养。

8. 人际关系良好：乐意助人，也受他人欢迎。

9. 学习兴趣和能力基本保持不衰，关注各方面的信息。

10. 保持某种业余爱好，保持有所追求、有所向往的生活方式。

11. 与大多数人的心理基本一致，遵守社会公德和伦理观念。

12. 生活自理能力强，能有效地适应社会环境的变化。

3. 具备稳定的个性 有自己的风格特点，能以自己独特的方式建立稳定的社会关系；更善于控制自己的情绪和情感，不再容易受到他人的影响。

一个人，心理发展所能达到的高度，不仅与社会环境有关，更重要的是自身的性格特征和主观努力。一个乐观向上、积极主动追求理想、勇于探索和创造的人，其心理能力在整个中年期都在继续增长。反之，则会停滞，甚至提前衰退。

三、社区中年人保健内容

（一）合理营养

一般中年人身体健康，机体代偿能力好，患病率低，容易忽视自我保健，加上社会压力大，生活节奏快，不良的生活方式及长期超负荷紧张工作，这时如果不注意饮食结构和营养素的平衡，久而久之就会损害自己的健康。在中年后期容易出现营养过剩，形成肥胖，高血压、高脂血症、糖尿病等慢性病，或者出现营养不足，缺乏优质蛋白、维生素、膳食纤维、矿物质等问题。因此，中年人应重视平衡膳食，做到合理营养。

中年人的膳食原则是食物多样，合理营养，平衡膳食，戒烟限酒。多吃蔬菜、水果及粗、杂粮，少吃肥肉和荤油，控制体重，增加鱼、禽、蛋、奶的摄入，合理安排早、中、晚三餐，做到"早吃好、午吃饱、晚吃少"，形成良好的饮食习惯，做到定时、定量，不宜进食过快、过硬、过热、过咸、过油腻及暴饮暴食；合理烹调加工，少吃用油炸、烧烤、烟熏等烹调方法加工的食品。

1. 注意控制总热量 中年人由于代谢降低，活动量减少，脂肪组织逐渐增加，所以热量摄入应相应减少。热量摄入量主要取决于性别、年龄、身高、体重及体力活动情况。以25岁时的热量供应为标准，随着年龄增长，热量摄入到40~50岁时应逐渐减少6%左右。

2. 摄入低脂肪、低胆固醇食物 中年人脂肪提供热能应占总热量20%~25%，每天摄取的脂肪量以50g左右为宜，其中必需脂肪酸的摄入量一般不少于总热能的3%。脂肪以植物油为好，因为植物油含有丰富的不饱和脂肪酸，能促进胆固醇的代谢，有预防消化系统疾病、动脉硬化，心血管疾病和提高神经系统的功能。多数学者建议饱和脂肪酸、单不饱和脂肪酸和多不饱和脂肪酸的比例，应为1∶1∶1，胆固醇摄入每天不超过300mg。

3. 保证适量蛋白质 中年人对蛋白质的利用率下降，容易出现负氮平衡，因此蛋白质供应要充足，每日每公斤体重不低于1g，且应保证优质蛋白质不低于1/3。

4. 合理摄取碳水化合物 碳水化合物可供给机体能量，具有保护蛋白质、抗生酮等作用。中年人可适当增加膳食纤维如新鲜蔬菜、水果、薯类食品和粗杂粮等的摄入，可以较好预防中年期的肥胖、糖尿病及高血脂，增加肠道蠕动，防止便秘等。适当控制低聚糖的摄入，因其不仅容易致肥胖，而且会增加胰腺的负担，引发糖尿病。

5. 限制食盐摄入量 大量研究证实，食盐摄入量与高血压发病有密切关系。每天进盐量不宜超过6g，有高血压家族史的人，最好限制在2g左右，以预防高血压疾病、脑血管疾病。

6. 注意补充各种矿物质 多食含钙质丰富的食物，如牛奶、豆制品、虾、海带及新鲜蔬菜和水果，对预防骨质疏松、贫血和降低胆固醇等都有一定作用；增加富含微量元素锌的食物，如生蚝、小麦、山核桃、扇贝、黄豆、大白菜等，有利于增强人体免疫力，维持男性正常的生精功能等。

（二）心理保健措施

中年人是家庭和社会的支柱，来自学习、工作、家庭和社会等各方面的压力，会使中年人产生紧张、烦燥、焦虑、忧郁、压抑以及沮丧等不良情绪，易造成内分泌紊乱，产生各种心身疾病。

1. 加强修养，保持心理平衡 良好的品行有助于保持心理平衡，如果心术不正、利欲熏心，则忧患四起，难免陷入不良情绪之中，必然危害身心健康。因此中年人应善于调节自己的情绪，在遇有严重的焦虑、忧郁情绪时，要寻求摆脱的途径。正确看待成功与失败，淡泊名利，保持一颗平常心，提高对挫折的耐受能力。一般来说，生活中历尽艰辛的人比一帆风顺的人更能容忍挫折。

2. 保持宽容豁达，建立和谐人际关系 中年人心胸要开阔，对他人应采取宽容的态度，不要事事斤斤计较，不因别人"亏待"而耿耿于怀，更不以牙还牙进行报复，不会为满足物质欲望而干损人利己的事，也不会因做亏心事而受到自己良心的责备。在与他人交往过程中，要互相理解、求同存异，学会包容他人的过错或不足；学会换位思考，设身处地为对方着想，从对方的角度来观察自己的观点和要求是否合乎情理，做到辩证地看待自己和他人，建立和谐的人际关系。在遇到挫折、困难、苦闷、气愤时，可以将压抑在心头的愤怒、痛苦乃至委屈向朋友和家人倾述，获得他们的理解或帮助，消除心头的阴影，早日走出不愉快的情绪。

3. 陶冶性情，合理用脑　中年人可以培养一些良好的业余爱好，如书法、绘画、诗词、种花、听音乐等，以丰富自己的精神生活，陶冶情操，合理用脑，劳逸结合，不断提高自身素质，也有利于紧张工作之余消除大脑疲劳，提高工作效率，促进身心健康。

（三）坚持体育锻炼

中年人往往因忙碌而忽略了体育锻炼，运动减少，组织器官会加速退行性变化，甚至出现早衰。科学合理的体育锻炼可以储备生命力，延缓身体机能的衰退，有助于保持健康，提高工作能力。

1. 体育锻炼的原则　根据中年人体质开始下降及事务繁忙的特点，应采取高效率的有氧运动。高效率是指在单位时间内参与运动的关节肌肉数量较多的运动；有氧运动是指在运动过程中，通过呼吸所得到的氧能够连续不断地供给运动肌肉。一般中等量的运动能保持有氧代谢。

（1）科学选择运动项目　中年人可以选择一些适合自己的有氧运动，研究表明，中年人如果坚持进行慢跑、骑自行车、游泳、太极拳等活动可以减缓甚至逆转今后身体的平衡性、协调能力以及肌肉力量的衰退。

（2）循序渐进　人体机能的提高有一个逐步适应与发展的规律，中老年人新陈代谢功能相对较弱，各器官系统机能的适应能力相对较差，锻炼者对活动方法和运动负荷等都应逐步合理地提高要求，以获得更好的效果。开始运动量不宜过大，在运动时间安排上做到由短到长，同时应根据每个人的身体状况来安排。一般来说，每天可进行1~3次，每次30min左右。运动医学专家指出，做有氧运动指导思想是，持续30分钟的有氧运动能够使你的心率达到最大心率的50%~90%，每周至少3次为宜。

（3）做好热身和整理活动　热身可以促进肌肉的血液循环，提高神经肌肉的兴奋性和适应性。使肌肉更易弯曲、伸缩，对运动性损伤起到一定预防作用；运动之后做整理活动的目的是使人体由紧张状态过渡到安静状态。

（4）持之以恒　运动贵在坚持，每天运动或一周运动五天以上，每次运动坚持30分钟以上。在运动健身过程中可考虑找一个运动伙伴或参加一个运动群体，这样可提高运动的趣味性，同时也可以提供一些约束性，使运动更可能坚持下去。

2. 几种常用的锻炼方法

（1）步行　步行是最基本和简单有效的运动，一般在早晨、上下班或课余时间进行，可以松弛身心、消除疲劳、加强血液循环、增强消化功能、延缓退化。快速步行的速度要求是：30~39岁，6km/h；40~49岁，5km/h；50~59岁，4km/h，步行距离可根据个人逐渐延长，心率增加限定在安静时的50%以内为宜，如果没有主观的不良感觉，每天步行的总距离可以增加到8~10km，以后可以逐步过渡到跑步。

（2）跑步　持久性长跑运动，特别适合中年人。跑步对提高心肺功能和加强胆固醇代谢有显著效果，是防治冠心病、高血压病的有效手段之一。慢跑的频率一般在每分钟90~100步以内，快跑则在每分钟120~130步以上。跑步持续时间以10~15min/d为宜，以后可逐渐增加到30~60min/d。起初跑步时，距离可为1~2km，以后可逐渐增加到5km、10km，甚至更长，直到有轻度疲劳感为止。跑步的强度以没有气喘过急和心悸、头晕、恶心等不良反应为准。

（3）太极拳　太极拳的动作柔缓均匀，连贯圆活，是全身性运动。练拳时，动作以意识为导引，使大脑皮质在安详中全神贯注，有助于防治神经衰弱和高血压，特别适合有慢性疾患的中年人。

适合中年人的运动项目还有很多，如游泳、划船、溜冰、滑雪、球类运动、爬山、远足旅行、跳舞等，都是很好的休闲和锻炼方法。

（四）健康的行为生活方式

随着社会的发展和生存环境的改变，生活方式对健康的影响越来越明显，对自身健康行为、生活方式自我控制、干预、调整就显得越来越必要和紧迫，并且日益得到全社会的高度重视。不健康的生活习惯及行为方式如药物滥用及药瘾（包括烟草和酒精）、饮食不当、久坐的工作以及产生不良情绪都是导致中年人死亡的常见原因。

知识链接

中年人保健七忌

1. 忌馋　中年人为了预防身体发胖，除经常运动外，尤应注意少吃高脂肪、高糖类的食物。同时，晚餐不要吃得太饱，一般以五成饱为宜。

2. 忌懒　俗话说，"树老先老根，人老先老腿"。中年人应切忌懒惰，要根据自己的身体和工作情况，经常从事一些力所能及的体育运动和体力活动。

3. 忌劳　中年人肩挑工作、家庭两副重担，而人体能承受外界的压力是有限的。若超过了一定的限度，就会积劳成疾。因此，中年人应牢记：不要劳累过度。

知识链接

4. 忌欲　人到中年，为避免未老先衰，只可有情，不可多欲。房事过度，会伤神损寿，影响健康。

5. 忌怒　百病生于气，气不和，就容易演变成致病的有害因子。因此，中年人切不可动辄生气，大发脾气。应该牢记："牢骚太盛防肠断，风物长宜放眼量"。

6. 忌愁　中年人或因工作，或因家庭，思想负担太重，容易多愁善感，这种情绪很容易催人衰老。为此，中年人要做到遇事学会排解，泰然处之，不要动不动就愁肠百结。

7. 忌酒　酒精摄入过多会损害肝脏功能，影响肾、脾和消化系统健康。为此，中年人最好戒酒，非饮不可时，宜饮些低度酒，或以茶、果汁代酒。

（许楹坚）

第四节　社区老年人保健与护理

健康地安度晚年

案例

刘老，68岁，退休工人，妻子突发脑溢血，没有留下一句话就撒手人寰。独生女儿在外在工作、成家，在妻子去世的第二年，在上班的途中，又惨遭车祸。从此，刘老变得情绪低落，忧郁沮丧，感到前途渺茫，命运不公，悲观厌世，不愿与朋友交往，别人的欢乐反而增添自己的烦恼，常常独自一个人暗自伤心落泪，长期的郁郁寡欢，使他的思维变得迟钝，记忆力也明显下降，食欲不振，睡眠不好，身体健康状况一日不如一日。

思考：

1. 请分析刘老的健康状况。

2. 刘老应该如何恢复往日的健康？

随着社会经济的飞速发展，人民的物质生活水平及医疗水平的不断提高，社会保障体系的逐步完善，人类的平均寿命日益延长，我国人口老龄化的增长速度加快，因此做好社区老年人的保健与护理成为十分重要的任务。近年来，老年人的医疗保健问题日益受到世界各国的重视，研究老年人的生理、心理特点，有效进行社区老年人保健与护理，切实做好保健服务，提高老年人的自我保健能力，是社区是护士应尽的责任。全社会都应尊重和关心老年人，为他们创造良好的的生活环境和社会环境，使他们能够健康地安度晚年。

一、老年人的概念

（一）老年人的划分标准

老年人的划分标准是：发达国家65岁以上者，发展中国家60岁以上者。

近些年，WHO提出划分老年人的标准是：45~59岁为中年人，60~74岁为老年前期，75~89岁为老年人，90岁以上为长寿老人。

我国划分老年人的标准是：45~59岁为中老年人，60~89岁老年人，90岁以上为长寿老人，100岁以上为百岁老人。

（二）老年人口系数

老年人口系数即老年人口比例，指60岁及60岁以上人口占社会总人口的比例。它是评价人口老龄化的指标之一。一个国家或地区，年满60岁的老年人占总人口数的10%以上，或年满65岁的老年人口占总人口的7%以上，即进入老年型社会。

（三）人口老龄化

人口老龄化又指人口老化，是指在社会人口的年龄结构中，60岁或65岁以上的老年人占总人口的比例不断增长的发展趋势。

知识链接

我国人口老龄化的增长速度

中国社会老龄化速度快于全国总人口增长速度。2000年11月底第五次人口普查，65岁以上老年人口已达8811万人，占总人口6.96%，60岁以上人口达1.3亿人，占总人口10.2%，以上比例按国际标准衡量，均已进入了老年型社会，老龄化已成为21世纪不可逆转的世界性趋势，也是社会进步的表现。与1953年第一次人口普查65岁以上老年人口为2620万人相比较，47年中增长了2.36倍，年均递增2.6%，快于全国人口递增1.6%的一个百分点，占总人口的比重由4.4%提高到7.0%，提高了2.6个百分点，近十年老龄化速度加快，每年递增3.4%，快于全国人口递增1.1%的2倍多，如按3.4%的速度推算，2002年65岁以上老年人口已达9420万人，占总人口7.3%。如按2003中国统计年鉴中的2002年1%人口抽样调查，65岁及以上老年人口已占调查人口总数的8.16%，按此比例推算，全国65岁及以上老龄人口已达10482万人，比人口普查数增加1671万人，年均递增9.0%。老龄人口的增长量和增长速度是很惊人的，80岁以上高龄人口将以平均百万人的速度增长。

20世纪20年代至40年代，将是我国老年人口增长最快的时期，60岁以上老人数平均每年将增长4%以上，65岁以上老人数的年增长速度将超过5%，被称为老年老人或老老人的80岁以上人口数增长速度更快。也就是说，每12年至13年，60岁以上的老人就要增加1亿，相当于一个世界大国的总量。

（四）人口老龄化带来的社会问题

人口老龄化是社会文明发展的必然现象，这给社会经济增长、产业演变、文化进步、社会发展等带来一系列的影响。老年人口的增长使劳动人口与非劳动人口的比率发生变化，劳动力布局受到影响，劳动力资源相对减少，劳动资源率下降。老龄人口的增长改变了人口的抚养比，被抚养人口的增加必将加重劳动人口的负担；老龄化对社会保障方面提出了更新的要求，如在完善社会保障制度体系和服务体系，提供养老保险、医疗保险、文化教育、居住与环境乃至法律法规等诸多方面，都需要增加必要的措施，给政府带来沉重的财政负担；因老龄化而产生的劳动力年龄结构的老龄化，必将对经济发展和劳动生产率的提高产生一定的消极影响；人口老龄化客观上要求调整现有的产业结构，以满足老年人口对物质和精神文化特殊的需要。

二、老年人的生理与心理特点

进入老年期后人体各种生理、代谢功能及形态结构均发生变化，衰老是人体对内外环境适应能力减退的表现。主要表现在生理老化和心理老化两个方面的改变。

（一）老年人的生理特点

1. 体表外形变化 老年人须发变白，脱落稀疏；皮下脂肪、汗腺及毛细血管逐渐减少，皮肤松弛，出现皱纹，眼睑下垂，色素沉着出现老年斑；牙龈组织萎缩，牙齿松动脱落；骨骼肌萎缩，骨钙丧失或骨质增生，关节活动不灵；身高、体重随年龄增大而降低，从35岁以后，每10年约降低1cm。

2. 身体构成成分变化 身体水分减少，主要是细胞内液减少；脏器组织中细胞数量减少，尤其以骨骼肌、脾、性腺、肝、肾为著，75岁老人组织细胞减少约30%，脂肪组织增加，男性随年龄变化脂肪增加量较女性更明显。

3. 心血管系统变化 从30岁到70岁，心室壁中减少了将近35%的心肌细胞，而毛细血管的密度随着年龄增长而降低，这将易导致缺血性损伤。余下心肌细胞的代偿肥大；心脏硬度增加、顺应性下降，心肌收缩力减弱，心输出量降低，易发生体位性低血压；心脏冠状动脉的生理性和病理性硬化，使心肌本身血流减少，耗氧量下降，对心功能产生进一步影响，甚至出现心绞痛等心肌供血不足的临床症状；老年人动脉内膜增厚，中膜平滑肌增长、胶原纤维增加、粥样硬化和钙在弹力层的沉积，造成大动脉扩张而迂曲、小动脉管腔变小、血管硬化、舒张功能减退，血管阻力升高，易引起心、脑、肝、肾等器官灌注减少。

4. 呼吸系统变化 呼吸系统疾病是老年人常见疾病，也是造成老年患者死亡的重要病因。老年人呼吸肌萎缩，胸廓变形，变硬，肋软骨钙化，顺应性降低；肺泡最大通气量减少，呼吸频率及深度受限，气管黏膜纤毛运动减少，气管分泌物不易排出，易出现肺部感染；气道黏膜及腺体萎缩，对气流的过滤和加温功能减退或丧失，使整体气道防御功能下降，也易引起上呼吸道感染；呼吸道管腔扩大，无效腔增加，分泌亢进，黏液潴留，气流阻力增加，易发生呼气性呼吸困难；肺组织萎缩，毛细血管减少，肺泡变薄，弹性减退，肺泡扩张，易形成老年性肺气肿。

老年人群吸烟比例较高，慢性阻塞性肺疾病、肺结核、下呼吸道感染、肺癌发病随年龄增加明显升高。老年人慢性呼吸系统疾病的急性加重以及其他系统疾病加重时，更容易出现呼吸衰竭。

5. 神经系统变化　随年龄增大脑组织逐渐萎缩，脑细胞数减少。一般认为，人出生后脑神经细胞即停止分裂，自20岁开始，每年丧失0.8%脑细胞。脑室扩大，脑膜增厚，脂褐素沉积增多，脑动脉硬化，血循环阻力增大，脑供血减少致脑软化，约半数65岁以上的正常老人的脑部都可发现缺血性病灶；多种神经递质的功能皆有所下降，导致老年人健忘，智力减退，注意力不集中，睡眠不佳，精神性格改变，动作迟缓，运动震颤，痴呆等；脑神经突触数量减少发生退行性变，神经传导速度减慢，导致老年人对外界事物反应迟钝，动作协调能力下降。

6. 消化系统变化　老年人牙齿磨损及脱落，唾液、胃液分泌减少，胃酸不足，使钙、铁和维生素D吸收减少，易发生营养不良，可导致老年人患缺铁性贫血、骨质软化等。肝代偿功能降低，胆汁、胰腺分泌减少，对脂肪的消化能力明显减退；老年人胃肠活动减弱，排空时间延缓，小肠吸收功能减退，肛门括约肌松弛，故易发生消化不良、便秘、大便失禁等。

7. 泌尿生殖系统变化　人体在40岁后，肾脏的各种功能均进行性下降。随着年龄增大，肾血管硬化，肾血流量减少，人体从40岁开始肾血流量出现进行性下降，大约每10年下降10%，90岁老年人肾血流量仅为年轻人的50%；肾小球滤过率下降，肾小管的浓缩与稀释功能减退；膀胱括约肌松弛无力、膀胱容积变小、前列腺增大，易出现尿频、尿急、夜尿增多情况，易并发急性尿潴留、尿路感染。老年女性的子宫、卵巢萎缩，阴道的湿润性、弹性及酸性降低，易致感染；老年男性由于睾丸萎缩及纤维化，前列腺增生，常出现排尿困难或尿潴留；此外，性激素分泌减少，性功能减退。

8. 内分泌系统变化　老年人内分泌功能减退，表现在下丘脑-腺垂体-性腺（睾丸、卵巢）系统的活动减弱、甲状腺功能降低、肾上腺皮质功能下降、对胰岛素敏感性降低和葡萄糖耐量减低、性激素分泌减少、性功能失调等。

（二）老年人的心理特点

1. 认知能力低下和智力衰退　老年人身体机能衰退，大脑功能发生改变，中枢神经系统递质的合成和代谢减弱，导致感觉能力降低，意识性差，反应迟钝，注意力不集中等，感觉迟钝，听力、视觉、嗅觉、皮肤感觉等功能减退，导致视力下降，听力减退，灵敏度下降；动作灵活性差，协调性差，反应迟缓，行动笨拙；老年人在限定时间内加快学习速度比年轻人难，老年人学习新东西、新事物不如年轻人，其实习也易受干扰，而后天获得的与知识、文化、经验有关的晶态智力不仅没有减退，有的还有所加强。

2. 记忆变化　随年龄增长，老年人记忆能力变慢、下降，有意识记忆为主，无意识记忆为辅，再认能力尚好，回忆能力较差，表现在能认识熟人但叫不出名字。老年人意义记忆完好，但机械记忆不如年轻人。另外，老年人在规定时间内速度记忆衰退。记忆与人的生理因素、健康、精神状况、记忆的训练、社会环境等都有关系。

3. 人格变化 人到了老年期，人格（即人的特性或个性）也相应有些变化，如不能自觉适应周围环境产生孤独感，对健康、家庭等信心不足而产生的抑郁、不安与焦虑，可出现恐惧病或疑病症，表现固执、任性、多疑。近年来有人认为，老年期主要矛盾是人格的完整性或绝望之感。

4. 睡眠障碍 老年人由于大脑皮质兴奋和抑制能力低下，造成睡眠减少、睡眠浅、多梦、早醒等睡眠障碍。

知识链接

"忘掉"——老年人心理健康的秘诀

1. 忘掉怨恨 一个人种下怨恨的种子，就想报复，甚至千方百计琢磨报复的方法、时机，使人一生不得安宁。如能忘掉怨恨，心平气和，对长寿大有裨益。

2. 忘掉年龄 人的生理年龄是客观的，但心理年龄则不同，它反映了人的精神状态。有人刚过花甲之年，就不断暗示自己老了。这种消极的心理是健康长寿的大敌。

3. 忘掉气愤 气愤则心情急躁，气血堵塞，血压升高，心跳加快，甚至因气愤而致病，因一时之气而损害健康又何必呢？

4. 忘掉悔恨 凡是使人后悔的事都随着岁月流逝而成为历史，应该提得起，放得下。总去想追悔莫及的事情，日久只能伤心伤神。

5. 忘掉忧愁 多愁善感是疾病滋生的温床。现代医学认为，忧愁是抑郁症的主要根源。一生多愁善感会导致多种疾病缠身，最终让病魔夺去生命。

6. 忘掉悲痛 如亲人遇到天灾人祸或死亡，常使人沉浸在悲痛之中不能自拔，时间过长即损害人的身心健康。遇到此类事时应想开一些，尽快解脱出来。

7. 忘掉名利 名利是人们一生都追逐的，必须正确对待。尤其是老人，只有忘掉名利，知足常乐，做个乐天派，才使人健康长寿。

8. 忘掉疾病 被疾病困扰，总想着身上的病，紧张惶恐，会使免疫力下降，反而使疾病加重。有了病，要泰然处之，首先从精神上战胜它。

三、社区老年人保健内容

（一）心理健康保健

因为对老年人的陪伴等心理健康关注不够，导致很多老年人会情绪低沉、心情郁闷。再加上现实生活中遇到了"消极事件"，如配偶去世、晚辈不孝顺、儿孙不能和自己朝夕相处、退休等等原因，老人找不到自己的价值所在，认为自己对社会已经没有贡献，从而心理健康状态更加不良，导致老人悲观失望、焦虑不安、精神不振、生活兴趣低下等，使老年生活质量大大下降，诱发或加重躯体疾病，并加速生理衰老。要克服这些心理障碍，老年人应该注意心理保健。

1. 调整好心态，正确面对衰老 人贵有自知之明，老年人也一样。老年人应客观地意识岁月不饶人，不能逞强，也不应把自己贬得一无是处，要调整好心态，克服消极情绪，积极面对生活，利用自身优势努力创造自身价值；虽然社会和家庭不再是靠老年人来支撑，但也不是老年人已经没有用了，老年人可以发挥余热，不仅应老有所养，也要老有所乐、老有所学、老有所为。

2. 和谐稳定的精神状态 和谐稳定的精神状态就是老年人的精神状态和现实实际要协调，生活中应避免情绪大喜大悲等剧烈波动，避免各种不良的刺激因素造成的影响，做到思想开朗、心胸开阔、精神愉快的面对生活，老人能坚持"三乐"（即自得其乐、助人为乐、知足常乐）对健康长寿将会有很大益处。

3. 积极参与社会活动，保持良好人际关系 老年人通过各种途径参与到社会经济、文化生活中去，可以重新建立社会关系，重新找回自身价值，可以消除或缓解不良情绪，也可以开阔眼界，舒缓身心，促进身体健康，可以满足老年人的心理需求，达到心理保健的目的。

4. 坚持适度脑力和体力活动 "活到老，学到老"，老年人适当的安排一些时间用于学习，不仅可以满足精神需要，而且可增长知识，提高认识，开拓眼界，端正老年人的价值观。现代医学证实"勤脑可以防止脑衰"、"大脑越用越灵"，适当进行脑力运动能延缓大脑功能的衰退，能有效地延缓记忆力的减退、思维能力和精力等高级心理功能的减退。老年人可以参加各种合适的体育运动能增强自己的体质，克服或延缓增龄所带来的各器官功能的衰退，根据自己的体质和兴趣，有选择地、有规律地进行运动，如跑步、打球、爬山、太极拳等。

5. 心理咨询和心理健康教育 社区可以开展老年心理咨询门诊或心理健康教育等活动，使老年人学会控制情绪，调节心理，保持最佳心理健康状态，减少不良因素对心理健康的损害。

📢 知识链接

☙ 长寿老人的共同特点 ☙

1. 情绪稳定 说明人的中枢神经系统处于相对稳定状态，人体的生理功能协调，情绪安定，适应各种环境能力强。

2. 心情快乐 它标志着人的身心活动的协调。长寿老人精神矍铄，心情旷达，乐观的情绪使人充满朝气，使人体处于积极向上的状态。

3. 性格坚强 在生活中遇到困难，能想方设法解决，遇事想得开。

4. 人际关系适应性强 长寿老人与人相处融洽，他们在人际关系上很少有烦恼与苦闷，他们乐于同人交往。

（二）平衡膳食，合理营养

随着年龄增长，机体的生理功能将发生渐进性衰退。改善营养，合理地调配饮食，以防止早老和老年性疾病，延年益寿，成为目前的一个重要课题。

1. 食物搭配合理　由于各种食物所含营养素成分不同，营养价值各异，所以膳食中应有多种食物种类，才能满足人体的需要。食物不宜过精，应强调粗细搭配，粗粮如燕麦、玉米所含膳食纤维较大米、小麦为多，对提高食物营养价值，增进食欲，是有好处的；动物性食物与植物性食物合理搭配，动物性食物所含蛋白质多为优质蛋白质，必需氨基酸比例适宜，植物性食物中脂肪含不饱和脂肪酸多，并能提供较丰富的膳食纤维、维生素、矿物质等营养素。

2. 营养均衡　是预防营养缺乏病的重要措施。谷类为主食，适量搭配一些粗、杂粮；蔬菜水果和薯类是一些水溶性维生素、矿物质和膳食纤维的良好来源，还能够促进鱼、肉、蛋等食物中蛋白质的消化和吸收，它在肠道中吸附和稀释致癌物质，促进肠道蠕动，预防消化道肿瘤的作用，还有减少胆固醇的吸收，降低血液中胆固醇的水平，预防心脑血管病、糖尿病的作用，每天应摄入不少于300g蔬菜和100g水果；动物类食物，包括鱼、禽、蛋、畜肉类，是优质蛋白质、脂溶性维生素和许多矿物质元素如铁、锌、铜、硒等的重要来源；常吃乳、豆类及其制品，含优质蛋白质、不饱和脂肪酸、B族维生素，另外它们是钙的主要食物来源，建议每日进食奶类或奶制品100g，豆类或豆制品50g。

3. 养成良好饮食习惯，合理膳食制度　老人饮食有规律，进食需定时、定量、定质，细嚼慢咽，吃清淡少盐的膳食，甜食要少吃，饮酒要节制；进餐七成饱，油脂要适量。三餐间隔4~6h，"早餐质量要好，中餐吃饱，晚餐要少"，三餐热能比例为早餐占总热能的30%，中餐40%，晚餐30%，条件允许可以适当增加餐次。

（三）合理的体育运动

生命在于运动，保持适当的运动，可以预防老年性疾病，促进身体健康，延缓衰老的过程，还有助于保持积极的生活态度，起到调节精神、陶冶情操、愉悦身心、丰富生活的作用，达到强身健体、延年益寿，提高生活质量的目的。

老年人运动的一般原则：安全第一，循序渐进，适量运动，持之以恒，有氧运动，全面锻炼，自我监测。要根据自己的体质和兴趣，有选择地、有规律地进行，动静结合，劳逸结合，掌握强度，避免剧烈运动，讲究锻炼时间和环境。老年人应提倡有氧运动，如步行、慢跑、骑车、游泳、健身操、跳舞、爬山、小球类运动及打太极拳等。最好的有氧运动为步行，运动时间一般在晚饭后1h左右以散步的形式进行，按国际标准（4.8km/h的速度）步行20min即可。

（四）安全用药

1. 遵医嘱服药　不自行滥用药物，不随意更改药物剂量和服药时间。需终身服药者应在家中备少量药物，以防中断治疗。

2. 用药种类不宜过多　老年人身患多种疾病，需常年服用多种药物，药物间相互作用的问题增多，药物不良反应发生率随之明显加大，用药安全性变小，用药种类应尽可能少。

3. 剂量不宜过大　老年人的肝脏、肾脏随年龄增长而出现功能减退，肝脏解毒功能和药物的清除率下降，易产生毒性反应。

4. 注意观察药物的不良反应　要了解常见药物的不良反应，避免意外发生。

（五）定期健康检查

人到老年，身体各组织器官形态和功能都会有一定的改变，为了保持健康，老年人应该定期到医院进行健康检查，了解自己身体各主要脏器的功能状况，也可以全面地估计自己的健康状况，对今后的生活和制定医疗保健计划具有重要的价值，也可以对原有的疾病进行定期复查，比较，确定病情有无发展（加重、减轻或痊愈），有利于指导今后的治疗和预防保健工作，还可以通过健康检查早期发现一些重要疾病。老年人定期体检一般每年进行1~2次，常规性检验项目最好每季度检查一次，要保管好每次体检记录和化验单，以便进行比较。

另外，注意老年人的外出安全，高龄老人外出要有人陪伴，记忆力减退的老人外出应携带能表明其身份的证件，为行动困难的老人提供生活的辅助工具，如助听器、拐杖等；老年人要养成良好的生活习惯，生活有规律，戒烟限酒；做好老年人性生活保健的指导，指导老年人学习相关知识，提醒老年人注意性安全。

（许楹坚）

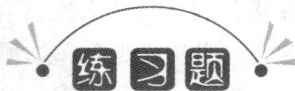

一、A₁型题

1. 小儿出生后，生长发育最快的阶段（　　　）

　　A. 新生儿期　　　　B. 婴儿期　　　　C. 幼儿期　　　　D. 学龄前期

　　E. 学龄期

2. 生长发育遵循的规则正确的是

　　A. 自下而上　　　　B. 由远到近　　　　C. 由细到粗　　　　D. 由简单到复杂

　　E. 由高级到低级

3. 评价小儿生长发育的最常用指标是（　　　）

　　A. 肢体运动能力　　B. 体重，身高，头围，胸围等　　　C. 语言发育程度

　　D. 智力发育情况　　E. 对外界的反应能力

4. 青春期的生长发育特点不包括（　　　）

　　A. 生殖系统迅速发育　　　　　　　　B. 体格生长明显加速

　　C. 内分泌调节功能稳定　　　　　　　D. 第二性征出现

　　E. 容易出现心理问题

5. 小儿乳牙出齐的时间是（　　　）

　　A. 0岁到1岁　　　B. 1岁半到2岁　　　C. 2岁到2岁半　　　D. 2岁半到3岁

　　E. 3岁到3岁半

6. 小儿出生后满1岁至3岁前称为（　　　）

　　A. 婴儿期　　　　B. 幼儿期　　　　C. 学龄前期　　　　D. 学龄期

E. 新生儿期

7. 女性生殖功能成熟的外在标志主要为（　　　）

    A. 体格发育　　　　B. 第二性征发育　　C. 内生殖器发育

    D. 规律月经　　　　E. 经期无特殊症状

8. 我国采用哪个围生期计算围生期死亡率（　　　）

    A. 从妊娠满28周至产后4周　　　　　B. 从胚胎形成至产后1周

    C. 从妊娠满28周（即胎儿体重≥1000g或身长≥35cm）至产后1周

    D. 从妊娠满20周（即胎儿体重≥500g或身长≥25cm）至产后4周

    E. 从胚胎形成至产后4周

9. 下述哪项可确诊早孕（　　　）

    A. 恶心、呕吐　　　B. 停经　　　　　C. 乳房增大

    D. 子宫增大　　　　E. B超显示胎心

10. 避孕剂防止性传播疾病最好的措施是（　　　）

    A. 皮下埋植药物　　B. 阴道隔膜加杀精药　　　　C. 安全期避孕

    D. 避孕套加避孕药膏　　　　　E. 紧急药物避孕

11. 可以进行产后锻炼的时间是（　　　）

    A. 产后1天　　　　B. 产后2天　　　C. 产后3天　　　D. 产后4天

    E. 产后5天

12. 下列促进母乳喂养成功的措施中，错误的是（　　　）

    A. 向孕产妇宣传母乳喂养的好处　　B. 帮助产妇尽早开始哺乳

    C. 哺乳前温水擦洗乳头乳晕　　　　D. 实行母婴同室

    E. 实行按时哺乳

13. 老年人虽然死记硬背能力减退，但理解能力变化不大，因此保持比较好记忆的方法是（　　　）

    A. 近期记忆　　　　B. 远期记忆　　　C. 机械记忆　　　D. 逻辑记忆

    E. 次级记忆

14. 老年人呼吸系统的明显生理改变是（　　　）

    A. 肺泡数量增加　　B. 肋间肌萎缩　　C. 肋骨关节软化

    D. 支气管黏膜增厚　E. 咳嗽反射增强

15. 老年人患病的特点是（　　　）

    A. 病程短　　　　　B. 易发生意识障碍　　　　　C. 恢复快

    D. 临床症状典型　　E. 病情轻

16. 老年人血管变化的特点是（　　　）

    A. 脉压降低　　　　B. 收缩压升高　　C. 主动脉壁变薄

    D. 周围动脉壁变薄　E. 血管软化程度增加

17. 为了改善睡眠质量，老年人睡前应注意（　　　）

    A. 加餐　　　　　　B. 多饮水　　　　C. 加强活动　　　D. 用热水泡脚

E. 读兴奋书籍

18. 患者女性，78岁，瘫痪3年，为预防老人发生压疮，应采取的措施是（　　　）

    A. 睡木制硬床   B. 每周一次物理治疗

    C. 定期更换体位与局部按摩   D. 局部置热水袋促进循环

    E. 每日更换衣服与被服

19. 我国年龄界限，一般中年期的年龄界限为（　　　）

    A. 35~54岁   B. 40~59岁   C. 45~64岁   D. 60~89岁

    E. 50~69岁

20. 关于中年人注意膳食平衡的具体方法中错误的是（　　　）

    A. 每日争取摄取多种食物

    B. 多摄取植物性脂肪

    C. 适当增加蔗糖的摄取量

    D. 控制脂肪的摄取，应占总热量的20%~25%

    E. 限制食盐摄入量

21. 为了预防高血压和脑卒中的发生，中年人的食盐摄取量应限制在每日（　　　）

    A. 6g以下   B. 10g以下   C. 15g以下   D. 20g以下

    E. 22g以下

22. 脂肪摄取中错误的说法是（　　　）

    A. 脂肪摄取过多易导致饮食性高脂血症

    B. 饱和脂肪酸能增加血清脂质

    C. 饱和脂肪酸主要存在于动物性脂肪包括鱼类中

    D. 多价不饱和脂肪酸主要存在于植物性脂肪

    E. 脂肪提供热能应占总热量20%~25%

二、A₂型题

1. 患儿男，6月，母乳喂养，每日6~7次，为了保证小儿的营养摄取，护士对家长进行辅食添加的健康指导，正确的是（　　　）

    A. 由粗到细   B. 由稠到稀   C. 由多到少   D. 由少到多

    E. 由多种到一种

2. 患儿男，母乳喂养，体重8kg，身长72cm，坐稳并能左右转身，能发简单的"爸爸"、"妈妈"的音节，刚开始爬行，其月龄可能是（　　　）

    A. 3~5个月   B. 6~7个月   C. 8~9个月   D. 10~11个月

    E. 12月

3. 宋丹妹妹，生后三天，已经按时完成疫苗的接种，体格检查正常，准备出院。家长询问第二次乙肝疫苗接种的时间，社区护士的回答正确的是（　　　）

    A. 1月   B. 2月   C. 3月   D. 4月

    E. 5月

4. 王燕，高三学生，因为临近高考，天天紧张复习、睡眠不足，这个月的正常月经时间已经过去2周尚未来潮，你认为王燕的身体出现了什么状况？（   ）

    A. 青春期闭经   B. 可能怀孕了   C. 可能发生感染了

    D. 需要调节月经周期   E. 紧张引起月经紊乱

5. 张月，16岁，月经已经来潮，自诉月经前轻微下腹胀痛，乳房胀痛，月经来潮后缓解。护士指导其经期卫生保健措施中，哪项错误？（   ）

    A. 保持外阴清洁   B. 每晚阴道冲洗   C. 避免寒冷刺激

    D. 经期照常学习   E. 保证饮食营养

6. 某女士经医院诊断妊娠50天，咨询孕期哪段时间应禁止性生活，正确回答是（   ）

    A. 妊娠初2个月内及最后1个月   B. 妊娠初2个月内及最后2个月

    C. 妊娠初3个月内及最后半个月   D. 妊娠初3个月内及最后1个月

    E. 妊娠初3个月内及最后3个月

7. 某孕妇，妊娠28周，在产前检查中发现其血色素偏低，需要通过饮食补充哪种营养素（   ）

    A. 富含钙剂的食物   B. 富含维生素B_2的食物

    C. 富含碘的食物   D. 富含铁剂的食物

    E. 富含叶酸的食物

8. 某女士，初潮13岁，月经规律，月经周期26天，推测排卵时间一般在下次月经来潮前的（   ）

    A. 第10天   B. 第12天   C. 第14天   D. 第16天

    E. 第18天

三、A₃型题

（1~3题共用题干）

李杰弟弟，男，足月顺产，出生第一天，体重2800g，身长51cm，面色红润，一般情况良好。

1. 社区护士对该新生儿实施保健的重点是（   ）

    A. 进行生长发育监测   B. 指导体格锻炼   C. 培养各种良好习惯

    D. 建立访视制度   E. 重视早期教育

2. 社区护士应指导家长在新生儿期做下列哪种疫苗的预防接种（   ）

    A. 乙脑疫苗与流感疫苗   B. 脊髓灰质炎疫苗

    C. 百、白、破混合制剂   D. 麻疹疫苗

    E. 卡介苗、乙肝疫苗

3. 该新生儿喂养方式错误的是（   ）

    A. 首选母乳喂养   B. 母乳不足可喂糖水   C. 按需哺乳

    D. 母乳不足可喂配方奶   E. 出生半小时内开奶

（4~5题共用题干）

钱女士26岁，孕1产0，孕35周，自述近来晚上长时间采取仰卧位后出现头晕、眼前发黑、无力等现象，咨询社区护士：

4. 社区护士如何解释这个现象（　　　）

  A. 妊娠合并低血糖　　　　　　　　B. 妊娠合并低血压

  C. 妊娠合并贫血　　　　　　　　　D. 仰卧位低血压综合征

  E. 胎盘早剥出血

5. 指导孕妇采取相应的措施是（　　　）

  A. 立即口服葡萄糖水　　　　　　　B. 采取左侧卧位休息

  C. 加强营养补铁剂　　D. 给与升压药　　E. 采取半坐卧位休息

（6~7题共用题干）

宋女士，28岁，孕1产0，妊娠39周。近几天晚上出现阵阵腹痛，触摸腹部发硬，间隔时间不定，白天缓解，今天晚上发现内裤上有红色分泌物：

6. 上述现象属于（　　　）

  A. 先兆临产　　　　B. 正式临产　　　C. 第一产程D　　　D. 第二产程

  E. 第三产程

7. 指导该孕妇采取的正确的措施（　　　）

  A. 确定生产的医院　　　　　　　　B. 应该去医院待产

  C. 准备母亲及新生儿用品　　　　　D. 指导孕妇了解分娩过程，减轻恐惧

  E. 指导孕妇子宫收缩时呼吸运动训练

（8~10题共用题干）

张女士，今晨经阴道分娩一女婴，产程顺利。

8. 为预防尿潴留，应指导她产后第一次排尿的时间在（　　　）

  A. 8h内　　　　　　B. 7h内　　　　　C. 6h内　　　　　D. 5h内

  E. 4h内

9. 分娩第二天，产妇自述乳房胀痛，无红肿，首选的护理措施是（　　　）

  A. 用吸奶器吸奶　　B. 用生麦芽煎汤喝　　　　　　　　C. 热敷乳房

  D. 让新生儿多吸吮　　E. 按摩乳房

10. 产后产妇与婴儿一同到医院检查时间是（　　　）

  A. 产后2周　　　　B. 产后4周　　　C. 产后6周　　　D. 产后8周

  E. 产后10周

四、填空题

1. 我国划分老年人的标准是：_____岁为中老年人，_____岁老年人，_____岁以上为长寿老人，_____岁以上为百岁老人。

2. 适合老年人的运动有_____、_____、_____、_____、_____等。

3. 中年人随着年龄增长，骨质会逐渐发生_____，骨骼脆性_____，易造成_____。

4. 中年人的膳食原则是_____、_____、_____、_____。

五、名词解释

1. 老年人口系数

2. 老年型社会

3. 中年人

4. 有氧运动

六、简答题

1. 老年人心理保健措施有哪些？

2. 试述老年人运动的一般原则。

3. 中年人体育锻炼的原则有哪些？

4. 中年人如何做到科学搭配膳食？

要点导航

◎ **学习要点**

1. 掌握慢性病的概念和特点。

2. 掌握传染病的流行环节。

3. 熟悉慢性病的危险因素。

4. 熟悉心脑血管患者的管理和护理。

5. 熟悉糖尿病患者的管理和护理。

6. 熟悉常见传染病患者的社区护理。

7. 了解慢性病的分类。

8. 了解恶性肿瘤患者的管理和护理。

9. 了解常见传染病患者的社区预防措施。

◎ **技能要点**

1. 学会常见慢性病患者的社区管理和护理。

2. 学会常见传染病患者的社区管理和护理。

第一节 常见慢性病患者的社区管理与护理

管理和护理是慢性病患者康复的主要手段

案例

　　马女士，66岁，高血压病史15年，糖尿病10年，突发右侧肢体无力，说话不流利，逐渐加重2日，体检：神志清楚，右侧鼻唇沟浅，右侧上下肢肌张力低，右下肢病理征阳性，脑CT未见异常。临床诊断：脑血栓形成。

　　思考：

　　1. 马女士所患此类疾病有什么特点？

　　2. 作为社区护士对马女士应采取哪些措施？

一、慢性病概述

随着医疗科技的进步，社会经济的发展，居住环境以及生活方式的改变，人群的疾病谱和死亡谱发生了变化，慢性病已逐步取代传染性疾病而严重威胁人类健康，成为全球重要的公共卫生问题。因此，对慢性病患者实施社区管理和护理已经成为社区护理的一个重要内容。

（一）慢性病的概念与特点

1. 慢性病的概念　慢性病又称为慢性非传染性疾病，是对一类起病隐匿，病程长且病情迁延不愈，病因复杂，但缺乏确切证据的疾病的概括性总称。主要包括心脑血管疾病（高血压、冠心病、脑卒中等）、糖尿病、恶性肿瘤和慢性阻塞性肺部疾病、肥胖病、精神病等。慢性病通常是终身性疾病，疼痛、伤残、昂贵的医疗费用等严重影响着慢性患者的健康状况与生活质量，对有限的卫生资源造成持久的连续消耗。对社会经济持续发展产生不利影响。

2. 慢性病的特点

（1）发病原因不明确　慢性病的病因迄今未明。现代病因学研究证明，其发病与遗传因素、环境因素、生活方式因素和卫生服务因素等多种因素有关。其中生活方式是主要因素。

（2）病理改变不可逆　慢性病患者一旦出现症状或某些症状反复出现并逐渐加重引起患者重视而就医或体检时，机体已经出现了不可逆转的病理变化。

（3）潜伏期与病程长　慢性病由于早期症状不明显，其潜伏期较长，患病时间也较长，可达数年或数十年，甚至终生。

（4）临床表现不明显　发病初期，慢性病的发生发展通常是隐匿的，无明显的症状和体征，部分患者常在体检时被发现，或某些症状反复迁延并逐渐加重，患者不能忍受就医时得以确诊。

（5）临床不可治愈　在目前医疗条件下，慢性病是很难治愈的，最终会导致身体不同程度的残障，需长期用药、护理和康复治疗，并根据病情需要给予患者生理、心理和社会三个方面的指导帮助。

（6）预防效果明显　实践证明，对慢性病患者采取"三级预防"措施，积极控制危险因素，可以有效地降低慢性病的发生率和死亡率。

> **考点提示**
>
> 慢性病的特点

（二）慢性病的分类

根据慢性病对患者产生影响程度的不同，将慢性病分为三类：致命性慢性病、可能威胁生命的慢性病和非致命性慢性病。每类慢性病又按发病情况分为急发性与渐发性两种。

1. 致命性慢性病

（1）急发性　急性白血病、胰腺癌、乳腺转移癌、肺癌、肝癌等。

（2）渐发性　肺癌转移中枢神经系统、后天免疫不全综合征、骨髓衰竭、肌萎缩性侧索硬化等。

2. 可能威胁生命的慢性病

（1）急发性　血友病、恶性贫血、脑卒中、心肌梗死、先天性心脏病等。

（2）渐发性　肺气肿、慢性酒精中毒、老年性痴呆、1型糖尿病、高血压等。

3. 非致命性慢性病

（1）急发性　偏头痛、痛风、支气管哮喘、胆石症、季节性过敏等。

（2）渐发性　帕金森病、骨关节炎、类风湿性关节炎、溃疡性结肠炎、慢性支气管炎、胃溃疡、青光眼等。

（三）慢性病的危险因素

慢性病的种类很多，引起疾病的危险因素也相当复杂。研究表明，慢性病的主要危险因素可分为不良行为因素、环境因素、精神心理因素和不可改变因素四大类。其中年龄、性别、遗传因素是不可改变的，而不良行为因素、环境因素和精神心理因素是可以改变的。

1. 不良行为因素

（1）不合理饮食　高盐饮食可致高血压。高脂肪、高胆固醇饮食与动脉硬化发生呈正相关。咖啡类刺激性饮食可使血液中游离脂肪酸增加，导致动脉硬化。烟熏和腌制的鱼、肉、菜等，含有较高的亚硝胺，长期食用易致恶性肿瘤的发生。另外，营养失衡也会造成一些相关慢性病发病率升高。

（2）吸烟　吸烟使人经常处于低氧状态，引起心血管损害和心律不齐，导致肺癌、喉癌、口腔癌、食道癌等。吸烟会加重糖尿病，引起老年性痴呆。吸烟可导致痛经、月经紊乱、子宫和卵巢疾病，导致不孕不育。孕妇吸烟导致胎儿生长发育延缓，早产、流产、畸胎、死胎增加。

（3）过量饮酒（酗酒）　酒对人有益还是有害取决于饮酒量的大小。饮酒与脑卒中、冠心病、原发性高血压密切相关，过量饮酒（酗酒）可增加脑卒中和原发性高血压的危险性，还可增加某些恶性肿瘤的发病率。

（4）缺乏运动　现代社会中很多人以车代步，采取静息式生活方式，使运动量不足，体重超重或肥胖。易发生高血压、冠心病、糖尿病和某些类型的恶性肿瘤。世界卫生组织研究显示，每年全世界有200多万人因为运动量不足而死亡。每个国家有65%~85%的成年人由于没有足够的体力活动而健康受损。

2. 环境因素

（1）自然环境　环境污染破坏了生态平衡和人们的正常生活条件，对人体健康产生直接、间接或潜在的有害影响。空气污染、水源污染、土壤污染、生活污染、噪声污染和放射性物质污染等都与恶性肿瘤或肺部疾病的发生密切相关。

（2）社会环境　国家的卫生政策、卫生资源配置，医疗系统的可利用程度、社会风俗习惯、社会经济地位、人口的构成、个人所受教育程度、家庭因素与流动状况等都不同程度的影响人们的健康。

3. 精神心理因素　精神紧张、情绪激动及各种应激状态，特别是经历紧张生活事件，会使人的心理活动失去平衡。现代社会生活工作节奏加快、竞争激烈、人际关系复杂，使生活中的紧张刺激增加。强度过大、时间过久或经常反复出现的压力、紧张、恐惧、失眠、精神失常等心理因素和情绪反应可使内分泌失调、血压升高、心率加快、机体免疫功能降低，从而导致某些慢性病的发生。

4. 不可改变因素 包括年龄、性别及遗传因素。这些因素在目前的医疗条件下是不可改变的。许多慢性病的发病率与年龄成正比，年龄越大，患病的机会越大。一些疾病如乳腺癌、原发性高血压、动脉硬化性心脏病、精神分裂症、消化性溃疡等往往存在家族倾向，可能与遗传因素或共同的饮食史有关。

考点提示

慢性病的危险因素有哪些？

案例

王先生，58岁，吸烟15年，长期酗酒，身高167cm，体重98kg，近日来出现头痛、头晕、耳鸣、心悸、注意力不集中、记忆力减退、失眠、乏力等症状，2日平均血压：168mmHg/105mmHg。医生初步诊断为：原发性高血压。

思考：

1. 作为社区护士应如何对王先生进行管理？

2. 对王先生应采取那些有效地护理措施？

慢性病通常是终身性疾病，一旦被确诊，患者就要与疾病做终生的斗争，进行终身的治疗和护理。对于慢性病患者，重要的不仅是控制症状，而是能够满足正常地生活。以社区护理为中心，对社区常见慢性病患者实施健康教育、规范治疗、系统干预、动态管理，促进患者采用健康的生活行为方式、可延缓或避免并发症的发生。

二、心脑血管疾病患者的社区管理与护理

心脑血管疾病是社区人群中的常见病、多发病，严重威胁社区人群的健康，也是致残和致死的主要原因。社区常见的心脑血管疾病有高血压、冠心病、脑卒中。资料显示，我国每年死于心脑血管疾病的人数约260万，尚有大量患者残疾，失去劳动力和生活力，医疗费用达1300亿元人民币，成为社会的巨大负担。因此，心脑血管疾病是造成社会和家庭沉重负担的重要因素。

（一）原发性高血压

高血压是慢性病中最常见、最具有普遍性和代表性的疾病。国内外流行病学研究证明：在高血压的病因中，遗传因素约占40%，环境因素约占60%。因此，高血压在很大程度上是可以预防的疾病，健康教育、健康干预、健康管理对高血压的预防有非常重要的意义。

据统计，全世界高血压患者数已达6亿，我国18岁以上成人高血压患病率已经达

到18.8%，估计全国患患者数约1.6亿人，已成为中国居民的头号杀手。95%以上的高血压患者起病隐匿，病因不明，称原发性高血压。5%左右的高血压是由继发于某些确定的疾病或病因称为继发性高血压，如肾血管性高血压等。我国人群高血压患病特点为"三高三低一复杂"，即：患病率高、致残率高、致死率高；知晓率低、治疗率低、控制率低；发病机制复杂。我国居民中对高血压的知晓率、治疗率、控制率分别只有30.2%、24.7%、6.1%，明显低于发达国家水平。

1. 原发性高血压患者的社区管理 社区卫生服务工作者对高血压患者的管理目标是：结合国情和高血压患病的实际情况通过三级预防，提高知晓率、治疗率和控制率，预防和控制高血压并发症，降低致残率和死亡率。

（1）一级预防 一级预防的目的是避免或延缓高血压的发生。研究表明，通过一级预防可以使高血压的发病率下降55%，并发症也随之下降。应加强人群的健康教育和健康促进。健康教育应以社区人群为对象，以高血压患者为重点，提高高血压防治知识的普及率，改善不良的生活方式，降低主要危险因素的水平。健康教育要从儿童做起，教育部门应将防治高血压健康教育列为学校健康教育内容。社区对家庭主妇、中老年人、高血压病患者实施规范教育，逐步形成教育→参与→行为改变的健康教育模式。同时社区卫生保健人员采取干预措施，帮助高血压患者将高血压防治知识落实到实际生活中。促进健康常用的干预措施主要有：限制食盐摄入量，戒烟限酒，加强体力活动和体育锻炼，合理营养、平衡膳食等。

（2）二级预防 ①认真、细致地采集高血压患者的详细资料 包括患者的基本信息；主要危险因素；相关疾病；实验室检查；基本体检记录等；②建立健康档案 借助计算机数据库等信息资源，建立高血压患者健康档案，为高血压的治疗和护理提供依据；③定期随访，动态管理 根据最初血压定时、定点（或上门）免费测量血压，并做详细记录，科学管理随访资料；④积极参与 通过健康教育指导患者学会自我测量血压，动员家属参与，为患者调整生活方式，督促患者认真执行社区保健工作者制定的干预措施，指导患者通过经验交流，提高自我管理能力和战胜疾病的信心；⑤做好高血压的监测 对具备危险因素人群（有高血压家族史、高血脂、重度吸烟、肥胖者）每年至少测一次血压。

（3）三级预防 对3级高血压患者，除坚持健康生活方式外，应强调长期、规律、按医嘱正确服药，不随意停药。对病情较重、伴有并发症，血压控制不理想的患者应积极建议患者住院进行检查治疗。对重度高血压患者应积极抢救，预防并发症，适时进行康复治疗。目前在高血压患者当中存在着三大误区，即不愿服药;不难受不服药;不按医嘱服药。除了少数早期发现，病情轻，又能遵照科学生活方式的患者外，绝大多数的高血压患者都需终生服药。一旦停药，血压会升高，反反复复，不仅损害心、脑、肾等靶器官，而且会使治疗难度加大，正确的方法是在医生指导下，根据病情调整药物用量。提高患者的服药依从性是社区护士的重要工作。

2. 原发性高血压患者的社区护理 原发性高血压患者的社区护理，应充分体现以患者为中心的现代护理观念，提高患者的生存质量。

（1）血压及症状监测　血压要求每天测量2次，相对固定测量人员、测量仪器并及时准确记录。评估患者头痛、头晕程度、持续时间，是否伴有眼花、耳鸣、恶心、呕吐等症状，是否出现视力模糊、意识改变等严重症状。必要时做三大常规、血糖、血脂和心电图等检查。

（2）饮食护理　指导患者以低热量、低脂肪、低胆固醇、高维生素食物为主，多吃水果、蔬菜，增加食物纤维的摄入；控制体重；养成良好的饮食习惯：细嚼慢咽，避免过饱，少吃零食甜食等；限制食盐摄入量，每日少于6克；戒烟限酒。

（3）适量运动　环境要安静、舒适，室内空气新鲜、温度适宜；工作要劳逸结合，不做剧烈活动，以免血压突然升高。根据个人健康情况坚持适度有规律的体育锻炼，如慢跑、骑自行车、游泳、健美操、练太极拳等。

（4）用药护理　按照医嘱坚持按时服药，将血压控制在理想水平，同时注意药物的副作用。警惕服用降压药后出现急性低血压反应。

（5）心理护理　心理健康与否决定高血压患者治疗与康复的效果。心理护理的主要内容是指导患者学会自我调节，保持愉快的心情，减轻精神压力，避免情绪激动、紧张等不良刺激，保持健康的心理状态。提高患者和家庭对高血压的认识和对治疗的重视程度，树立与疾病长期斗争的信心，自觉地、积极的参与治疗与护理。从而达到有效地控制血压，预防并发症，提高生活质量的目的。

> **知识链接**
>
> ～ **心理护理** ～
>
> 心理护理是非药物治疗中十分重要的内容。应根据患者的年龄、性别、人格特征、家庭功能等情况，选择适合患者的有利于高血压的治疗与护理的方法，如：心理训练、缓慢呼吸、情绪治疗、松弛疗法、音乐治疗等。

案例

欧阳女士，61岁，高血压病史13年，近三天来出现频繁的胸骨后压榨性疼痛，每次发作经休息缓解，持续时间1~3min，心电图检查：S-T段压低1.0mv。医生初步诊断为：冠心病　心绞痛。

思考：

1. 作为社区护士应如何对欧阳女士进行管理？

2. 对欧阳女士应采取那些有效地护理措施？

（二）冠心病

冠状动脉粥样硬化性心脏病又称缺血性心脏病，简称冠心病。是由冠状动脉狭窄或阻塞引起的心肌缺血缺氧或坏死而引起的心脏病。是严重危害人类健康的常见病，本病出现症状或致残、致死后果多发生在40岁以后，男性发病早于女性，脑力劳动者多于体力劳动者。随着生活方式的改变，我国冠心病的发病率和死亡率呈逐年上升趋势，发病呈现年轻化的趋势，冠心病已严重威胁着人们的生命健康。

1. 冠心病的社区管理　冠心病患者社区管理的中心是在社区人群中开展健康教育，控制危险因素，减少冠心病的发生。管理过程要体现较强的针对性、较高的可行性、检查评估方便的特点。

（1）一级预防　预防冠心病要从儿童青少年入手，培养良好的生活习惯，坚持运动，合理膳食、不吸烟、不酗酒、防止肥胖和高血脂；对社区人群特别是有危险因素的个体，宣传冠心病防治的最新知识，贯彻冠心病三级预防保健措施，增加患者的自我保健和自我救治的能力；通过改变行为生活习惯，减少和控制危险因素；动员患者参加社区慢性病健康促进活动，把健康教育所获得的知识，落实到实际行动当中；避免长期精神紧张，情绪过分激动。

（2）二级预防　通过对社区人群的健康体检，发现患者并及时登记，同时借助人群健康档案资料、计算机数据库等信息资源，建立冠心病患者档案。对存在高血压、高胆固醇、缺少体力活动、肥胖和糖尿病等冠心病主要危险因素的高危人群，应利用健康档案和人群监测资料进行重点的监测、针对性地制定并实施行之有效的干预措施预防和治疗。如高血脂合并冠心病，首先应治疗原发病，控制高血脂，然后才是冠心病的治疗。冠心病的治疗原则是改善冠状动脉的供血，减轻心肌耗氧，同时治疗动脉粥样硬化。

（3）三级预防　抢救危重患者，预防并发症发生使患者早日康复，减轻疾病造成的不良后果和残疾。对已确诊的患者，通过健康教育和指导，使其坚持药物治疗，控制病情发展，最大限度地改善生活质量。

2. 冠心病患者的社区护理　通过对患者健康指导、康复护理、心理护理，制定科学合理的护理措施。调整患者的心理状态，消除恐惧和焦虑等心理负担。使患者真正从身体、心理及生活上接近正常的生活状态。

（1）健康指导　指导患者①摄入低盐、低脂、低热量、高纤维素饮食，保持大便通畅、戒烟限酒，控制体重；②合理休息与活动，保证充足的睡眠时间，避免劳累、精神紧张和情绪激动；③坚持正确用药，注意药物的作用与副作用；④定期进行血糖、血脂、心电图检查，积极治疗高血压、糖尿病和高脂血症；⑤避免诱发因素，减少危险因素；⑥熟悉心肌梗死发作时的自救措施：立即停止一切活动，就地休息，即刻舌下含服硝酸甘油或消心痛（异山梨酯）；保持情绪稳定，全身放松；及时与急救中心联系，争取抢救时间。

（2）康复护理　早期的康复护理，有利于疾病的预后，可增加患者的运动耐力，改善心理状态，减少心肌缺血和并发症的发生，达到改善和提高患者的生存质量的目的。主要措施有：指导患者进行适当的体力活动、为患者及家属提供心理支持等。

（3）心理护理　心绞痛、心肌梗死发作时，患者容易产生濒死感，出现恐惧、焦虑等心理反应。护理人员应向患者介绍病情、治疗方法，解释不良情绪对病情的不良影响，给予心理支持。指导患者保持乐观、平和的心情，正确对待自己的病情。及时了解患者及家属的需要，并尽量予以满足，促进患者及家属应对危机的能力，保持心理健康。

案例

李先生，70岁，高血压病史30年，今日晨起出现左侧肢体无力、感觉麻木、语言不清，步态不稳，继之右侧偏瘫，短暂意识丧失。医生初步诊断为：缺血性脑卒中。

思考：

1. 作为社区护士应如何对李先生进行管理？

2. 对李先生应采取那些有效地护理措施？

（三）脑卒中

脑卒中又称为脑中风或脑血管意外，是一组突然起病，由急性脑循环障碍所致的局限或全面性脑功能缺损综合症。根据病理性质可分为缺血性和出血性脑卒中，前者较为多见。脑卒中是最常见的神经病变，并且存活者中50%~70%患者留有严重残疾，给社会和家庭带来沉重负担。由于脑卒中急性期在医院进行治疗，因此，在社区中主要以缓解期或有后遗症的患者常见。

1. 脑卒中患者的社区管理　脑卒中患者的社区管理工作中，主要对患者提供心理支持、生活重建和预防再发脑卒中；对中度或重度致残的后遗症患者，应该提供家庭护理和功能康复，延缓生命，提高生存质量。

（1）一级预防　在社区进行健康教育和健康管理，加强早期干预，通过健康教育，使社区人群懂得脑卒中的基本知识，保持情绪稳定，自觉改变不良的生活方式和行为习惯，预防脑卒中的发生，同时及时为患者提供保健技能和必要的药物；指导患者家属，对患者进行家庭护理，预防并发症的发生。

（2）二级预防　认真仔细地采集脑卒中患者的资料，包括基本信息，借助计算机数据库等信息资源，建立脑卒中患者档案，同时，在社区人群中进行疾病监测。具有脑卒中危险因素，但未合并其他慢性病者，要加强脑血管疾病危险因素的监测。主要监测内容为血压、血糖、血脂和暂时性脑缺血发作。通过监测，争取做到早期发现，及早采取有效的干预措施，避免脑卒中的发生。脑卒中患者的家属也被纳入高危人群进行管理，尤其是已患有高血压、糖尿病、高血脂的家属，应与患者同步管理，并加强脑血管疾病的预防措施。

（3）三级预防　三级预防的目标是减少后遗症和并发症的发生，提高生活质量。通过健康教育使患者和家属明确脑卒中的管理目标，主动地配合治疗和护理，指导患者和家属进行肢体功能锻炼，逐步提高患者生活自理能力；帮助患者树立战胜疾病的信心，改变不良的生活方式，以科学、乐观、积极的态度，面对现实，重建生活，促进康复。

2. 脑卒中患者的社区护理　脑卒中患者在得到良好的治疗后，多数患者会留下不同程度的后遗症。因此，康复护理在护理措施中极为重要。

（1）发病时的家庭救护　保持心肺功能，保持呼吸道通畅，尽快清除口腔、鼻腔分泌物、呕吐物，有条件情况下给予氧气吸入。昏迷患者头偏向一侧，避免呕吐物逆流窒息。观察生命体征，必要时建立静脉通道。对患者及时给予心理疏导，稳定情绪，同时向紧急救援中心求助。搬运患者时保持平卧位，避免体位突然改变，避免头低脚高，以减少脑部充血。

（2）基础护理 ①注意口腔卫生，清除呼吸道分泌物，保持呼吸道通畅，预防呼吸道感染。②保持会阴部清洁，勤换衣裤和床单。③防治便秘，帮助患者养成定时排便的习惯，鼓励患者床上或床旁活动，增强胃肠道蠕动，促进食欲，多食新鲜蔬菜水果、多饮水。④防止肺部感染和压疮的发生，定时翻身、拍背。⑤提供营养支持，不能进食者给予鼻饲。

（3）心理护理 脑卒中患者由于自理能力受限，病程较长，容易对治疗产生急躁心理，或失去信心。护士应了解患者心理活动特点，耐心倾听患者及家属的诉说，给予适当的心理支持；让患者参与康复护理计划的制定，尽快稳定情绪、接受现实、树立信心，通过自身的努力尽早开始独立生活，摆脱依赖，做到残而不废并能够精神愉快的生活。

（4）康复护理指导 实践和科研证明，中枢神经系统的功能有着巨大的可塑性和代偿性，通过康复治疗可促进神经系统的功能恢复，最大限度地减少其损害。

社区护理人员应与康复治疗人员及患者家属积极配合，共同制定康复护理计划，做好患者的康复护理工作，最大限度地促进患者的康复，达到回归家庭、社会的理想目标。发病初期注意保持良好的肢体功能位，以防止肢体废用畸形。尽早帮助患者被动运动，协助患者练习床上翻身、床上坐起、床边行走及小关节的精细运动。鼓励患者每天数次"十指交叉握手"的自我辅助运动及"桥式运动"训练，并辅以理疗、按摩、针灸，促进肢体功能早日康复。

康复过程是一个艰苦而漫长的过程，护士及家属应在护理患者过程中细心发现患者的每一点进步，给予及时鼓励和表扬，以帮助患者建立战胜疾病早日康复的信心。

案例

张女士，32岁，身高170cm，体重50kg。近一月来出现多饮、多尿、多食，体重减少15kg。查空腹血糖：9.8mmol/L。医生初步诊断为：1型糖尿病。

思考：

1. 作为社区护士应如何对张女士进行管理？
2. 对张女士应采取那些有效地护理措施？

三、糖尿病患者的社区管理与护理

糖尿病（DM）是一组以慢性血葡萄糖（简称血糖）水平增高为特征的代谢性疾病，是胰岛素分泌不足和（或）缺陷所引起。长期碳水化合物以及脂肪、蛋白质代谢紊乱可引起多系统损害，可导致眼、肾、神经、血管和心脏等组织器官的慢性进行性损害，以致最终发生失明、下肢坏疽、尿毒症等危及生命，是继心脑血管病和肿瘤之后的第3位"健康杀手"。

临床上将糖尿病分为1型糖尿病、2型糖尿病、妊娠糖尿病和其他特殊类型糖尿病4种类型，其中2型占90%以上，是预防与健康教育的重点。

知识链接

❧ 糖尿病的分布 ❧

据现有资料分析，世界不同地区1型糖尿病的发病情况差异甚大，以北欧国家最高，而东南亚国家相对较低。我国是1型糖尿病发病率最低的国家之一，但由于人口基数大，故1型糖尿病患者的绝对数并不少。近年来，世界各地2型糖尿病患者的激增是造成全世界患者总数剧增的主要原因。WHO报道，目前全世界约有糖尿病患者1.75亿，预测到2025年将上升到3亿。我国糖尿病患病率从20世纪80年代至90年代中期增加了4~5倍，估计现有糖尿病患者约4000多万，居世界第二位。

（一）糖尿病患者的社区管理

糖尿病属终身性疾病，需长期甚至终身的综合治理。糖尿病患者社区管理的根本目标是预防糖尿病并发症的发生。社区卫生服务人员要尽可能早期诊断糖尿病，规范对糖尿病的治疗和护理；预防急性并发症的发生，阻止或延缓慢性并发症的发生和发展，提高糖尿病患者的生存质量。

1. 一级预防 一级预防的目的是减少和控制的糖尿病危险因素，预防糖尿病的发生。通过健康教育，使患者懂得糖尿病的危害性，懂得控制糖尿病的保健知识，懂得糖尿病的主要危险因素，懂得定期与社区医师联系的重要性；学会自测血糖、自己注射胰岛素等自我护理技能与技术，培养良好的生活习惯，自觉控制饮食，进行有规律的体育锻炼，调整心理压力，树立战胜疾病的信心。对有糖耐量受损者，及早进行生活方式干预，如减少主食摄入、增加运动时间、减轻体重等。

2. 二级预防 二级预防的目标是预防糖尿病的并发症。通过社区糖尿病筛查发现患者并及时进行登记，每位糖尿病患者建立健康手册，记录体重、血压、血糖、饮食内容、运动量、用药情况及自觉症状等，为定期检查和治疗提供依据，并借助计算机数据库等信息资源建立糖尿病患者的档案。为患者制定饮食计划、运动计划、血糖监测计划；教会患者如何监测血糖及尿糖；纠正可能导致并发症的危险因素；进行并发症筛查。糖尿病患者一般每2~3个月复检糖化血红蛋白，以了解病情控制情况，及时调整用药剂量。每3~6个月门诊定期复查，每年全身检查1次，以便尽早防治慢性并发症。

3. 三级预防 三级预防的目标是减少糖尿病的致残率和死亡率，提高糖尿病患者的生活质量。督促患者定期进行肾功能、视网膜、周围血管、周围神经等检查，发现问题及时处理，减少糖尿病酮症酸中毒和高渗性昏迷、糖尿病肾病、糖尿病眼病、周围神经病变等急慢性并发症的发生。

（二）糖尿病患者的社区护理

对明确诊断的糖尿病患者，应让患者明白糖尿病是终身性疾病，目前尚不能根治，需长期甚至是终身的治疗。糖尿病健康教育是糖尿病治疗手段之一。良好的健康教育可充分调动患者的主观能动性，使其积极配合治疗，有利于疾病控制，防止各种并发症的发生和发展，提高患者的生活质量。

1. 饮食护理　饮食护理的目的是限制患者总热量的摄入，改善胰岛素的敏感性，降低血糖。控制饮食是重要的基础治疗措施，必须严格长期执行。饮食护理的原则是平衡膳食，合理营养；严格控制高糖食物、油腻食物，多吃富含膳食纤维的食物；定时定量，少量多餐；达到和维持理想体重。

2. 用药护理

（1）口服降糖药治疗　经饮食控制和运动非药物治疗2~3个月，血糖下降不理想者，可服用口服降糖药。熟悉各类降糖药物的药理作用、剂量、用法、药物的不良反应和注意事项，指导患者正确服用。口服降糖药分为磺脲类降糖药和双胍类降糖药。磺脲类药物的主要副作用是低血糖反应，宜在餐前半小时口服，从小剂量开始。双胍类药物的主要副作用为食欲不振、恶心、呕吐、腹泻等胃肠道反应，应在餐中或餐后服用，以减少胃肠道刺激。

（2）胰岛素治疗　胰岛素是治疗糖尿病的一种最有效的药物。1型糖尿病患者必须采用胰岛素治疗，否则会出现酮症酸中毒，危及生命。2型糖尿病患者在严重高血糖、妊娠合并感染、创伤和大手术等情况下，需采用胰岛素注射。①给药方法　普通胰岛素于餐前半小时皮下注射，中长效胰岛素于早餐前1小时注射；②注射部位　宜选择皮肤疏松部位，如上臂三角肌、臀大肌、大腿前侧、腹部等，注射部位应经常更换，以免形成硬结、脂肪萎缩，影响药物吸收与疗效；③胰岛素的不良反应　低血糖反应；过敏反应；注射部位脂肪萎缩或增生；④胰岛素的保存：未开封的胰岛素放于冰箱4℃~8℃冷藏保存，应避免过冷、过热、太阳直晒，正在使用的胰岛素在常温下可使用28天，无需放入冰箱，否则可因蛋白质凝固变性而失效。

3. 并发症的护理

（1）低血糖　低血糖是糖尿病治疗过程中常见的并发症。一般血糖低于2.8mmol/L时出现低血糖症状：头昏、肌肉颤抖、心悸、饥饿感、出汗、软弱无力等，严重时可出现抽搐、昏迷甚至死亡。如出现低血糖症状，意识清醒的患者应尽快口服含糖饮料，如糖水、橙汁、可乐等，或吃一些糖果、点心、面包等。病情严重，意识不清者，送医院治疗。要注意检查低血糖的原因，予以纠正。

（2）糖尿病足　糖尿病足是糖尿病患者致残的主要原因之一，糖尿病患者因血管病变和神经病变造成足部供血不足、感觉缺失并伴有感染。主要表现有下肢疼痛、皮肤溃疡，间歇跛行或足部坏疽。预防要做到每天检查双脚1次，选择合适的鞋袜，避免足部受压；保持足部清洁，避免感染，促进肢体的血液循环；对于小伤口应先用消毒剂（如酒精）彻底清洁，然后用无菌纱布覆盖，避免使用碘酒等强烈刺激性的消毒剂。不要使用鸡眼膏等腐蚀性药物，以免发生皮肤溃疡。若伤口在2~3天仍未愈合，应尽早就医。

4. 运动疗法护理

（1）运动疗法的作用　规律运动有助于2型糖尿病患者减轻体重；提高胰岛素的敏感性，减轻胰岛素抵抗，改善糖代谢，降低1型糖尿病患者的胰岛素用量；减少糖尿病的危险因素。

（2）运动的方式　最好做有氧运动。有氧运动是指在运动过程中，通过呼吸所得到的氧，能够连续不断地供给运动肌肉，如散步、慢跑、骑自行车、做广播操、打太极拳、球类活动等。其中，散步活动安全，可作为首选的锻炼方式。运动应循序渐进，持之以恒。

（3）运动注意事项　①时间应相对固定，以餐后0.5h开始为宜。②高强度运动，应在运动前后测血糖，血糖低者应先加餐后运动，血糖过高暂不运动。③衣裤、鞋袜穿着应舒适、和体。④运动中出现胸痛、胸闷、视力模糊等症状，应立即停止运动，并及时处理。⑤发生低血糖时，应立即停止运动，口服含糖饮料或食品，若不能缓解，应立即就医。⑥运动时，随身携带糖尿病急救卡，卡上记录本人信息和病情以备急用。⑦运动后检查皮肤、足部、关节；⑧运动后应做运动日记，以观察疗效和不良反应。

知识链接

预防低血糖的方法

①按时进食，生活规律。②不可随便增加药量。③每次用胰岛素均应仔细核对剂量。④运动量恒定。⑤常测血糖。⑥随身带糖果以备用。

直通护考

糖尿病患者首选的有氧运动是（　　　）

A. 散步　　B. 打太极拳　　C. 做广播操

D. 慢跑　　E. 骑自行车

参考答案：A

5. 心理护理　糖尿病患者因患病时间长，常存在精神紧张、忧虑、恐惧、愤怒、孤独、忧郁、绝望等心理问题。应针对患者的具体情况给予支持和指导，帮助患者摆脱不良情绪的困扰，保持乐观、稳定、积极向上的情绪。

（1）将糖尿病的常识、预后告诉患者，使他们了解糖尿病虽不能根治，但可通过终身治疗、饮食控制、规律生活、适当的体育锻炼而避免并发症的发生。

（2）耐心倾听患者的诉说，并与之沟通、交流，指导患者学会转移和宣泄。

案例

许先生，66岁，吸烟30年，每天平均2包烟，近3月来出现刺激性咳嗽，咳痰，痰中带血，伴有胸痛。X线检查：右肺上叶有一个3cm×5cm大小的高密度阴影，毛刺状，边界不清。医生初步诊断为：原发性肺癌。

思考：

1. 作为社区护士应如何对许先生进行管理？

2. 对许先生应采取那些有效地护理措施？

四、恶性肿瘤患者的社区管理与护理

恶性肿瘤是机体在各种致瘤因素的长期作用下，某一正常的组织细胞发生异常分化和过度无限增生的结果。人类平均寿命延长，恶性肿瘤对人类威胁日益显得突出，随着疾病谱的改变，恶性肿瘤已成为目前死亡常见原因之一。世界卫生组织资料统计，全世界每年约760万人死于癌症，有约1010余万人患恶性肿瘤。统计资料表明，我国每年新发恶性肿瘤患者约200万人，死亡150万人。平均每死亡5个人中，就有一个死于恶性肿瘤。恶性肿瘤位居我国居民死因顺位的第一位。我国以肺癌、肝癌、胃癌、食管癌、结直肠癌、宫颈癌最为多见。

社区人群的防癌普查管理，能够早期发现恶性肿瘤患者，可得到根治或通过有效治疗而减轻痛苦、延长生命、提高生存质量。

恶性肿瘤是由环境、营养和饮食、遗传、病毒感染以及生活方式等多种因素相互作用而引起的疾病；约80%以上是由环境因素所致。世界卫生组织专家指出：约1/3恶性肿瘤可以得到预防，1/3若早期诊断可以治愈，1/3得以改善症状延长生命。

（一）恶性肿瘤患者的社区管理

恶性肿瘤患者在社区中实施非住院治疗的主要措施为：术后康复、综合治疗、体能支持、无痛治疗、临终关怀。恶性肿瘤患者的社区管理目标是坚持综合治疗，提供优质护理服务，提高治愈率和延长生命；定期复查早期发现肿瘤转移；加强健康教育，做好心理护理，预防不良事件发生；最大限度减少患者痛苦，提高生存质量，做好临终关怀。

1. 一级预防　一级预防的目的是认识危险因素，采取健康生活方式，防止恶性肿瘤的发生。社区护士要评估社区、家庭及个人恶性肿瘤的危险因素，在社区中开展各种形式的活动，帮助社区居民发现危险因素，采取措施给予纠正。例如，社区环境监测、戒烟指导、乙肝疫苗接种、营养咨询、健康生活方式、职业卫生监督等。通过对患者及家属进行健康教育，使他们了解恶性肿瘤的相关知识，正确认识到自觉改变不良的生活方式和行为习惯等恶性肿瘤的高危因素，可降低其发病率和死亡率。使患者能够积极配合医护人员的治疗和护理工作，以提高疗效，延长寿命。

2. 二级预防　二级预防的目的是早发现、早诊断、早治疗。通过普查或门诊发现患者，详细记录患者的资料，包括基本信息，并借助计算机数据库等信息资源建立恶性肿瘤患者的档案。社区护士通过各种形式的健康教育帮助居民掌握恶性肿瘤的一些早期表现及自我检查的方法。组织社区卫生服务人员对社区高危人群进行恶性肿瘤的普查。恶性肿瘤经治疗后，肿瘤被切除或病情缓解，但有可能复发或转移，社区医护人员应定期随访检查，监测病情的发展变化。肿瘤的治疗过程是很痛苦的，化疗、放疗时带来的副作用是很大的，因此许多患者不予配合治疗。社区护士应在治疗之前给患者讲清治疗的原理以及综合治疗的重要性，帮助患者权衡利弊，及早、全程接受正规治疗，以提高治愈率。

3. 三级预防　三级预防的目的是延长生存时间，提高生活质量。恶性肿瘤患者在医院接受手术、放疗和化疗后，回到社区康复，社区护士要根据患者的情况，进行伤口护理、造口护理、管道护理，对照顾者进行必要的家庭护理指导，使患者树立信心，积极配合护理治疗，尽快回到社会，和健康人一样的生活和工作。对于那些选择在社区临终关怀病房或家中度过人生最后阶段的患者，社区护士要与其他专业人员一起制定姑息治疗计划，采取有效措施，控制症状，减轻患者的痛苦。

（三）恶性肿瘤患者的社区护理

1. 手术后患者的护理　手术治疗的创伤可导致自我形象紊乱。社区护士要了解患者所接受的手术的方式、范围，评估患者伤口愈合情况，制定护理计划。如果患者有造口，要了解造口的情况，指导患者和家属掌握正确护理造口的方法。

2. 放、化疗患者的护理　接受放、化疗的患者，常出现副作用，如头晕、乏力、恶心、呕吐、骨髓抑制、组织坏死、脱发、栓塞性静脉炎等。社区护士应了解患者化疗方案，常见副作用及出现时间，注意检测患者的白细胞、血小板计数。若白细胞计数过低，应限制活动注意休息，给予升白细胞药物治疗，如药物效果不佳时应暂停放、化疗治疗。有呕吐、腹泻的患者要注意防止脱水和水电解质失衡，有口腔溃疡的患者要保持口腔清洁，防止并发感染。指导患者及家属密切观察放、化疗的副作用，并掌握应对措施。出现严重的副作用应及时就医。

3. 心理护理　一些确诊的恶性肿瘤患者，大多会处于抑郁状态，对前途悲观失望，并有可能轻生，社区护士应通过认知疗法、心理暗示等放松疗法对患者进行心理上的疏导，端正态度，帮助其树立战胜疾病的信心，保持乐观开朗的情绪，积极配合治疗和护理，最终战胜恶性肿瘤。动员患者加入到社区中去，积极参与力所能及的社区活动，释放心理压力，乐观豁达，消除顾虑，有利于疾病康复。

4. 恶性肿瘤患者的家庭支持与饮食护理　为恶性肿瘤患者给予家庭支持，创造整洁、舒适、温馨的家庭生活环境；根据身体情况适当运动，帮助行动不便的患者经常到户外呼吸新鲜空气，多晒太阳；保证高热量、高蛋白、高维生素、易消化的饮食，充分进食新鲜蔬菜与水果。

5. 恶性肿瘤患者的康复护理　康复护理是恶性肿瘤患者术后护理的重要措施，应根据病情，尽早进行患者的康复护理。如乳腺癌根治术的手术范围广，组织损伤严重，术后多发生不同程度的肩关节活动障碍，进行早期康复训练，出院后应坚持循序渐进地用术侧上肢刷牙、洗脸、进食等自理功能训练；喉癌患者术后接受人工喉发音的训练。社区护士根据患者和家属的需要，制定个体化的康复护理计划，协助患者尽可能最大恢复功能，必要时让患者去专门的康复医院治疗。

6. 临终患者的护理　对于临终患者生理上、精神上、心理上的需求，社区护士应与家属配合，尽量满足，让患者在生命的最后时刻保持做人的尊严，没有遗憾的离去，同时对临终患者的家属进行安慰与帮助，关注他们的身心状况。

（巩周荣）

第二节　社区常见传染病患者的社区管理与护理

提升社区传染病的诊疗护理，就近方便

案例

> 某男，45岁，近3个月来低热、盗汗、全身乏力，伴食欲减退，腹泻和体重减轻。体温37.8℃，两侧颌下、腋下及腹股沟淋巴结均增大，无压痛，能活动。血白细胞$3.5×10^9$/L，血清抗-HIV（+）。
>
> 思考：
>
> 1. 请考虑该患者患了什么疾病？是否需要转诊至传染病医院？
> 2. 应对该患者采取哪些社区预防措施？
> 3. 如果该患者转回家中治疗，应采取哪些护理措施？

传染病作为社区人群的常见病、多发病，严重影响着社区人群的健康水平。因此，加强对传染病患者的社区管理与护理，是社区护士的重要职责之一。

一、传染病概述

传染病是由病原体感染引起的具有传染性的疾病。传染病的病原体包括病原微生物（病毒、细菌、支原体、衣原体、立克次体、螺旋体、真菌等）和寄生虫（原虫、蠕虫等）。传染病的传染性是指病原体由一个宿主转移到另一个宿主，即病原体在人与人之间、人与动物之间或者动物与动物之间传播的特性。传染病要在人群中流行，必须同时具备传染源、传播途径和易感人群三个基本条件，并且受到自然因素和社会因素的影响。传染病的社区预防也要从管理传染源、切断传播途径和保护易感人群三个方面采取措施。

（一）传染病的流行环节及其影响因素

1. 传染源　是指体内有病原体的生存繁殖，并能排出病原体的人和动物。传染源主要包括传染病患者、病原携带者、隐性感染者和受感染的动物。其中，传染病患者因为体内病原体的数量多、症状利于病原体排除和播散、慢性患者长期排出病原体、不典型患者难以发现管理等原因成为重要的传染源；病原携带者因为没有症状难以发现管理有时也是十分重要的传染源；隐性感染者在某些传染病如流行性脑脊髓膜炎、脊髓灰质炎等流行时因为人数众多也是重要的传染源；受感染的动物对自然疫源性疾病和人畜共患病具有重要意义，如鼠类、犬类等。

2. 传播途径　是指病原体从传染源体内排出后，通过一定方式再侵入下一个易感者体内所经过的途径。常见的传播途径有空气传播、粪-口传播、接触传播、虫媒传播、土壤传播、医源性传播、母婴传播等。其中，空气传播以空气、飞沫、尘埃为媒介，是呼吸道传染病的主要传播途径，如麻疹、流行性脑脊髓膜炎、肺结核等；粪-口传播以水、食物、苍蝇等为媒介，是消化道传染病的主要传播途径，如细菌性痢疾、伤寒、霍乱等；接触传播以手、用具、体液等为媒介，可以传播呼吸道传染病，如流行性感冒，也可以传播消化道传染病，如细菌性痢疾，还可以传播性传播疾病，如艾滋病；虫媒传播以蚊、虱、蚤、蜱等节肢动物为媒介，可以传播流行性乙型脑炎、疟疾等虫媒传染病；某些肠道寄生虫病，如蛔虫病、钩虫病等可经土壤传播；医源性传播以血液、血制品、医疗器械为媒介，可以传播乙型肝炎、丙型肝炎、艾滋病等多种疾病；母婴传播以血液、体液、胎盘等为媒介，也是乙型肝炎、丙型肝炎、艾滋病的重要传播途径。

3. 易感人群 是指对某种传染病缺乏特异性免疫而容易感染的人群，其中的个体称为易感者。人群作为一个整体，对某种传染病容易感染的程度称为人群易感性。人群易感性的高低取决于总人口中易感人口所占的比例，因此，新生人口的增加、免疫人口死亡、易感人口的迁入、人群免疫力的自然消退和病原体的变异等因素，往往导致人群易感性升高。

4. 影响因素 传染病在人群中流行，除了必须具备传染源、传播途径和易感人群三个基本环节以外，还会受到自然因素和社会因素的影响。

影响传染病流行过程的自然因素包括气候、地理、土壤、生物等。其中，气候因素通过影响动物宿主和媒介昆虫的孳生繁殖以及环境中游离性病原体的存活时间等，对某些传染病如虫媒传染病的影响较大。例如，疟疾、流行性乙型脑炎等疾病以蚊为传播媒介，常受气温、雨量等气候的影响。

> **考点提示**
>
> 传染病流行过程的三个环节

影响传染病流行过程的社会因素包括社会制度、经济、文化水平、医疗卫生条件、风俗习惯、生产生活条件等。社会因素对传染病流行的影响越来越大，特别是社会制度在传染病流行和控制过程中往往起着决定性的作用。

（二）传染病的社区管理

社区是预防传染病流行的最基层单位，传染病的社区预防和管理是社区护士的主要职责之一，预防传染病在社区人群中流行，要从管理传染源、切断传播途径和保护易感人群三个方面采取措施。

1. 管理传染源 不同种类的传染源要采取不同的措施进行管理。对社区内的传染患者要做到早发现、早诊断、早报告、早隔离和早治疗；对病原携带者要进行必要的隔离治疗和随访观察；对密切接触者要采取相应的检疫措施和预防接种；对动物传染源应根据动物及其传播的疾病情况分别进行预防、治疗或灭杀等。

2. 切断传播途径 消毒、杀虫和一般卫生措施是切断传播途径的主要措施。消毒是清除或杀灭外界环境中的病原体，杀虫专指杀灭传播病原体的媒介节肢动物，一般卫生措施包括饮食饮水卫生、粪便垃圾处理以及环境卫生、个人卫生等。

3. 保护易感人群 保护易感人群的措施有提高人群免疫力和药物预防。提高人群的免疫力包括提高非特异性免疫力和提高特异性免疫力两个方面。提高非特异性免疫力的主要措施有加强体育锻炼、合理营养饮食、合理作息制度和保持良好心情等；提高特异性免疫力的措施即预防接种，是预防和控制传染病简便而有效的方法。药物预防是对某些传染病的接触者或疾病流行期间对易感人群使用特效药物达到预防发病的目的。

考点提示

传染病社区预防的主要措施

二、病毒性肝炎患者的社区管理与护理

病毒性肝炎是由多种肝炎病毒引起的一组以肝脏损害为主的全身性传染性疾病。按照病原学分类主要有甲型、乙型、丙型、丁型和戊型五种肝炎，按照临床表现又可分为急性肝炎、慢性肝炎、重型肝炎和淤胆型肝炎等多种临床类型。甲型和戊型肝炎主要表现为急性，并通过粪-口途径传播；乙型、丙型和丁型肝炎不仅可以表现为急性，还可以表现为慢性，并可发展为肝硬化甚至肝癌，主要通过血液、体液等媒介传播。各型病毒性肝炎临床表现相似，以全身疲乏、食欲减退、恶心厌油、肝脏肿大、肝功异常为主要表现，部分病例出现黄疸，无症状感染者也较常见。合理休息和营养是病毒性肝炎治疗的主要措施，也是社区护理的重要内容。

（一）病毒性肝炎患者的社区管理

1. 管理传染源　病毒性肝炎在我国法定传染病中属乙类传染病，对患者要做到早发现、早诊断、早报告、早隔离和早治疗，甲肝、戊肝实施消化道隔离，乙肝、丙肝和丁肝实施血液体液隔离；对密切接触者要进行医学观察和预防接种；对饮食饮水行业、托幼机构工作人员及献血人员要进行相应类型肝炎病毒的检查。

2. 切断传播途径　患者的餐具、洗漱用具等要专用并定期煮沸消毒；甲肝、戊肝患者的呕吐物、排泄物及污染物要用漂白粉、84消毒液等消毒；乙肝、丙肝、丁肝患者或携带者的血液、体液及其污染物要严格消毒；接触患者后用肥皂和流水反复洗手。

3. 保护易感人群　甲肝疫苗和乙肝疫苗的接种是目前预防甲型肝炎和乙型肝炎的关键措施，有条件的适龄儿童均应全程接种。甲肝患者接触者可在接触后10日内接种人免疫血清或胎盘球蛋白进行被动免疫，防止发病；意外血液接触乙肝患者者应立即清洗伤口并注射乙肝高效价免疫球蛋白（HBIG）；乙肝表面抗原（HBsAg）阳性的孕妇，为阻断母婴传播，可在孕晚期注射乙肝高效价免疫球蛋白，新生儿除接种乙肝疫苗外也要注射乙肝高效价免疫球蛋白。

（二）病毒性肝炎患者的社区护理

1. 合理休息　卧床休息可以减少患者的能量消耗，降低机体代谢率，减轻肝脏代谢的负担，增加肝脏血流量，促进肝细胞的修复和再生，有利于肝脏炎性病变的恢复，因此，急性肝炎患者应尽早卧床休息，在发病1个月内，除进食、洗漱、排便外，其余时间均应卧床休息；当症状好转，可指导其逐渐增加活动量，至肝功正常1~3个月后可恢复日常活动和工作，6个月内避免过劳和重体力劳动，生活规律，保证足够的休息和睡眠，避免病情反复或恶化。慢性肝炎患者在症状明显时也应卧床休息，至症状明显减退可逐步增加活动，宜采取动静结合的休息方式，待症状消失、肝功能正常3个

月以上可恢复原来工作，仍要注意避免过度疲劳。

2. 饮食指导 结合病情指导患者合理饮食。急性期患者食欲差，鼓励患者尽量多进食，给予高热量、高蛋白、高维生素、低脂肪、易消化的清淡饮食，少食多餐，以增加全天摄入量；食欲好转后避免暴饮暴食，防止长期高热量饮食导致脂肪肝、糖尿病等；慢性患者适当增加蛋白质摄入，肝硬化患者的蛋白质摄入则需慎重；各期患者均应严格忌酒戒烟。

3. 病情观察 注意观察患者皮肤巩膜和大小便颜色，以了解黄疸情况；监测生命体征及神志状况，观察有无肝性脑病等加重表现；定期检查肝功和肝炎病毒标记物等，了解病情和病毒复制及传播情况。

4. 用药护理 遵医嘱使用护肝药物，严格按医嘱使用抗病毒药物并注意观察疗效和不良反应，禁用损害肝脏的药物。

5. 健康教育 向患者和家属说明休息和合理饮食与疾病的关系，解释劳累、营养不良、饮酒、不合理用药、情绪不稳等是肝炎复发和病情加重的危险因素，应尽量避免。学会自我护理和必要的消毒隔离方法，注意定期复查。

三、肺结核患者的社区管理与护理

肺结核是由结核杆菌引起的慢性呼吸道传染病。结核杆菌可累及全身多个器官引起结核病，但以肺结核最为常见。肺结核的传染源主要是排菌的肺结核患者，患者咳嗽或打喷嚏时喷出的带菌飞沫漂浮在空气中，或吐出含结核杆菌的痰液干燥后随尘埃漂浮在空气中，被易感者吸入感染。结核杆菌侵入机体后是否发病，不仅取决于细菌的数量和致病能力，更取决于人体免疫力的强弱和变态反应的高低。本病病理特点是结核结节和干酪样坏死，易形成空洞。临床表现主要有午后低热、乏力、食欲减退、体重减轻、盗汗、咳嗽、咳痰、咯血、胸痛、呼吸困难等，多呈慢性过程，少数可急起发病。早期合理应用抗结核药物是治愈患者、减少排菌的关键，护理上以合理休息、加强营养和用药护理等为重点。

（一）肺结核患者的社区管理

1. 管理传染源 肺结核的主要传染源是痰中带菌的肺结核患者，对痰结核杆菌阳性者应早期发现、早期抗结核治疗、早期采取隔离措施。肺结核活动期患者应住院隔离，不宜去公共场所，外出时应戴口罩。

2. 切断传播途径 结核杆菌主要通过呼吸道侵入人体，其次是经消化道侵入。因此，做好个人卫生、环境卫生及消毒是切断传播途径的主要措施。患者咳嗽或打喷嚏时要用手或纸掩住口鼻，不随地吐痰，将痰吐在纸上，并与擦拭口鼻分泌物的纸一起烧掉。或将痰咳入带盖的杯内，用5%~12%来苏溶液浸泡2h以上再弃去，接触痰液后在流水下清洗双手。室内要定时通风，患者餐具等用品要专用并定期消毒。

3. 保护易感人群 加强体育锻炼，合理作息制度，增强社区人群身体素质。接种卡介苗可获得对结核杆菌的特异性免疫力，是预防结核病的关键措施，也是我国儿童计划免疫的主要内容之一，所有儿童均要做好卡介苗的基础免疫和加强免疫。

（二）肺结核患者的社区护理

1. 合理休息　患者在疾病进展期应卧床休息，房间要安静、舒适，保证充足睡眠；恢复期适当增加户外活动，增强体质，保持良好心态，加强自身防护，避免受凉感冒和过度疲劳。

2. 饮食指导　肺结核患者消耗症状明显，需加强营养，宜用"三高两禁"饮食，即高热量、高蛋白质、高维生素，禁烟、禁酒。饮食宜多选用肉、蛋、禽、牛奶、豆制品等高蛋白食物，多吃新鲜蔬菜水果，避免高脂肪饮食和辛辣、刺激性的食物。如有大咯血时要禁食，咯血停止后可给予半流质饮食。

3. 症状护理　患者发热时注意保持病房适宜的温度、湿度，多饮水，必要时给予物理降温或遵医嘱给予小剂量解热镇痛药。少量咯血者应卧床休息，协助患者取患侧卧位，减少患侧肺的活动，有利于愈合；大量咯血时，保持呼吸道的通畅，迅速清除口腔内血块，患者需绝对卧床休息，不能屏气，以免诱发喉头痉挛、血流不畅形成血块而导致窒息。一旦出现张口瞪目、两手乱抓等窒息现象，立即置患者头低足高位或把患者上半身拉向床沿，头颈尽量伸直，轻拍背部，促使积血咯出。必要时作气管插管吸出血块、按医嘱给予止血药物等。

4. 病情观察　注意患者咯血的量、颜色、性质及出血的速度；注意生命体征的变化；每周测1次体重并记录，判断患者营养状况是否改善。

5. 用药护理　活动性肺结核患者的药物治疗应坚持早期、联用、适量、规律和全程使用敏感药物的原则。社区护士应向患者及家属介绍抗结核药的治疗知识，督查患者遵医嘱服用并建立按时服药的习惯。叮嘱患者一旦出现药物不良反应，应及时与医生沟通后遵医嘱进行调整。

四、艾滋病患者的社区管理与护理

艾滋病（AIDS）全称为获得性免疫缺陷综合征，是感染人类免疫缺陷病毒（HIV）即艾滋病病毒引起的慢性传染病。艾滋病患者和艾滋病病毒感染者是本病的主要传染源，病毒存在与血液、体液中，主要经性接触、血液和母婴三个途径传播。艾滋病病毒主要侵犯辅助性T淋巴细胞，即CD_4^+T淋巴细胞，该细胞的大量破坏导致免疫缺陷，进而继发各种机会性感染和肿瘤，最终引起死亡。本病病程长，临床上可分为急性感染期、无症状感染期、持续性全身淋巴结肿大综合征和艾滋病期四个阶段。艾滋病目前尚无特效治疗手段，早期规范使用抗病毒药物是治疗的关键。洁身自好，切断传播途径是预防的主要措施，因此社区健康教育、心理护理和支持是社区护理的主要内容。

（一）艾滋病患者的社区管理

1. 管理传染源　艾滋病的传染源是艾滋病患者和艾滋病病毒感染者，特别是艾滋病病毒感染者，及时发现社区内的同性恋、双性恋和静脉吸毒者，建议采取保护措施；对有高危行为的人建议主动进行艾滋病检测，阳性者应跟踪管理；加强血液、血制品管理，严格筛选献血人员；HIV阳性母亲建议避免怀孕或终止妊娠。

2. 切断传播途径 忠诚于性伴侣，洁身自好，正确使用安全套可有效预防性传播。严格血液、血制品管理，使用一次性注射器，加强医疗器械的消毒管理，严禁吸毒，不与他人共用可能有血液污染的用具，如牙刷、剃须刀、指甲刀等。女性感染者应避免妊娠，或者怀孕前到专业机构进行咨询和有效地抗病毒治疗、产时采取安全分娩、产后进行人工喂养等以降低母婴传播的危险。

3. 保护易感人群 艾滋病疫苗目前尚处于试验阶段，因此对易感人群主要以加强个人防护为主，避免容易导致感染的高危行为可有效预防艾滋病。

（二）艾滋病患者的社区护理

1. 休息与隔离 患者急性期和艾滋病期应卧床休息，无症状或体力良好时可正常活动，但要注意生活规律，提高抗病能力。实施血液/体液隔离，并做好污染物的消毒。

2. 心理护理与支持 多与患者沟通，鼓励患者保持良好的心态，增强患者战胜疾病的信心。

3. 生活护理 协助患者进行皮肤、口腔的清洁护理，向患者及家属介绍预防和减少感染的措施。

4. 病情观察 检测体温、体重等变化，观察皮肤、黏膜、神志及大小便等状况，定期进行病原学及免疫功能检查以了解病情和治疗效果。

5. 药物治疗护理 坚持遵医嘱使用抗艾滋病病毒的药物，可有效减少病毒数量；遵医嘱使用抗感染和抗肿瘤的药物，并注意观察不良反应。

6. 健康教育 加强对艾滋病传播途径、预防措施和相关政策的社区宣传，减少人们对艾滋病的恐慌和错误认识，告诉人们日常生活接触、饮食饮水、空气飞沫、蚊虫叮咬等方式均不会传播艾滋病。全社会应该尊重和关爱艾滋病患者和艾滋病病毒感染者，患者和感染者也要充分利用社会资源，自觉采取有效措施，不传播、不扩散艾滋病病毒，共同努力，有效控制艾滋病。

> **直通护考**
>
> 预防、医疗、保健机构发现艾滋病病毒感染者时，以下措施不正确的是（　　　）
>
> A. 身体约束　　B. 留观　　C. 给予宣教
>
> D. 医学观察　　E. 定期和不定期访视
>
> 参考答案：A

（张花荣）

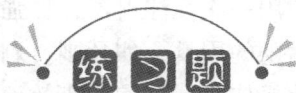

练习题

一、A₁型题

1. 导致慢性病发病的不可改变的危险因素是（　　）
   A. 缺乏体力活动　　　　B. 遗传　　　　　　C. 不合理膳食　　　D. 精神紧张
   E. 吸烟、过量饮酒

2. 慢性病的特点不包括（　　）
   A. 临床不可治愈　　　　　　　　　　B. 病因不明确
   C. 病理改变可逆　　　　　　　　　　D. 症状与体征不明显
   E. 潜伏期与病程长

3. 原发性高血压患者的社区护理中哪项不正确（　　）
   A. 每天测量血压
   B. 根据个体健康状况选择适当体育运动
   C. 低盐、低脂肪、低胆固醇饮食
   D. 根据血压间断服用降压药
   E. 避免紧张和情绪激动

4. 下列哪项不是糖尿病的危险因素（　　）
   A. 低盐饮食　　　　　　B. 高血压　　　　　C. 精神紧张　　　　D. 减少运动
   E. 肥胖

5. 社区恶性肿瘤的管理中哪项不正确（　　）
   A. 做好心理护理　　　　　　　　　　B. 建立健康档案
   C. 指导患者积极治疗并定期随访　　　　D. 开展健康教育和健康促进
   E. 对晚期恶性肿瘤患者不采取任何措施

6. 脑卒中社区护理中哪项是不正确的（　　）
   A. 昏迷患者迅速采取去枕仰卧位　　　　B. 家庭发病尽快清除口鼻腔分泌物
   C. 预防压疮和肺部感染　　　　　　　　D. 做好康复期肢体功能锻炼
   E. 做好心理护理

7. 传染病在人群中流行，需具备的条件是（　　）
   A. 细菌、病毒和寄生虫　　　　　　　　B. 病原体、机体和环境
   C. 传染源、传播途径和易感人群　　　　D. 自然环境和社会环境
   E. 病原体和环境

8. 预防乙型肝炎的最佳措施是（　　）
   A. 隔离患者　　　　　　　　　　　　　B. 对接触者进行医学观察

C. 防止医源性传播　　　　　　　　D. 接种乙肝疫苗

E. 注射乙肝免疫球蛋白

9. 预防肺结核流行的最重要措施是（　　　）

A. 加强营养　　　　　　　　　　　B. 接种卡介苗

C. 加强登记管理　　　　　　　　　D. 做好痰的处理

E. 隔离和有效治疗排痰患者

10. 目前认为艾滋病的传播途径不包括（　　　）

A. 性传播　　　　　　　　　　　　B. 静脉滥用毒品而传播

C. 输血及血制品　　　　　　　　　D. 母婴垂直传播

E. 昆虫叮咬传播

二、A$_2$型题

1. 刘先生，男，40岁，销售经理，有10年吸烟史，近几年经常宴请客户。因心前区不适就诊，诊断为冠心病心绞痛。其影响健康的因素主要为（　　　）

A. 遗传因素　　　　B. 卫生服务因素　　　C. 生活方式因素　　　D. 环境因素

2. 患者，女，56岁，近两月来体重下降10kg，出现食欲大增，饮水多，排尿次数增多，月经紊乱，皮肤瘙痒等症状，查空腹血糖为7.6mmol/L。初步考虑为（　　　）

A. 甲状腺功能亢进　　B. 糖尿病　　　　　C. 皮肤病　　　　　D. 泌尿系感染

3. 某社区居民在查体中发现血清抗–HIV阳性，护士在对其进行健康教育指导时，错误的是（　　　）

A. 排泄物用漂白粉消毒　　　　　　B. 严禁献血

C. 性生活应使用避孕套　　　　　　D. 外出戴口罩

E. 不能与他人共用牙刷

4. 某护士在给慢性乙肝患者输液时，不小心被拔出的针头刺破手指，为预防乙型肝炎可以采用下述哪种作为人工被动免疫（　　　）

A. 抗毒素　　　　　B. 丙种球蛋白　　　　C. 胎盘球蛋白　　　　D. 乙肝疫苗

E. 乙肝特异高价免疫球蛋白

三、A$_3$/A$_4$型题

（1~4题共用题干）

某患者，女性，63岁，确诊糖尿病。开始饮食控制治疗3个月，因无法耐受接受口服降糖药物治疗，空腹血糖控制在6.3mmol/L以下。此后，患者未能坚持按医嘱服药及加强饮食控制，空腹血糖在6.0~12.4mmol/L范围波动。2天前饱餐后2h出现昏迷，急诊入院，诊断为糖尿病高渗性昏迷。

1. 该患者在居家期间最主要的护理问题是（　　　）

A. 活动无耐力　　　　　　　　　　B. 营养不良

C. 运动量不足　　　　　　　　　　D. 饮食控制不良

E. 药物不依从性

2. 针对护理问题相应的预期护理目标是（　　　）

 A. 需要时即服药

 B. 饮食控制良好

 C. 坚持锻炼

 D. 长期严格按医嘱服用降糖药和进行饮食控制

 E. 加强营养

3. 为达到预期目标，社区护士应采取的最主要护理措施是（　　　）

 A. 健康教育   B. 心理护理   C. 加强药物护理 D. 家庭护理

 E. 行为干预

4. 如果该患者发生了糖尿病足，社区护理的内容正确的是（　　　）

 A. 伤口处涂紫药水消毒并保持干燥   B. 伤口小可用碘酒消毒处理

 C. 每天坚持小腿和足部运动30~60分钟 D. 鞋袜尽量紧些，防止水肿

 E. 如有皮肤溃疡，早期截肢以防溃疡蔓延至这个腿部

四、B型题

（1~2题共用备选答案）

 A. 低纤维素   B. 低糖   C. 低钙   D. 低钾

 E. 低盐

1. 护士给高血压患者的饮食指导是（　　　）

2. 护士给糖尿病患者的饮食指导是（　　　）

五、名词解释

1. 传染病

2. 传染源

3. 传播途径

4. 易感人群

六、填空题

1. 传染病的流行需要具备＿＿＿＿、＿＿＿＿和＿＿＿＿三个基本环节。

2. 艾滋病的全称是＿＿＿＿＿＿＿＿＿，英文缩写是＿＿＿＿；艾滋病病原体的全称是＿＿＿＿＿＿＿＿＿，英文缩写是＿＿＿＿。

七、简答题

1. 说出传染病社区预防的主要措施。

2. 如何对艾滋病患者进行社区健康教育？

社区康复护理

要点导航

◎ **学习要点**

1. 掌握社区康复护理的基本方法。

2. 熟悉社区康复护理的对象与内容。

3. 熟悉社区康复护理的特点与实施原则。

4. 熟悉社区残疾人的康复护理。

5. 了解康复、康复护理、社区康复及社区康复护理的概念。

◎ **技能要点**

学会残疾人的康复护理。

第一节 社区康复护理概述

康复护理是康复医学的重要组成部分

案例

某女，22岁，护理学院毕业后至某社区卫生服务机构应聘康复护士的职位。社区服务中心专家在面试中提出了以下问题，应如何回答？

思考：

1. 社区康复护理的工作内容有哪些？康复护理的方法有哪些？

2. 对骨折、偏瘫、高位截瘫的患者如何进行康复护理？

康复护理作为一门新兴学科，是康复医学的一个重要组成部分，贯穿于康复治疗的全过程。随着社会的发展，康复护理已成为现代护理工作的重要组成部分，其重要性越来越凸显出来。

一、基本概念

（一）康复

康复是指综合协调地应用各种措施，最大限度地恢复和发展病、伤残者的身体、心理、社会、职业、娱乐、教育和周围环境相适应方面的潜能。康复针对的是病、伤、残者的身心功能障碍，以提高功能水平为主线，以整体的人为对象，以提高生活质量、最终回归社会为目标。康复范围包括医疗康复、教育康复、社会康复和职业康复等。

> **知识链接**
>
> ### ～ 康复医学 ～
>
> 康复医学属新兴医学学科，诞生于20世纪40年代。从世界范围看，经历了萌芽期（1910年以前）、形成期（1910~1946年）、确立期（1947~1970年）和发展期（1970年至今）。我国起步较晚，但我国中西医结合的特色有力地丰富了世界康复医学领域。

（二）康复护理

是根据对病、伤、残者及慢性病和老年病患者总的康复治疗计划，围绕躯体的、精神的、社会的和职业的全面康复目标，配合康复医师和其他康复专业人员的活动所采取的各种护理措施。

（三）社区康复

是指依靠社区本身的人力资源，建设一个由社区领导、卫生人员、民政人员、志愿人员、社团、残疾者本人及其家属共同参加的社区康复系统。它是以三级卫生网络为依托，以家庭为单位，以个人为主要服务对象，在社区进行的残疾普查、预防和康复工作的全程康复服务。社区康复的目标采取综合措施，尽量减少残疾带来的后果，最大限度地恢复伤残者的功能和能力，以最终能够达到参与社会生活的目的。

（四）社区康复护理

是指在社区康复过程中，护士根据总的康复医疗计划，围绕全面康复目标，针对病、伤、残者的整体进行生理、心理、社会诸方面的康复指导，使他们自觉地坚持康复锻炼，减少残疾的影响，预防继发性残疾，以达到最大限度地康复。

二、社区康复护理的对象与内容

（一）社区康复护理的对象

1. 残疾人　指生理功能、解剖结构、心理和精神状态异常或丧失，部分或全部失去以正常方式从事正常范围活动的能力，在社会生活的某些领域中处于不利于发挥正常作用的人。

2. 老年人　由于人体进入老年期后，自身生理功能退化，新陈代谢水平降低，便显出耳目失聪、痴呆、行动不便等；特别是老年残疾人，在生活自理、经济收入、参与家庭和社会生活等方面存在着不同程度的康复需求。

3. 慢性疾病患者　各系统的慢性疾病反复发作，经久不愈，会导致患者生理、心理、社会等方面的功能障碍，且大部分慢性病患者是在社区或家中接受康复治疗，因此，慢性病患者对社区康复护理的需求更为明显。

（二）社区康复护理的内容

1. 社区残疾人评估　普查社区内残疾人的数量、种类、残疾的原因、残疾程度、残疾人在社区内的分布等，对康复对象进行全面评估，建立起康复对象的健康档案和数据库，为制定预防和康复护理计划打下基础。

2. 提供安全、舒适的康复护理环境　残疾患者都有着不同程度的功能障碍，需要进行康复训练，所以，社区护士要尽可能地为患者创造安全、舒适的康复治疗环境。帮助残疾人改善家居环境及社区内的无障碍生活设施，以适应残疾者的需要。

3. 社区残疾预防工作　在社区开展残疾的预防工作，如预防接种、环境卫生、保健咨询、营养卫生、精神卫生、安全防护、优生优育和卫生宣传教育等，使社区全体人员树立"预防为主"的思想观念，从而更加有效地预防各种疾病及残疾的发生。

4. 护理照顾　残疾者常有不同程度的自理障碍，迫切需要安全、清洁、舒适的环境及日常活动的协助。社区康复护士应对残疾者提供直接的护理照顾，以改善患者的生活自理能力，使其逐渐适应家庭及社会的生活。

5. 预防并发症和畸形的发生　配合康复医师，采用各种康复护理技术，通过康复训练，预防肌肉萎缩、关节变形、僵硬、挛缩等并发症及畸形的发生。

6. 心理护理　残疾者常因严重的失落感而忽略了本身尚存的身体功能，将注意力全部集中在残疾的身体部位上，导致自我价值降低，加重了焦虑和抑郁等不良情绪。社区康复护士要及时了解患者的心理反应，帮助残疾患者接受身体残障的现实，以乐观的心态面对残疾，树立战胜疾病的信心。

7. 康复训练　残疾者或身体功能障碍者，往往不能达到个人日常生活活动的需求，要依靠他人帮助解决，即依赖他人护理。所以应当通过康复训练，尽可能使康复对象获得日常生活自理能力，以达到康复对象提高生活质量的目的。

8. 康复指导　指导康复对象对假肢、矫形器的穿脱和使用，轮椅、拐杖等自主具及技术性辅助设备的操作和使用等。

9. 提供必要的职业教育　协助建立特殊教育班，如完成弱智及聋哑儿童的九年义务制教育和特殊教育。为具有日常生活活动能力的残疾人提供就业咨询和辅导，给予必要的职业训练，帮助解决在就业问题。

10. 社会康复　组织社区残疾人进行文娱体育活动，特别是安排已经康复成功并且融入社会生活，甚至有一定成就的残疾人参加，这些人的经历更能激发正在康复中患者的潜力；为残疾人尽可能全面参与社会活动创造条件；对社区的群众、残疾人、家属进行宣传教育，消除歧视残疾人的偏见，为残疾人融入社会创造条件。

11. 社区健康教育　社区康复护士要通过各种途径，让患者及其家属认识到康复是一个长期的过程，要进行维持性训练以防功能减退；教会家属相应的康复护理知识，对长期卧床的患者，要教会家属正确的护理方法，以预防压疮、感染、关节挛缩、肌肉萎缩等并发症的发生。

三、社区康复护理的特点与实施原则

（一）社区康复护理的特点

（1）以社区内急慢性疾患者、创伤者、老年患者及残疾所致的身心功能障碍者为服务对象；

（2）以对病伤残者进行基础护理的同时进行康复治疗训练及健康、功能恢复的教育和指导为主要任务；

（3）以病伤残者的家庭住所、老人院、社区卫生服务中心或社区卫生服务站为主要服务场所；

（4）以社区护士为骨干，密切与全科医生合作，充分调动病伤残者及其家属的积极性和主动性。

（二）社区康复护理的实施原则

1. 尊重患者　社区康复护理的对象都存在着不同程度功能障碍，因此在护理残疾人时，要尊重患者的人格，不论其残疾程度如何，均应一视同仁，不能有任何歧视或厌恶。

2. 安全为主　社区护士在进行康复护理训练时，要对患者极端负责，尤其要树立安全意识，严格按各项康复技术的操作规程进行，防止继发性残疾的发生。

3. 全面整体护理　社区护士实施康复护理时，将康复护理对象看作是一个整体。从身心以及职业、社会各方面，运用康复护理的方法，帮助患者实现全面康复。

4. 患者主动参与　社区护士在护理患者时，要充分发挥康复对象的主动性，让其主动参与自我护理、自我照顾。

5. 早期预防、早期介入　患者进入社区进行康复治疗和康复护理时，社区护士应该把康复护理的重点放在恢复早期，这是功能恢复的关键，也是预防并发症的关键。

6. 注重实用和功能重建　功能活动的引发应与日常生活活动、家庭、社区环境相结合，以促进其生活自理能力的提高。残疾发生后，应复原、代偿、适应的原则重建功能。

7. 持续性　社区护士应定期进行业务研讨活动，交流康复护理的技巧，总结经验，不断提高康复疗效，直到实现康复护理的目标。

四、社区康复护理的基本方法

（一）物理疗法

指用物理方法进行的康复治疗，可预防和减少手术后并发症、后遗症、功能障碍、残疾的发生；预防老年慢性心肺疾病的发生、发展；预防和治疗褥疮；解除或减轻病变所产生的疼痛；改善关节功能等。常用的有光疗法、电疗法、超声波疗法、磁疗法、水疗法。

（二）运动疗法

指运用现代科学知识、方法和技术，以现代医学和体育学理论为基础，结合使用训练器械和设备进行运动。运动疗法可加强中枢神经系统、内分泌和代谢功能的调节，提高心血管和呼吸系统的功能，达到强化功能、促进肢体康复、改善精神和心理状态的作用。常用的运动疗法有医疗体操、耐力运动、拳术与气功等。

（三）作业疗法

为恢复患者功能的一种治疗方法，是有目的、有针对性地从日常活动、职业劳动、认知活动中选择一些作业活动，对患者进行训练，以缓解症状和改善功能。常用的有家务活动训练、日常生活行动训练、职业性劳动训练、工艺作业、文娱疗法、假肢穿戴后的活动训练等。

（四）针灸疗法

利用针刺或艾灸刺激人体的穴位，发经络之气，调节脏腑气血功能，从而达到防治疾病，使机体康复的一种方法。

（五）按摩疗法

按摩疗法是康复治疗者用手、肘、膝、足或器械等在人体体表施行各种手法来防治疾病的一种方法。通过按摩，调整神经系统和内脏功能，改善循环、松解粘连和挛缩的组织、改善肌肉功能状态等。

（六）心理疗法

又称精神疗法，是一种心理调整和干预，以求达到改变人们行为、思想和情感的方法。常用的有支持性心理疗法、暗示和催眠疗法、行为治疗（条件反射疗法）和认知疗法。

（七）语言疗法

对有语言障碍者进行矫治，以恢复或改善其言语能力的治疗方法。采用的方法有发音器官的训练，如伸舌、卷舌、鼓腮、吹口哨等；另外还有构音练习、模仿练习、朗读、会话练习等。

（八）日常生活活动能力训练

为了维持生存及适应生存环境，提高生活自理能力而进行的一系列的训练活动。如运动方面的床上运动、轮椅上运动和转移、借助设备行走、上下楼梯、交通工具的使用等；自理方面的进食、更衣、如厕、洗、漱、修饰等；交流方面的打电话、使用电器、书写、阅读、交谈、外出活动等；家务劳动方面的室内清洁、家用电器使用、厨房活动、照料他人等方面的训练。

（九）呼吸功能训练

有效的呼吸功能训练能增大换气量；增强耐久力，促进肺内分泌物的排出；改善脊柱和胸廓的活动状态，维持正确姿势。通常是利用吹气囊、吹蜡烛的方法和胸廓向上抬举、上肢外展扩大胸廓的辅助性呼吸运动以增加肺活量、防止肺功能下降。

第二节　社区常见病伤残患者的康复护理

指导社区病伤残患者康复

一、残疾人的社区康复护理

（一）残疾概念和分类

残疾是由于躯体功能或精神心理的障碍，不能或难以适应正常社会的生活和工作。1998年WHO根据残疾的性质、程度及对日常生活的影响，把残疾分为残损、残疾、残障三类。

1. 残损 指身体结构和功能有一定程度缺损，身体、精神与智力活动受到不同程度的限制，对独立生活或工作和学习有一定程度的影响，但个人生活仍然自理，是生物器官系统水平上的残疾。

知识链接

❧ 康复评定 ❧

康复评定是对病、伤、残者等康复对象的功能状况进行全面、系统的综合评定，以明确患者的残损程度，制定相应的康复计划，以采取相应的康复措施。具体步骤是：①询问病史，包括现病史、过去史、发育史、心理行为史、家庭和社会生活史；②体格检查，重点放在与残疾有关的肢体及器官系统检查上；③康复功能检查，包括结合多项功能表现做出的总体功能评价、以残疾或疾病为中心的功能评定、专项功能评价；④实验室检查、影像检查及有关检查；⑤专科会诊意见；⑥根据资料和检查，写出评定报告。

2. 残疾 指由于身体组织结构和功能缺损较严重，造成身体和精神或智力方面的明显障碍，以致不能以正常的方式和范围独立进行日常生活活动，是个体水平上的残疾。

3. 残障 指由于残疾程度严重，不但个人生活不能自理，而且影响到参加社会活动和工作。

（二）残疾人的康复护理

1. 康复护理评估 收集社区残疾者生活的社会、经济、文化及居住环境等方面信息；收集残疾者数量、性别、年龄、教育程度、家庭形态、职业状况和婚姻状况等人口特征；了解主要疾病类型，卫生服务，康复设施状况及社区支持系统；收集个人史、家庭和社会生活史，功能障碍发生的时间、原因、发展。

2. 与残疾相关的护理问题

（1）语言沟通障碍　与大脑功能障碍有关。

（2）躯体移动障碍、生活自理缺陷　与肢体功能障碍有关。

（3）精神困扰　与残疾引起的心理障碍有关。

（4）自我形象紊乱、自尊紊乱等　与心理障碍有关。

（5）社交障碍　与残疾引起的心理、肢体功能障碍有关。

（6）有皮肤完整性受损的危险，与长期卧床或乘轮椅致皮肤长期受压有关。

3. 护理目标

（1）残疾人能进行自我心理调节，身心功能、职业功能得到改善，基本上能像正常人一样积极地生活。

（2）残疾人能在康复小组的指导下，按康复计划进行训练。

（3）通过训练，残疾人能正确使用辅助器具，生活基本能自理，无继发性残疾的发生。

（4）残疾严重的患者，保持原有的功能不衰退，生活自理程度得到进一步提高，生活质量得到改善。

4. 护理措施

（1）协助社区改善生活环境　创建无障碍设施的生活社区，帮助残疾人改善家居环境，为残疾人提供安全、方便、舒适的生活和社会环境，以保证残疾人的安全。

（2）加强社会支持系统的作用　协调社区相关部门及家庭成员与残疾者的关系，使残疾者在心理上、经济上得到关心和照顾。使其逐渐适应残疾后的家庭及社会生活。

（3）指导残疾人进行能力训练。

（4）帮助并指导残疾者学会使用辅助器械。

（5）加强心理护理　社区护士要给残疾者予心理支持、疏导，帮助其克服心理障碍，鼓励其积极参与家庭及社会活动，帮助患者重返社会。

（6）健康教育　向他们宣传康复知识、预防残疾的知识、合理用药的知识、防范意外事故发生的知识，以降低残疾的发生率。

（7）讲解康复知识　示教康复护理的基本技术，如饮食动作的训练，穿脱衣服的训练，清洁、修饰动作训练，移动动作的训练，使用轮椅的训练等。

5. 护理评价　评价是重新评估的过程。评价残疾人功能改善的情况，有无继发性残疾的发生，护理措施是否恰当、有效，康复护理目标是否达到。分析未达到目标的原因，重新修订计划，使康复护理日益完善。

二、疾病后遗症的社区康复护理

疾病后遗症是指疾病的病理过程结束，或在恢复期后症状体征消失，只遗留原有疾病所造成的机体结构、形态或功能的异常，如脑血管意外遗留的失语、痴呆、偏瘫，类风湿性关节炎遗留的关节畸形和功能障碍等。

（一）康复护理目标

通过康复训练，能够预防并发症的发生、减少后遗症，恢复和重建功能，发挥残余的功能、能进行自我的心理调适、学会辅助器的使用，能最大限度地完成日常生活自理，基本适应残疾。能重新走出家门，积极地参加社会生活，重返社会。

📣 **知识链接**

∿ 脊髓损伤的早期功能干预 ∿

脊髓损伤是一种严重的致残性损伤，伤后早期（伤后6~12h）的改变仅限于中央灰质的出血，而白质中的神经轴突尚无明显改变。伤后6h是脊髓恢复的最佳时期。若在6h内不能治疗，也应力争在24h内给与治疗。患者应及早介入康复治疗和康复护理，让患者进行一些主动活动，既可以防止功能萎缩，又可以使患者感觉参与了治疗，而不是被动接受。同时，早期康复护理有利于减轻残疾及提高生活的质量，使患者能够早日重返家庭和社会。

（二）护理措施

1. 协助进行康复评定 康复评定是对康复对象功能障碍的性质、部位、范围、严重程度、发展趋势、预后及转归进行客观、准确的评定，是制定康复护理计划和效果评价的基础。

2. 制定合理的康复护理计划 康复护士要根据残疾的类型进行评估，与患者、医生共同制定针对性的护理计划。

3. 训练指导病残者康复 可帮助康复对象进行运动疗法、作业疗法、语言训练等；指导康复对象及其家属根据不同病情和体质，采取必要的安全护理措施。

4. 心理疏导 通过了解、分析、劝说、鼓励和指导等方法，帮助残疾人树立康复信心，正确面对自身残疾；鼓励残疾人亲友理解、关心残疾人，支持、配合康复训练。

5.指导使用矫形器和制作简易训练器具，评估训练效果。

6.普及康复知识，做好残疾预防 为残疾人及其亲友开展康复咨询活动，传授残疾预防知识和康复训练方法，增强残疾预防和康复的自我意识和群体意识。护士要注意减少或控制康复对象出现并发症及二次损伤，减少残疾给个人、家庭和社会所造成的影响。

三、智力低下者的社区康复护理

智力低下是指个体在发育时期内，一般智力明显低于同龄人平均水平，同时伴有适应行为的障碍，是智力残疾的一种表现。

（一）护理评估

1. 一般情况评估 患者的一般情况、初发时间、病程、身体状况检查、实验室检查资料等。

2. 病因评估 仔细询问可能的相关因素。

3. 健康问题评估 包括智力程度、心理与性格特征、社会适应行为等。

（二）护理问题

诊断智力低下需具备以下三个条件，缺一不可。

（1）孩子正处于发育期内。

（2）智力明显低于正常儿童的平均水平。

（3）社会适应能力缺陷。

（三）护理目标

促进智力恢复，减轻智力残疾的程度；生活能自理，满足基本的生理需要；减轻社会负担，自食其力；提高生活质量。

（四）康复护理措施

1. 加强营养 给孩子多吃有利于大脑和身体发育的富含蛋白质、维生素和各种微量元素的食物。

2. 遵医嘱用药 指导患儿家长正确用药，一般患儿需要长期服用维持脑正常功能的多种维生素及微量元素。

3. 培养孩子的独立生活能力 包括吃饭、喝水、穿衣、大小便的能力训练。

4. 对家长进行安全意识教育，防止各种意外发生 防止坠床、烫伤、自伤、他伤等，不要让孩子接触剪刀、药品、消毒剂等危险物品，以免发生意外。

5. 心理护理 因人而异地制定心理康复目标，促进其语言、运动、个人与社会交往能力。

6. 教育康复措施

（1）帮助患儿接受特殊教育。

（2）教学内容要符合智力低下儿童的特点。

（3）组织集体游戏，扩大丰富语言交流能力。

（4）引导智力低下儿童树立爱劳动、讲卫生的思维活动与习惯，培养生活自理能力。

（五）康复护理评价

在康复护理的过程的各个阶段，都要准确、及时地进行康复护理评价，为调整康复护理计划和判定康复疗效提供重要依据。

（刘军鹏）

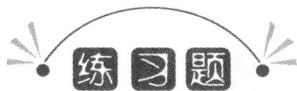

一、A₁型题

1. 不符合社区康复护理概念的是（　　　）

　A. 寻求先进的康复仪器和设备　　　　B. 主要在家庭进行

　C. 依靠残疾者家属　　　　　　　　　D. 紧密配合康复医师和康复技师

　E.针对病、伤、残者的整体康复指导

2. 根据康复定义不正确的说法是（　　　）

　A. 以提高功能水平为主线　　　　　　B. 以疾病为导向的康复

　C. 以提高生活质量为目标的康复　　　D. 综合协调地应用各种措施

　E.配合康复医师采取的各种护理措施

3. 康复的主要目的是（　　　）

　A. 增加活动能力　　　　　　　　　　B. 以社会为导向，进行康复

　C. 以疾病治疗为导向　　　　　　　　D. 最大水平提高功能，回归社会

　E.最大水平提高锻炼

4. 全面康复是指帮助患者达到（　　　）

　A. 肢体功能的全部恢复

　B. 身体、心理、职业、社会生活的整体恢复

　C. 心理功能的全部恢复

D. 器官功能的全部恢复

E. 器官功能和心理功能的恢复

5. 不符合WHO对社区康复工作要求的内容是（　　　）

A. 社区康复是在社区水平的康复　　　　B. 病伤残者要享受均等的康复机会

C. 康复主要依靠社会救助参与　　　　D. 主要依靠残、伤者自己和家属努力

E. 依靠自己

6. 社区康复护理工作特点中最全面的说法是（　　　）

A. 在家庭开展康复护理工作

B. 残伤者、家属及社会相关部门共同开展康复工作

C. 康复护理工作进行职业训练

D. 康复护理工作注重康复预防和治疗

E. 康复护理工作注重功能锻炼

7. 社区康复能力评定内容不包括的（　　　）

A. 技能因素　　　　B. 体力因素　　　　C. 心理因素　　　　D. 工作性质

E. 康复指导

二、填空题

1. 康复范围包括_____、_____、_____和_____等。

2. 社区康复是以_____为单位，以_____为主要服务对象，在社区进行的_____、_____和_____的全程康复服务。

3. 国际上通常把残疾分为_____、_____和_____三类。

三、名词解释

1. 康复

2. 运动疗法

3. 残疾

四、简答题

1. 社区康复护理的内容及其特点有哪些？

2. 社区康复护理的实施原则包括哪些？

<h1 style="text-align:center">实训一 社区环境卫生调查</h1>

一、目的

1. 学会水中余氯的估计。

2. 学会学校教室的卫生学调查。

3. 学会食品的感官检查。

二、内容

（一）水中余氯测定

1. 嗅法　用小烧杯取氯化消毒后的水,在常温下嗅其气味，根据氯的刺激性强弱，估计水中余氯的量，见实训表1-1。

2. 邻联甲苯胺比色法水中余氯的测定

（1）实验器材　余氯比色测定器1个；1ml吸管2支;10ml小试管3支。

（2）实验试剂　0.1%邻联甲苯胺（甲土立丁）溶液。

（3）实验原理　水中余氯与邻联甲苯胺作用产生黄色的联苯醌化合物，根据其颜色的深浅进行比色定量。

（4）实验操作步骤　加0.5ml甲土立丁溶液于10ml试管中，加水样至10ml刻度处，混匀。静置数分钟后在余氯比色测定器中比色，测出水样中余氯含量（mg/L），或按实训表1-1估计水样中余氯的含量。

实训表1-1　水中余氯含量估计表

估计余氯量mg/L	颜色	氯嗅程度
0.3	淡黄色	刚能嗅出氯味
0.5	黄色	容易嗅出氯味
0.7 ~ 1.0	深黄色	明显嗅出氯味
2.0以上	棕黄色	氯的强刺激味

（二）教室的卫生学调查

1. 一般情况　学校名称，班级学生人数，学生身高、教室位置（楼层与方位），教室长、宽、高，黑板的材料及长、宽，黑板下缘距地面高度，前排桌与黑板的距离。

2. 自然采光　教室的朝向，采光方式，直接透光的门和窗的面积，教室的地面积，玻璃清洁状况。

3. 课桌椅　各课桌椅的高度、颜色。

（三）食品的感官检查

1. 牛乳　用小烧杯取鲜牛乳30ml，在充足光线下，鲜牛乳呈白色或微黄色，无沉淀与凝块，无浓厚与粘稠现象，有鲜牛乳特有的香味，无异常滋味和异味。

2. 鲜鱼　一级鲜鱼不受食用限制食用；二级鲜鱼要注意保藏条件，并尽早销售和食用；腐败变质鱼禁止食用，并应进行销毁。黄鳝、甲鱼均应活出售，凡已死亡者不得销售和加工。

实训表1-2　鲜鱼的感官指标

	一级鲜鱼	二级鲜鱼
眼睛	眼球饱满凸出，角膜光亮透明鳃部 鳃盖紧闭	眼球平坦或下陷，角膜稍混浊鳃盖松弛易掀起
体表	鳞片有光泽，纹理清晰，不易剥落	鳞片光泽较差，纹理不清，易剥落
肌肉	紧实富有弹性	弹性较差
肛门	向腹部紧缩	稍有外凸

3. 鲜猪肉

实训表1-3　鲜猪肉的感官指标

	一级鲜猪肉	二级鲜猪肉
色泽	肌肉红色均匀、有光泽，脂肪发白	肌肉色稍暗，脂肪缺乏光泽
黏度	微干或微湿润，不粘手	干燥或粘手
弹性	指压后凹陷立即恢复	指压后的凹陷恢复慢，而且不能完全恢复
气味	鲜猪肉正常之味	有氨味或酸味
肉汤	透明澄清，有香味	稍有浑浊，无鲜味

4. 鲜蛋

（1）外观　鲜蛋外壳完整清洁，附有一层粘质薄膜，手摸时有粗糙的感觉；手持蛋接近耳摇动，新鲜者没有响声。

（2）开蛋检查　鲜蛋蛋黄凸起如球状，位于中央部，蛋白澄清不混浊，有清香味，蛋壳内壁应为纯白色或淡黄色。

（3）照光试验　鲜蛋蛋白为半透明，蛋黄轮廓清晰，气室较小。

三、方法

以小组为单位，对社区的饮用水、学校、农贸市场进行调查，对所调查的社区环境进行评价，提出改进意见和建议。要求每位学生写出调查报告。

（杨健斌）

实训二 社区人群健康常用统计指标的计算

一、目的

（一）结合两类资料正确计算社区人群健康常用统计指标。

（二）应用Excel软件整理社区人群健康资料并正确进行统计描述。

二、内容

（一）某年某地80名成年女子肾上腺重量（g）如下。

实训表2-1　某年某地80名成年女子肾上腺重量表

19.5	12.5	14.0	14.0	8.7	13.0	6.5	12.0	15.5
17.5	12.0	12.7	25.0	8.5	20.0	17.0	8.4	8.0
13.0	15.0	20.0	13.5	13.0	14.0	15.0	7.9	10.5
9.5	10.0	12.0	6.5	11.5	12.0	7.0	14.5	17.5
12.0	10.0	11.0	11.5	16.0	13.0	10.5	11.0	14.0
7.5	14.0	11.4	9.0	11.1	10.0	10.5	8.0	12.0
11.5	19.0	10.0	9.0	19.0	10.0	22.0	9.0	12.0
8.0	14.0	10.0	11.5	11.0	15.0	16.0	8.0	15.0
9.9	8.5	12.5	9.6	18.5	11.0	12.0	12.0	

要求：

1. 请结合Excel软件计算统计描述指标。

2. 请结合Excel软件整理资料，即编制频数分布表和直方图。

（二）某年某地某疾病调查资料如下，请计算表中指标并回答问题。

实训表2-2　某年某地按人口年龄分组的某疾病资料

年龄（岁）	人口数（例）	患者数（例）	新发病例（例）	死亡数（例）	死亡百分比%	患病率	发病率	死亡率	病死率%
0 ~	82920	488	170	9					
20 ~	36639	451	152	17					
40 ~	28161	273	133	22					
60 ~	9370	110	46	25					
合计	157090	1322	501	73					

患者以（　　　）岁组为最多，占（　　　）%。

患病率以（　　　）岁组为最高，达到（　　　）‰。

发病率以（　　　）岁组为最高，达到（　　　）‰。

死亡率以（　　　）岁组为最高，达到（　　　）‰。

病死率以（　　　）岁组为最高，达到（　　　）%。

（彭克林）

实训 三 家庭访视与评估

一、目的

1. 通过模拟练习，学习家庭健康资料收集方法和资料分析方法，培养家庭护理工作的能力。

2. 掌握家庭访视的全过程，即访视前、访视中、访视后要作的事情及注意事项。

3. 学会家庭访视的技巧。

二、内容

1. 家庭访视，收集家庭基本资料。

2. 分析家庭资料（利用家庭健康调查表）。

3. 诊断家庭健康问题，拟定家庭护理计划。

家庭健康调查表

户主姓名：　　　　　　　居住地址：　　　　　　　联系电话：

家庭所处生活周期：　　　建档护士：　　　　　　　填表日期：

家庭成员基本资料

姓名					
出生年月日					
性别					
与户主关系					
婚姻状况					
教育程度					
职业					
工作单位					
宗教信仰					
经济来源					
健康状况					

家庭健康状况

内容	好(3)	一般（2）	差(1)
结构的完整性			
分工的合理性			
家庭关系的和谐度			
家庭社会经济地位			
其他			

三、方法与过程

1. 视前准备家庭基本情况调查表。
2. 学生分组，4~6人/组。部分同学扮演家庭成员，部分同学进行访视。
3. 收集家庭成员的基本资料。
4. 利用家庭资料分析，提出家庭健康问题，制定护理计划。
5. 写出实践报告。

（廖烨纯）

实训四 制定社区健康教育计划

一、目的

通过制定社区健康教育计划，熟悉社区健康教育计划设计的程序。

二、内容

1. 收集社区相关资料，评价教育对象对健康教育的需求，为计划的制定提供基础和依据。
2. 找出社区健康问题，确定优先次序
3.制定相应的社区健康教育计划

三、方法与过程

1. 学生分组，6~8人/组，深入社区，收集相关资料。
2. 根据资料进行社区健康教育评估，从社区居民群体健康状况和社区环境等方面入手，整理和分析社区居民的一般情况、生理状况、心理状况、生活方式、学习能力和医疗卫生服务资源等资料。
3. 找出社区存在的健康问题，根据资料，确立健康教育需求的优先次序。
4. 针对某一健康问题，制定相应社区健康教育计划，确定总体目标和具体目标，选择合适的健康教育方法。

5. 以小组为单位发表制定的计划，并解答老师和同学提出的问题。

6. 书写实践报告。

（陶凤燕）

实训五 新生儿和产妇的家庭访视

一、目的

1. 通过模拟练习，学会新生儿和产后妇女家庭访视方法，体验新生儿和产后家庭访视过程，培养家庭护理工作的能力。

2. 掌握婴儿营养状态和生长发育的评价，学会观察和发现婴儿生长发育过程中的异常和疾病。

3. 学会观察、指导产妇产后康复，指导正确的母乳喂养，做好产褥期保健。

二、访视时间和次数

对出生后1月内的新生儿家庭访视共三次，分别在出生后的3天内、14～16天、26～28天进行。由于产后3天内大多数产妇尚在住院期间，因此，第一次访视一般由接生单位完成；第二次、第三次的访视分别由辖区社区卫生服务机构的工作人员入户进行。对早产儿、低出生体重儿以及出生窒息等高危新生儿应增加访视次数。

三、方法

1. 学生分组 3～4人/组，每组中2人扮演产妇及家属，另2人扮演家庭访视的社区护士。

2. 按照以下流程，模拟进行家庭访视。

3. 学生以小组为单位讨论分析家庭访视过程中的体验和不足。

4. 各小组发表其实践体会，老师总结。

四、访视流程

访视物品：新生儿模具、听诊器、体温计、75%乙醇、消毒棉签、婴儿秤、手电筒等。其他育儿宣传资料。

1. 护生着工作装。

2. 按门铃或敲门、自我介绍、说明来访目的，与产妇及家属沟通，取得信任。

3. 进入产妇家，在接触母婴之前先清洁双手。

五、新生儿访视内容

（一）询问并填写新生儿家庭访视登记表

1. 围生期情况　孕期健康状况、孕周、分娩方式、孩子出生体重、有无窒息或产伤等。

2. 新生儿的吃奶、睡眠、大小便等。

3. 有无呕吐。

4. 预防接种情况　询问是否接种了卡介苗和第一剂乙肝疫苗。

（二）观察：家居环境、卫生；新生儿的面色、精神、活动等一般状况。

（三）体格检查及处理

1. 观察新生儿整体情况，有必要时测量体温。

2. 皮肤

（1）观察有无胎记和色素异常。

（2）有无黄疸、发绀、苍白、皮疹、包块、硬肿、红肿等；腋下、颈部、腹股沟部、臀部等皮肤皱褶处有无潮红或糜烂。

3. 四肢　检查四肢活动、对称性、肌张力；检查锁骨有无骨折；四肢有无畸形。

4. 头部　检查囟门、颅缝情况，检查有无血肿。

5. 眼睛　观察眼分泌物是否过多。

6. 耳部和听力　检查外耳有无畸形、外耳道有无异常分泌物。

7. 口腔　查看有无唇裂、腭裂、有无口炎。

8. 颈部　有无异常包块、斜颈。

9. 胸部　有无胸廓畸形、心音异常及心脏杂音。

10. 腹部　脐带脱落情况，脐部有无感染、脐窝内或结痂下有无异常，有无脐疝或肉芽。

11. 外生殖器及肛门　检查有无畸形、肛门是否完整、外阴颜色是否正常。

12. 脊柱是否正常。

（四）体格测量和发育评估

1. 测量体重　测量前准备：让宝宝空腹，并且排去大、小便，否则容易产生误差；为避免宝宝受凉，测试时可以连衣物和尿布等一同称重，再在测量后将衣服和尿布等重量扣除。

（1）用婴儿磅秤测量　这种婴儿磅秤其最大称重量一般不超过15kg，测量时将小儿放于秤盘中央即可读取小儿的毛体重。

（2）用婴儿布兜加钩秤测量　这种方法所用的秤，一般为最大称重不超过10kg的钩秤；婴儿布兜可用一块较结实的边长约50～60cm的布制成，在其四角缝上较牢固的带子。测量时将婴儿放在布兜中央，拎起带子将布兜挂在秤钩上即可测量婴儿的毛体重。测量时要注意防止秤砣滑脱以免砸伤孩子，也要注意不要将布兜提得太高以免小儿跌落受伤，最好在床上给婴儿称体重，这样比较安全。

第二次访视时要重点了解新生儿生理性体重下降的恢复情况，若未恢复应分析原因，给予指导。若第三次家访时体重增长不到600g，提示体格发育有问题，应要寻找原因，对家长进行针对性健康指导，两周后随访。

2. 测量身高　用物：两本厚重、不易移动的书（如字典）和一把卷尺。测量婴儿身高，最好由两个人进行。方法：在宝宝熟睡时，把一本书轻轻抵住新生儿的头；然后将新生儿的身体放平直，在用一只手按直新生儿的同时，另一只手将另一本书抵在新生儿的脚掌后;最后把两本书都立稳后，将宝宝轻轻移开。这时两本书的距离就是新生儿的身高了。

六、保健指导

（一）喂养指导

1. 母乳喂养指导（详见 第二节产褥期保健）。

2. 指导家长预防儿童佝偻病：对早产儿、双胎儿、低出生体重儿生后两周开始每日补充维生素D，每日一滴，观察大便无异常，则每2～3天加量，逐步加量至600～800IU（约6～8滴），连续服用3个月后，改为每日400IU；足月儿从生后两周开始每日补充维生素D 400IU（加量方法同上），至2岁。

（二）护理指导

1. 保持室内卫生，空气新鲜，每日应开窗通风20～30min。冬季室温保持在20℃～24℃，湿度以50%～60%为好，要预防煤气中毒。夏季注意通风，预防中暑，但要避免吹过堂风。

2. 保持新生儿皮肤清洁　每天洗澡、每次大便以后清洗臀部。脐带未脱落时，洗澡不要弄湿脐带，可用75%的酒精擦拭其根部，预防脐部感染。尿布、衣服最好选用纯棉制品，及时更换。新生儿的衣物清洗时要尽量少用洗涤剂，并要漂洗干净；如发现红臀或皱折处皮肤潮红时，指导家长用鞣酸软膏或消毒的植物油等涂抹。新生儿的一切用具要经常煮沸消毒。洗脸与洗臀部的毛巾要分开。不给新生儿挤乳头，不擦口腔，不擦马牙，以防乳腺炎和口腔感染。尽量减少亲友探望，避免交叉感染。母亲或家人患感冒时，接触新生儿时要戴口罩和洗手。

3. 婴儿抚触及能力训练 指导家长进行婴儿抚触。

七、产妇访视内容

1. 了解一般情况　如精神，睡眠，饮食，大小便情况，心理状况等，测体温、脉搏、血压等生命体征。

2. 检查　乳头有无皲裂，泌乳是否通畅，乳房有无红肿硬结，乳汁分泌量；宫底高度，子宫硬度及有无压痛，观察恶露及其性状，会阴切口及剖宫产腹部切口愈合情况。

3. 观察乳汁分泌和母乳喂养情况，指导正确母乳喂养方法，指导计划生育措施的选择。

4. 指导产妇做产后保健操。

实训表5-1　新生儿家庭访视记录表

姓　名				编号	□□—□□□□	
性　别	0未知的性别　1男　2女　□ 9未说明的性别			出生日期	□□□□ □□ □□	
身 份 证 号				家庭住址		
父 亲	姓　名	职　业		联系电话		出生日期
母 亲	姓　名	职　业		联系电话		出生日期
出生孕周　　周		母亲妊娠期患病疾病情况1糖尿病　2妊娠期高血压　3其他				□
助产机构名称		出生情况1顺产2头吸3产钳4剖宫5双多胎6臀位7其他				□/□
新生儿窒息　1无　2有（轻　中　重）						□
是否有畸型　1无　2有						□
新生儿听力筛查　1通过　2未通过　3未筛查□						□
新生儿出生体重　　kg		出生身长　　cm		喂养方式1纯母乳2混合3人工		□
体温　　℃		呼吸频率　　次/分钟				
脉率　　次/分钟		面色1红润　2黄染　3其他				□/□
前囟　　cm×　　cm　1正常2膨隆3凹陷4其他						□
眼　1未见异常　2异常□		四肢活动度1未见异常　2异常				□
耳　1未见异常　2异常□		颈部包块　1无　2有				□
鼻　1未见异常　2异常□		皮肤　1未见异常2湿疹3糜烂4其他				□/□
口腔　1未见异常　2异常□		肛门　1未见异常2异常				□
心肺　1未见异常　2异常□		外生殖器1未见异常　2异常				□
腹部　1未见异常　2异常□		脊柱　1未见异常2异常				□
脐带　1未脱2脱落3脐部有渗出4其他						□
转诊　1无　2有 原因： 机构及科室：						□

续表

指导 1喂养指导 2母乳喂养 3护理指导 4疾病预防指导	□/□/□/□
本次访视日期 　年　月　日	下次随访地点	
下次随访日期 　年　月　日	随访医生签名	

（向国平）

实训六 社区慢性病患者的管理与护理

一、目的

1. 正确识别社区常见慢性病的分类及其危险因素。

2. 了解社区护士在社区慢性病患者的管理与护理中充当的角色和能力要求。

3. 学会收集社区慢性病患者健康资料的方法。

4. 学会制定社区常见慢性病患者的护理计划，使患者得到可行、规范的护理。

5. 通过走进患者家庭，开展健康教育宣教，帮助和指导慢性病患者，减少慢性病对患者及家属的不良影响，从而使社区护士树立正确的人生观、价值观和良好的职业道德。

二、内容

1. 走进社区慢性病患者家庭，与患者进行面对面沟通，并掌握沟通技巧。

2. 收集社区慢性病患者健康资料。

3. 针对不同类型的慢性病及患者的个体差异，制定切实可行的护理计划。

4. 将制定好的护理计划规范、准确地实施。同时，开展健康教育宣教工作，提高慢性病患者的生活质量。

三、方法

1. 组织学生到社区慢性病患者家中，与患者进行有效的沟通，了解该慢性病患者的卫生服务需求。

2. 现场示范收集该慢性病患者的健康资料。

3. 实训老师指出患者现存的或潜在的健康问题，与学生一起制定出该慢性病患者的护理计划，通过健康教育和现场示范护理措施及保健方法，使患者学会自我管理和自我保健的方法，教会家属如何正确、规范的护理慢性病患者。

4. 学生分组讨论（10～15人一组，最后由组长发言）：①讨论制定不同类型社区常见慢性病患者的管理方法。②讨论制定不同类型社区常见慢性病患者的护理方法。③讨论不同类型慢性病患者的健康教育内容。

5. 实训老师给出指导性建议，做实训小结。

（巩周荣）

教 学 大 纲

（供护理、助产专业用）

一、课程任务

《社区护理》是中等卫生职业教育护理、助产专业学生必修的一门专业课程。本课程的主要内容包括社区护理和社区卫生服务、以社区为导向的护理、以家庭为单位的护理、社区护理工作中常用的卫生统计学与流行病学方法、社区健康教育与健康促进、社区常见慢性病患者的社区管理与护理、社区重点人群的保健与健康护理以及社区康复护理等。其任务是使学生树立整体护理和服务于人群的观念，认识社区护理工作的重要意义，获得社区护理的基本理论、基本知识及基本技能，为毕业后从事社区护理工作以及专业发展打下良好的基础。

二、课程目标

1. 掌握社区护理的概念、特点和主要工作任务。

2. 熟悉社区卫生服务的内容、社区护士的角色、任务和工作方法。

3. 熟悉社区环境中影响健康的主要因素和疾病的三级预防策略。

4. 熟悉社区护理工作中常用的卫生统计与流行病学方法。

5. 掌握家庭护理的基本概念、工作内容与方法。

6. 掌握社区健康教育的方法、内容与技巧。

7. 掌握社区重点人群的保健与健康护理工作要点。

8. 掌握社区常见慢性病患者的社区管理与健康护理要点。

9. 具有家庭访视与评估、新生儿和产妇家庭访视的能力。

10. 具有群体护理观念和良好的职业素养。

三、教学时间分配

教学内容	学时数		
	理论	实训	合计
1. 社区护理概论	2		2
2. 以社区为导向的护理	8	2	10
3. 社区护理中常用的卫生统计学与流行病学方法	6	2	8
4. 以家庭为单位的护理	4	2	6
5. 社区健康教育与健康促进	4	2	6

续表

教学内容	学时数		
	理 论	实 训	合 计
6. 社区重点人群保健与护理	8	4	12
7. 社区常见慢性病及传染病患者的管理与护理	6	2	6
8. 社区康复护理	2	0	2
合 计	40	14	54

四、教学内容和要求

单 元	教学内容	教学要求	教学活动参与	参考学时	
				理论	实训
一、社区护理概论	（一）社区与社区卫生服务		理论讲授多媒体演示	2	
	1. 社区的概念、构成要素及功能	掌握			
	2. 社区卫生服务概念、内容及特点	熟悉			
	3. 社区卫生服务与社区护理	了解			
	（二）社区护理与护理程序				
	1. 社区护理的概念	了解			
	2. 社区护理的特点	掌握			
	3. 社区护理的工作范围	熟悉			
	4. 社区护理程序	掌握			
	（三）社区护士				
	1. 社区护士的角色	掌握			
	2. 社区护士的职责	了解			
	3. 社区护士应具备的能力	熟悉			
	4. 我国社区护士的准入条件	了解			
	（四）社区护理的发展				
	1. 社区护理发展的历史	了解			
	2. 国外社区护理的现状	了解			
	3. 我国社区护理的现状与发展趋势	了解			
二、以社区为导向的护理	（一）以人群健康为中心的护理		理论讲授多媒体演示	8	
	1. 积极的健康观	掌握			
	2. 健康与疾病的连续观	熟悉			
	3. 影响健康的因素	掌握			

续表

单 元	教学内容	教学要求	教学活动参与	参考学时 理论	参考学时 实训
二、以社区为导向的护理	4. 疾病的预防策略	掌握	理论讲授 多媒体演示	8	
	（二）以社区人群为对象的护理				
	1. 人群的人口学特征与健康	了解			
	2. 心理因素与健康	熟悉			
	3. 行为生活方式与健康	掌握			
	4. 职业因素与健康	熟悉			
	（三）社区自然环境与健康				
	1. 自然环境因素与健康				
	2. 空气卫生与健康	熟悉			
	3. 水的卫生与健康	熟悉			
	4. 食物与健康	熟悉			
	5. 社区护士在环境卫生中的作用与任务	了解			
	（四）社区健康评估				
	1. 社区健康评估的主要内容	掌握			
	2. 社区健康评估的方法	熟悉			
	实训一：社区环境卫生评估方法	学会	社区环境调查		2
三、社区护理中常用的卫生统计学与流行病学方法	（一）社区护理中常用的卫生统计学方法		理论讲授 多媒体演示	6	
	1. 卫生统计学概述	了解			
	2. 统计描述	熟悉			
	3. 统计推断	了解			
	4. 统计表与统计图	掌握			
	（二）社区护理中常用的流行病学方法				
	1. 流行病学概述	了解			
	2. 疾病发生的要素与分布	熟悉			
	3. 描述性流行病学方法	熟悉			
	4. 分析性流行病学方法	了解			
	实训二：社区人群健康常用统计指标的计算	熟练掌握	案例分析		2
四、以家庭为单位的护理	（一）家庭与健康				
	1. 家庭的概念与类型	掌握			
	2. 家庭与健康的关系	了解			

续表

单 元	教学内容	教学要求	教学活动参与	参考学时 理论	参考学时 实训
四、以家庭为单位的护理	（二）家庭访视		理论讲授 多媒体演示 情景教学	4	
	1. 家庭访视的目的与意义	了解			
	2. 家庭访视的种类	掌握			
	3. 家庭访视的程序				
	4. 家庭访视的注意事项	熟悉			
	（三）家庭病床				
	1. 家庭病床的概念	了解			
	2. 家庭病床的特点	熟悉			
	3. 家庭病床的组织管理	了解			
	（四）家庭护理				
	1. 家庭护理的概念	了解			
	2. 家庭护理的特点	熟悉			
	3. 家庭护理的内容、等级与操作程序	熟悉			
	4. 安全保障与协议的建立	了解			
	实训三：家庭访视与评估	学会	社区家访 讨论		2
五、社区健康教育与健康促进	（一）健康教育概述		理论讲授 问题讨论	4	
	1. 健康教育的概念	了解			
	2. 健康教育的目的、意义与任务	了解			
	3. 社区健康教育的对象	熟悉	多媒体演示 角色扮演		
	4. 社区健康教育的方法与技巧	掌握			
	（二）社区健康教育的原则、内容与形式				
	1. 社区健康教育的原则	了解			
	2. 社区健康教育的内容	熟悉			
	3. 社区健康教育的主要形式	掌握			
	（三）社区健康教育的步骤				
	1. 社区健康教育的评估	熟悉			
	2. 社区健康教育计划的制定	掌握			
	3. 社区健康教育计划的实施	了解			
	4. 社区健康教育效果的评价	了解			
	（四）健康促进				

续表

单 元	教学内容	教学要求	教学活动参与	参考学时 理论	参考学时 实训
五、社区健康教育与健康促进	1. 健康促进的概念	了解	小组讨论		
	2. 健康促进的主要内容	熟悉			
	3. 健康促进的活动领域	了解			
	4. 社区常见的健康促进活动	熟悉			
	实训四：制定社区健康教育计划	熟练掌握	小组讨论		2
六、社区重点人群保健与护理	（一）社区儿童保健与护理		理论讲授 多媒体演示 情景教学 案例分析	8	
	1. 社区儿童保健的含义	了解			
	2. 社区儿童保健的基本任务	熟悉			
	3. 各年龄阶段儿童保健	掌握			
	（二）社区妇女保健与护理				
	1. 社区妇女保健的含义	了解			
	2. 社区妇女保健的基本任务	熟悉			
	3. 妇女各期保健	掌握i			
	（三）社区中年人保健与护理				
	1. 中年人的概念	掌握			
	2. 中年人的生理与心理特征	了解			
	3. 社区中年人保健内容	熟悉			
	（四）社区老年人保健与护理				
	1. 老年人的概念	掌握			
	2. 老年人的生理与心理特征	了解			
	3. 社区老年人保健内容	熟悉			
	实训五：社区新生儿和产妇家庭访视	学会	社区家访 角色扮演 讨论		4
七、社区常见慢性病及传染病患者的管理与护理	（一）常见慢性病患者的社区管理与护理		理论讲授 多媒体演示 情景教学 案例分析	6	
	1. 慢性病概述	熟悉			
	2. 心脑血管疾病患者的社区管理与护理	掌握			
	3. 糖尿病患者的社区管理与护理	熟悉			
	4. 恶性肿瘤患者的社区管理与护理	了解			

续表

单　元	教学内容	教学要求	教学活动参与	参考学时	
				理论	实训
	（二）常见传染病患者的社区管理与护理		理论讲授多媒体演示情景教学案例分析	6	
	1. 传染病概述				
	2. 病毒性肝炎患者的社区管理与护理				
	3. 肺结核患者的社区管理与护理				
	4. 艾滋病患者的社区管理与护理				
	实训六：社区慢性病患者的管理与护理	学会	社区实践讨论		2
八、社区康复护理	（一）社区康复护理概述		理论讲授多媒体演示示教	2	
	1. 基本概念	了解			
	2. 社区康复护理的对象与内容	熟悉			
	3. 社区康复护理的特点与实施原则	熟悉			
	4. 社区康复护理的基本方法	掌握			
	（二）社区常见病伤残患者的康复护理				
	1. 残疾人的社区康复护理	熟悉			
	2. 疾病后遗症的社区康复护理	熟悉			
	3. 智力低下者的社区康复护理	熟悉			

五、大纲说明

（一）适用对象与参考学时

本教学大纲用于中等职业教育护理、助产专业，总学时为54学时，其中理论教学40学时，实践教学14学时。

（二）教学要求

1. 本课程对理论部分教学要求分为掌握、熟悉、了解三个层次。掌握：指对基本知识、基本理论有较深刻的认识，并能综合、灵活地运用所学的知识解决实际问题。熟悉：指能够领会概念、原理的基本涵义，解释社区健康问题。了解：指对基本知识、基本理论能有一定的认识，能够记忆所学的知识要点。

2. 本课程重点突出以能力为本位的教学理念，实践课的教学要求分为熟练掌握和学会二个层次。熟练掌握：能灵活应用所学知识去发现、分析和解决问题。学会：在教师的指导下解决问题。

（三）教学建议

1. 课堂教学应注意理论联系实际，积极采用多媒体演示、案例引导、情景教学等教学手段。教学形式应多样，如多组织学生开展讨论。教学中做到以学生为主体，以老师为主导，注意培养学生的服务意识、专业态度和沟通能力，从而提高学生的专业综合素质和良好的职业形象。

2.实践教学可通过社区实践、小组讨论、角色扮演、案例分析等形式开展。教学过程中，应充分调动学生参与的主动性，同时注意对学生的成就给予充分的肯定和激励，并给学生合理的评价。

3.学生的知识水平可通过闭卷考试、单元测试、课堂提问等综合评价。实践及能力水平可通过作业、实习报告、小组活动、社区实践表现等综合评价。

参考答案

第一单元 社区护理概论

一、A₁型题

1. C 2. C 3. E

二、名词解释

1. 社区：是若干社会群体（家族、氏族)或社会组织(机关、团体)聚集在某一地域里所形成的一个生活上相互关联的大集体。

2. 社区护理：是将公共卫生学及护理学理论相结合，用以促进和维护社区人群健康的一门综合学科。社区护理以健康为中心、以社区人群为重点对象、以促进和维护社区人群健康为目标。

三、填空题

1. 预防、医疗、保健、康复、健康教育、计划生育技术指导
2. 家庭护理阶段、地段护理阶段、公共卫生护理阶段、社区卫生护理阶段

第二单元 以社区为导向的护理

一、填空题

1. 躯体、心理、社会、道德
2. 环境、行为生活方式、生物学、医疗卫生服务
3. 发病前期、临床前期、临床期、转归期
4. 病因、临床前期、临床
5. 健康、疾病
6. 40、7、10
7. 吸烟、酗酒、药物滥用与吸毒、不良饮食习惯、缺乏体育锻炼
8. 生产工艺、劳动、生产
9. 10、115
10. 职业病、职业性多发病、工伤
11. 化学因素、物理因素、生物因素
12. 生产性污染、生活性污染、其它污染

13. 化学污染物、物理污染物、生物污染物

14. 人在室内的各种活动、家具及室内装饰材料的污染、建筑物自身的污染、室外污染物的污染

15. 微生物指标、感官性状和一般化学指标、放射性指标和毒理指标

16. 细菌性食物中毒、有毒动植物食物中毒、化学性食物中毒、真菌毒素食物

17. 查阅文献、实地考察、访谈、调查

18. 社区环境、社区人口、社会系统

二、A1型题

1. A 2. C 3. D 4. C 5. B 6. B 7. C 8. C 9. A 10. C 11. E
12. B 13. B 14. C 15. E 16. C 17. B 18. B 19. B 20. B
21. B 22. B.   23. D 24. B. 25. A 26. D 27. D 28. C 29. C

第三单元　社区护理中常用的卫生统计学与流行病学方法

一、A1型题

1. D 2. C 3. B 4. B 5. C 6. E 7. E 8. E 9. D 10. E 11. B

二、A2型题

1. C 2. B

三、填空题

1. 统计全过程的设计、搜集资料、整理资料和分析资料。

2. 某病患者分别用药物A或药物B治疗疗效有无差别；某病患者所有用药物A治疗前后血色素差值(g/l)和某病患者所有用药物B治疗前后血色素差值(g/l)；9名某病患者用药物A治疗前后血色素差值(g/l)和9名某病患者用药物B治疗前后血色素差值(g/l)。

3. 数值变量资料、分类变量资料和等级资料。不同类型的资料应选择不同的统计指标和统计分析方法。

4. 询问、现场调查和检验。

5. 核实诊断、证实爆发、初步假设、全面调查、采取措施控制爆发和总结报告。

6. 病因、病因假设，病例对照研究和队列研究。

四、名词解释

1. 流行病学：是一门研究疾病和健康状态在人群中的分布规律及其影响因素，从而制订预防、控制、消灭疾病和促进健康的策略与措施的科学，主要应用于如下方面：①描述疾病和健康状态的分布规律；②探索病因和影响健康的因素；③探讨疾病的自然史；④评价疾病防治和健康促进工作效果。等等。

2. 暴发：是指在一个固定人群中，短期内突然发生较多的相同或相似病例，或在短期内患者数突然增多，超出了该病的预期患者数的现象。容易发生暴发的疾病

主要是急性传染病和急性中毒性疾病。

3. 现况调查：是在特定的时间内通过普查或抽样调查的方法，对特定人群中某种疾病或健康状况及有关因素的情况进行的调查，又称横断面研究和患病率调查。

4. 病例对照研究：又称回顾性研究，是一种探索疾病病因的分析性研究方法。该方法选择人群中患某病的病例作为病例组，未患有该病的人作为对照组，然后追溯两组人群过去暴露于某个（些）因素的情况（包括是否暴露及暴露的剂量），并对暴露比例进行比较，以判断暴露因素与所研究的疾病之间有无联系。

五、简答题

1. （1）该院总流感发病率$=\dfrac{108}{900} \times 100\%=12\%$

（2）男性流感发病率$=\dfrac{79}{760} \times 100\%=10.39\%$女性流感发病率$=\dfrac{79}{108} \times 100\% =20.71\%$

（3）男性患者占总发患者数的百分比$=\dfrac{79}{108} \times 100\%$

女性患者占总发患者数的百分比$=\dfrac{29}{108} \times 100\%$

2. 标题不准确，标目不清，线条过多，数字不便比较。

表3–1　某年某地某病某药疗效

疗效	例数	%
好转	35	43.75
无效	27	33.75
痊愈	18	22.50
合计	80	100.00

第四单元　以家庭为单位的护理

一、A$_1$型题

1. D　2. D　3. D　4. C　5. B　6. B　7. B　8. B　9. C　10. B
11. D　12. B　13. D　14. D　15. B　16. B

二、A$_2$型题

1. D

三、名词解释

1. 健康家庭：常指健全家庭或有能力的家庭。这种家庭的特点是家庭成员精神健全，相互间有承诺、有感情，并互相欣赏，积极交流，共享时光，同时，家庭有能力应对压力和处理危机。

2. 家庭访视：是指为了维持和促进个人、家庭和社区的健康而对访视对象及其家庭成员所提供的护理服务活动过程。家庭访视是社区护士到社区居民家中开展有计划、有目的的健康指导和交往活动，是社区护理的主要服务形式之一。

3. 家庭病床：是社区卫生服务中心对适合在家庭进行检查、治疗和护理的患者，在其家庭建立的病床。

4. 家庭护理：是指社区护士以患者、亚健康人和健康人为中心，以家庭为单位，以护理程序为框架，在护理对象的家中为其实施身心方面的整体护理。

四、填空题

1. 主干家庭、联合家庭、联合家庭、单亲家庭、重组家庭、丁克家庭。

2. "六洁"（即口腔、脸、头发、手足皮肤、会阴、床单位清洁）、"五防"（即防褥疮、防直立性低血压、防呼吸系统感染、防交叉感染、防泌尿系感染）、"三无"（即无粪、无坠床、无烫伤）、"一管理"（即膳食管理）。

第五单元　社区健康教育与健康促进

一、A₁型题

1. D　2. A　3. B

二、A₂型题

1. C

三、填空题

1. 区健康教育评估　制定社区健康教育计划　社区健康教育的实施　社区健康教育效果的评价

2. 个别指导　集体讲解　座谈会

四、名词解释

1. 社区健康教育是以社区为单位，以社区人群为教育对象，以促进社区健康为目标，而开展的有目的、有计划、有组织、有评价的健康教育活动。

第六单元　社区重点人群保健与护理

一、A₁型题

1. B　2. D　3. B　4. C　5. B　6. B　7. D　8. C　9. E　10. D　11. A
12. E　13. D　14. B　15. B　16. B　17. D　18. C　19. B　20. C　21. A
22. C

二、A₂型题

1. D　2. C　3. A　4, E　5. B　6. E　7. D　8. C

三、A₃型题

1. D　2. E　3. B　4. D　5. B　6. A　7. B　8. E　9. D　10.B

四、名词解释

1. 即老年人口比例，指60岁及60岁以上人口占社会总人口的比例。

2. 一个国家或地区，年满60岁的老年人占总人口数的10%以上，或年满65岁的老年人口占总人口的7%以上。

3. 中年是人生历程中介于青年和老年之间的一个较长的阶段以，在我国，中年期一般指40~59岁。

4. 有氧运动是指在运动过程中，通过呼吸所得到的氧能够连续不断地供给运动肌肉。

五、填空题

1. 45~59　60~89　90　100

2. 步行　慢跑　骑车　游泳　健身操

3. 退行性变　增加　骨折

4. 食物多样　合理营养　平衡膳食　戒烟限酒

第七单元　社区常见慢性病与传染病患者的管理与护理

一、A₁型题

1. B　2. C　3. D　4. A　5. E　6. A　7. C　8. D　9. B　10. E

二、A₂型题

1. C　2. B　3. D　4.E

三、A₃／A₄型题

1. D　2. D　3. C　4.C

四、B型题

1. E　2. B

五、名词解释

1. 传染病:是由病原体感染引起的具有传染性的疾病。

2. 传染源:是指体内有病原体的生存繁殖，并能排出病原体的人和动物。

3. 传播途径:是指病原体从传染源体内排出后，通过一定方式再侵入下一个易感者体内所经过的途径。

4. 易感人群:是指对某种传染病缺乏特异性免疫而容易感染的人群，其中的个体称为易感者。

六、填空题

1. 传染源、传播途径、易感人群

2. 获得性免疫缺陷综合征、AIDS、人免疫缺陷病毒、HIV

第八单元 社区康复护理

一、A₁型题

1. A 　2. B 　3. D 　4. B 　5. C 　6. B 　7. D

二、填空题

1. 医疗康复、教育康复、社会康复、职业康复。
2. 家庭、个人、残疾普查、预防、康复工作。
3. 残损、残疾、残障。

三、名词解释

1. 康复：指综合协调地应用各种措施，最大限度地恢复和发展病、伤残者的身体、心理、社会、职业、娱乐、教育和周围环境相适应方面的潜能。

2. 运动疗法：指运用现代科学知识、方法和技术，以现代医学和体育学理论为基础，结合使用训练器械和设备进行运动。

3. 残疾：由于躯体功能或精神心理的障碍，不能或难以适应正常社会的生活和工作。

参 考 文 献

［1］陈锦治.社区护理（第2版）.北京：人民卫生出版社，2008.

［2］黄惟清.社区护理学.北京：人民卫生出版社，2009.

［3］林菊英.社区护理学．北京：科学出版社，2009.

［4］卢祖洵.社会医学.北京：科学出版社，2009.

［5］孙淑霞.社区护理.郑州：河南科学技术出版社，2008.

［6］孙振球.医学统计学.北京:人民卫生出版社，2010.

［7］吴　敏.康复护理学.上海：同济大学出版社，2008.

［8］徐国辉.社区护理学.北京：人民卫生出版社，2008.

［9］薛恩洲.医药数理统计.北京:人民卫生出版社，2009.

［10］杨克敌.环境卫生学.北京：人民卫生出版社，2007.

［11］赵秋利.社区护理学.北京：人民卫生出版社，2010.

［12］郑振佺.健康教育学.北京：科学出版社，2008.